股関節と骨盤のスポーツ傷害

プライマリー・ケアとリハビリテーション

原著者：
Peter H. Seidenberg
Jimmy D. Bowen

監訳者：
相澤純也／美﨑定也／新田 收

三輪書店

"The Hip and Pelvis in Sports Medicine and Primary Care"

Editors

Peter H. Seidenberg
Sports Medicine and Family
  Medicine Physician
President
King Medical Care, Inc.
3151 Columbia Blvd
Suite 100
Bloomsburg, PA 17815
USA
seidenph@slu.edu

Jimmy D. Bowen
Orthopeadic Associates
  of Southeast Missouri
Cape Girardeau, MO
USA
jbowen@ortho48.com

ISBN 978-1-4419-5787-0   e-ISBN 978-1-4419-5788-7
DOI 10.1007/978-1-4419-5788-7
Springer New York Dordrecht Heidelberg London

Library of Congress Control Number: 2010924819

© Springer Science+Business Media, LLC 2010
All rights reserved. This work may not be translated or copied in whole or in part without the written permission of the publisher (Springer Science+Business Media, LLC, 233 Spring Street, New York, NY 10013, USA), except for brief excerpts in connection with reviews or scholarly analysis. Use in connection with any form of information storage and retrieval, electronic adaptation, computer software, or by similar or dissimilar methodology now known or hereafter developed is forbidden.
The use in this publication of trade names, trademarks, service marks, and similar terms, even if they are not identified as such, is not to be taken as an expression of opinion as to whether or not they are subject to proprietary rights.
While the advice and information in this book are believed to be true and accurate at the date of going to press, neither the authors nor the editors nor the publisher can accept any legal responsibil-ity for any errors or omissions that may be made. The publisher makes no warranty, express or im-plied, with respect to the material contained herein.

Springer is part of Springer Science+Business Media (www.springer.com)
© First Japanese language edition 2012 by Miwa-Shoten Ltd., Tokyo

目次

序文 …………………………………………………………………… iv
訳者序文 ………………………………………………………………… v
監訳・翻訳者一覧 ……………………………………………………… vii

1 章　股関節・骨盤傷害の疫学 ……………………………………… 1
2 章　股関節・骨盤の身体的検査 …………………………………… 8
3 章　股関節・骨盤の機能的評価と運動連鎖の評価 …………… 31
4 章　歩行評価 ………………………………………………………… 64
5 章　股関節・骨盤傷害の画像診断 ……………………………… 79
6 章　成人の股関節・骨盤傷害 …………………………………… 106
7 章　幼児期および青年期における股関節・骨盤の傷害 …… 139
8 章　高齢アスリートに対する特異的な留意点 ……………… 159
9 章　特別な人々における股関節・骨盤の傷害 ……………… 175
10 章　機能改善を目的としたコアの筋力強化 ………………… 193
11 章　股関節・骨盤に対する徒手医学 ………………………… 219
12 章　股関節・骨盤の傷害に対するテーピングとブレース … 247
13 章　非手術的介入（保存的治療） ……………………………… 255
14 章　変形性股関節症に対する治療選択 ……………………… 279
15 章　股関節・骨盤傷害に対する手術的治療 ………………… 300

付録 1 ………………………………………………………………… 317
付録 2 ………………………………………………………………… 321
索引 …………………………………………………………………… 327

序文

　運動器医学における先進的な研究成果に触れることは素晴らしいことです。臨床家として、読者の皆様は、学部教育で扱う運動器障害が最小限であったことを知るでしょう。この分野において多くの専門知識が課題として残されています。想像力、情熱あるいは欲求不満は、我々運動器に関わる臨床家にとって診断技術向上のための原動力となっています。特に股関節と骨盤は運動器とスポーツ医学の分野であり、今でも多くの謎が残されています。いわば、残された巨大な未知の領域です。

　本書において、多くの素晴らしい臨床家を著者としてお願いしたことは、骨盤と股関節に傷害を訴える患者とスポーツ選手に対してより優れたアプローチの基礎を提供するためです。各章では、あなたが臨床で出会う可能性の高い症例の提示から始まります。さらに股関節と骨盤における疼痛と機能不全に関するアプローチを解説します。これらのアプローチは毎日の臨床に応用できるものを可能な限り選択しました。

　最後に、我々は本書で示された内容があなたの患者を改善させ、満足を導き、そしてスポーツ選手としての機能を引き出すことの助けになることを心から望んでいます。

Jimmy D. Bowen

訳者序文

　本書を手に取っていただきありがとうございます。本書は股関節と骨盤の傷害に焦点を当て、理論から実践まで非常にわかりやすくまとめられています。またスポーツと傷害の関係について詳細に解説しています。

　股関節と骨盤は身体運動において基礎をなす部分であり、スポーツにおいては種目に関わらず、安定で健康な状態が求められます。同時に負荷の大きい器官であり、傷害の好発部位となっています。股関節・骨盤が傷害されると、わずかな疼痛であっても身体運動は大きく制限され、競技上の成功は望めません。

　ところで、股関節・骨盤の傷害について現在スタンダードな治療法が確立している状態とはいえません。著者の Jimmy D. Bowen が序文で述べているように多くの謎が残された領域と言えます。本書は経験豊かな臨床家が執筆に参加しており、この領域における最新で実践的なアプローチを解説しています。つまり本書で扱うアプローチは養成課程では触れることができないアドバンスな内容となっています。

　我々が本書を取り上げた理由はこの点に強く魅力を感じたためです。本書は解剖、病理、運動学の側面から解説し、スポーツとの関係について述べ、そして最適なアプローチを示しています。これまでこのようにまとまられた書籍に出会ったことはありませんでした。我々はいち早く本書を皆様に紹介できるよう、翻訳作業をできる限り急ぎました。どうか内容をご確認ください。

　各章では最初に代表的な症例を提示しています。症例は非常に具体的に述べられています。この症例について評価と分析、アプローチが解説されています。このフォーマットは全章にわたり統一されており、読者の理解を助ける構成となっています。また必要な情報を素早く見つけることができます。

　スポーツ分野で活躍している臨床家の皆様にぜひお役に立てていただきたいと心より希望いたします。もちろん本書はアスリートに限らず、股関節・骨盤に傷害をもつ多くの方々に応用していただけることは言うまでもありません。

少しページを読み進んでください。きっと本書の魅力を感じていただけると確信しています。

2012 年 4 月吉日

監訳者一同

監訳・翻訳者一覧

▶監　訳

相澤　純也	東京医科歯科大学医学部附属病院スポーツ医学診療センター
美﨑　定也	苑田会人工関節センター病院リハビリテーション科
新田　　收	首都大学東京大学院人間健康科学研究科

▶監訳協力

中丸　宏二	寺嶋整形外科医院リハビリテーション科
小山　貴之	日本大学文理学部体育学科

▶翻　訳

元島　清香	日本大学医学部附属板橋病院整形外科
地神　裕史	東京工科大学医療保健学部理学療法学科
勝木　員子	了德寺大学健康科学部理学療法学科
廣幡　健二	苑田会人工関節センター病院リハビリテーション科
志村　圭太	東京厚生年金病院リハビリテーション室
長谷川真人	Cyberdyne 株式会社
波戸根行成	寺嶋整形外科医院リハビリテーション科
瓦田　恵三	寺嶋整形外科医院リハビリテーション科

第 1 章　股関節・骨盤傷害の疫学

クリニカルパール

- 股関節と骨盤の傷害はアスリートや一般人に生じやすい。
- 股関節と骨盤の傷害の発生頻度と病因は患者の年齢や性別によって異なり、どのスポーツに参加しているかによっても異なる。
- 股関節と骨盤の傷害や痛みは青年や高齢者で最も生じやすい。
- 激しいコンタクトスポーツは股関節と骨盤の傷害の発生リスクを最も高める。
- 女性では男性と比べて2倍の人数に股関節痛が生じる。

ケースプレゼンテーション

▶主訴と病歴

　17歳の高校バスケットボール選手が右の股関節外側から大腿部外側にかけて痛みを訴えている。彼女はコートを走る際に痛みを伴う「弾撥感」があるという。はじめは練習や試合で走っているときだけに痛みがあったが、最近では日常の移動時にも痛みで悩まされ始めた。

▶身体的検査

　右股関節の検査では明らかな形態異常は見当たらない。大転子の触診で圧痛を認める。股関節可動域は屈曲、伸展、外転、内転、内旋、外旋ともに問題はない。左側を下にした側臥位で右の股関節を他動的に内外旋させると症状が再現される。

はじめに

アスリートや一般人では通常、股関節と骨盤の傷害は下肢の痛みの原因として最も多いわけではない。しかし、これらの状態の多くは筋骨格系のケアにおいて重要な病的状態に関係している。股関節と骨盤の痛みは非常に多くの病的な過程に続いて生じるため、この診断能力が試される。鼠径部に痛みを訴える患者の27～90％では関連する傷害が最終的に1つ以上見つかる[1]。子供や青年において股関節痛がある者では腰部や下肢関節に痛みが生じる割合がより高く、診断を混乱させる[2]。さらに、股関節に異常を訴える患者において、全症例の60％では股関節が痛みの発生源であることが最初に認識されない[3]。患者個々の受傷しやすい素因や受傷した傷害の種類は年齢的基盤やレクリエーション活動の種類によって大きく変わる。

股関節痛はしばしばスポーツ関連傷害によって引き起こされる。子供の運動競技もしくはレクリエーション活動中に生じた傷害の10～24％は股関節に関係し[4]、成人のスポーツ傷害の5～6％は股関節や骨盤に生じる[3,5]。痛みは股関節や骨盤の局所に要求される過度で頻回な活動による急性外傷や慢性的異常が原因となって生じうる。股関節は荷重がかかるような典型的な日常生活活動において非常に大きな負荷を支えている。股関節への負荷はエクササイズ中にはさらに5～8％高まり、傷害のリスクを増大させる[6]。身体におけるコアの筋系の重要な要素として、骨盤は重要な生体力学的な支持基盤を下肢に与えており、より遠位における関節痛の隠れた一因となる。

本章では、一般人とともに部分的な集団における股関節と骨盤の痛みや傷害の発生率について考える。この部位の傷害発生リスクを高める要因について解剖学的特徴や、特異的なスポーツ参加の特徴を含めて議論する。

年 齢

患者の年齢は股関節と骨盤の痛みを左右する唯一の最も重要な要因である。とても若い子供では明らかな急性外傷は稀であるが、この部位を含めたいくつかのよくみられる整形外科的な状態は運動関連痛とともに現れ始めるかもしれない。子供が成長するに従って、骨増生や骨端の出現、最終的な骨端癒合を伴

い、予測されるパターンで骨格は発達する。成長期ではこれらは比較的弱い部分であり、発達中の骨端の剥離損傷は筋腱単位を含む傷害よりも生じやすい。青年期では骨成長は続くが、筋骨格系の許容能力を超えたスポーツ参加による高い身体要求に対しては未熟な骨格はより傷害を受けやすい状態のままである。加えて、ホルモン変化による急激な筋パワーの変化は筋と身体強度の不釣合いを強める。

子供や青年において、股関節痛を引き起こす最も一般的な疾患は一過性滑膜炎である。加えて、Legg-Calvé-Perthes病は2～12歳の子供の1万人に1.5～5人の割合で生じることが示されている。1万人に0.8～2.2人の割合で生じる大腿骨頭すべり症も、青年期初期によく現れる股関節痛の原因になりやすい。使用される診断法や評価時期が発達している国において1,000の出産で1.5～20例にみられる発育性股関節形成不全は、後に股関節痛を誘発するかもしれない[2]。各々の原因は跛行を呈する子供の股関節痛を調べる際だけでなく、膝関節痛の訴えにおいても考慮すべきである。各々については後に議論する（第7章幼児期および青年期における股関節・骨盤の傷害参照。）

子供における股関節と骨盤の傷害の発生率に関する疫学的なデータは、しばしば他の解剖学的な部位の傷害発生率とともに詳細に研究されてきた。データはさらに急性と慢性の傷害に分けられ、子供では急性傷害がより一般的である。後方視的な研究によると、子供の股関節や大腿部の傷害はすべての急性傷害の17～25％を占めるが、慢性傷害では2.2～4.8％にすぎない[7]。股関節や鼠径部のスポーツ傷害は高校アスリートの5～9％にみられる[1,5]。

一般人口の中で小学生から高校生を含めた調査では、股関節痛の発生率は6.4％であった[2]。これはさらに分けることができ、高校生の7.8％に対し小学生では4％である。これらのデータは、年齢がより高い子供が股関節痛を罹患するリスクが高いことを示している。興味深いことに、同じ研究において、対象の2.5％で検査による股関節異常が見つかり、最も多かった所見としては骨盤傾斜、下肢長差、弾撥股であった。股関節痛を訴えた対象のうち、治療者による身体的検査で異常が見つかったのはわずか0.6％であった。これは、明らかな機能異常がある股関節は学生や青年において比較的よくみられることを示しているのかもしれないが、これらの病理学的特徴は通常は痛みにつながらな

いことも示している。この年齢層における股関節痛のほとんどは機能的なものであり、痛みを訴える者では検査所見が乏しいことが多い。

　成人では股関節と骨盤の傷害の種類が多くなる。これらの患者の年齢では変形性股関節症による痛みのリスクがかなり増す。成人において、すべての病因による股関節と骨盤の痛みの罹患率は2.8～22.4％の範囲にあり、痛みの訴えは加齢とともに増す傾向にある[2]。60歳を過ぎると、14.3％の者が明らかに活動を制限する股関節痛を訴える[8]。

スポーツ

　いくつかの種類の運動競技への参加は股関節と骨盤の傷害のリスクを増大させると同時に、最終的に変形性股関節症を進行させる[9]。高いレベルのスポーツに長期間さらされた男性では、低いレベルでさらされた場合と比較して変形性股関節症へと進行する相対リスクが4.5倍になる[9]。スポーツと作業の両方で高い身体負荷にさらされた者では、低い身体負荷にさらされた場合と比較して変形性股関節症に進行する相対リスクが8.5倍になる[9]。

　全体的に、股関節と鼠径部の傷害は、爆発的スポーツやコンタクトスポーツに参加するアスリートでより多く生じる[7]。このような傷害はスポーツの広範囲かつ多様な場面でみられ、これにはフットボールやサッカーにおけるカッティング動作や素早い加速と減速、あるいはゴルフ、武道、ダンス、ランニング、スケートにおける繰り返しの回旋動作を含む[1,6]。

　ダンサーは、アスリートの中でも股関節と骨盤の傷害を発生する確率が非常に高い。バレーダンサーでは特にリスクが高く、多くの研究は、この対象におけるすべての傷害の7～14.2％に股関節が関与していることを示している[10]。しばしば、これらのアスリートは股関節や骨盤に、さらなるストレスがかかるような下肢の過大な外旋を伴う特有のテクニックを用いる。

　ランナーやサッカー選手では他のアスリートと比べてリスクが高い。これらの対象における股関節や鼠径部の傷害の罹患率は、報告されたすべての傷害の中で各々2～11％、5.4～13％である[4]。ランナーにおいて、これらの部位を含む最も一般的な傷害は内転筋の挫傷や腸骨骨端症である[11]。サッカー選手における鼠径部の傷害は広範かつ多様であり、軽度の内転筋や屈筋の挫傷から消耗性

の「スポーツヘルニア」まである。鼠径部傷害の一般的な病因は内転筋挫傷であり、このときには股関節が外転・外旋し、時には地面や接触者からの対抗力によって、下肢が鼠径部で過剰に伸ばされる。

　高校サッカーの参加者における全傷害のうち7％は股関節と大腿部に関係し、これに比べて20％は膝関節、18％は足関節に関係している[12]。この集団では、股関節局所や大腿部の挫傷のような傷害が一般的である。陸上競技、ラグビー、武道、ラケットスポーツは股関節自体の危険な状態、特に後の変形性股関節症への進行に関係している[3,9]。

性　別

　股関節と骨盤の傷害は、年齢やスポーツにかかわらず、男性より女性が罹患しやすい。ほとんどの研究では女性における股関節痛の罹患率は男性の2倍と言われている。小学生や高校生の子供における研究では、全女子の8.2％が股関節痛を訴え、これと比較し男子では4.4％である[2]。成人では、女性における股関節痛のリスクは男性の2倍以上である[8,13]。

　高校バスケットボール選手における傷害の比較では、股関節と大腿部の傷害は男子学生では4位を占めるのに対して、女子学生では3位であった。足関節と膝関節における傷害の罹患率は両方の集団でより一般的であり、男子では顔面の傷害が股関節や大腿部の傷害より多い[14]。骨盤の分離傷害は男女ともに1％以下である。

　女性における股関節痛の高い発生率の原因は解剖学的要因と機能的要因の両方にありそうである。女性における下肢の解剖学的な違いは文献で十分に述べられている。股関節では、大腿骨のより大きな前傾が女性の股関節痛を生じやすくしているかもしれない。さらに、ランニング中、女性では男性と比べて股関節の外転・内旋と膝関節の外反が大きい[2,15]。この増大した動きは、この部位におけるより高い傷害統計に少なくとも部分的に関与しているようである。加えて、妊娠によるホルモン変化に対して二次的に生じた解剖学的な弛緩性が女性における股関節と骨盤の傷害の発生率を増大させるかもしれない。

ケースのまとめ

▶評価とプラン

アスリートは、大腿骨の大転子をまたぐ腸脛靭帯の亜脱臼として特徴づけられる外旋弾撥股症候群と診断された。加えて、彼女はコアが弱化している徴候を呈し、これは彼女の症状に部分的に関与していた。コアの強化と安定化、腸脛靭帯の柔軟性改善を目的とした理学療法の計画が設定された。この治療のみで改善しない場合には大転子包へのコルチコステロイド注射が考慮される。

サマリー

本章で論じたように、股関節と骨盤の傷害はすべての集団において、若年者から高齢者、非常に多くのスポーツ選手、男性および女性の間で広まっている。後に続く章では、解剖学的な部位への診断学的な挑戦に影響する特有の本質をさらに探り、これにはスポーツ医学に関わる治療者だけでなく、プライマリケアを担う治療者に役立つような適切な進め方やマネージメントの戦略が含まれる。

文 献

1. Morelli V, Weaver V. Groin injuries and groin pain in athletes : part 1. Prim Care 2005 ; 32 (1) : 163-183.
2. Spahn G, Schiele R, Langlotz A, et al. Hip pain in adolescents : results of a cross-sectional study in German pupils and a review of the literature. Acta Paediatr 2005 ; 94(5) : 568-573.
3. Braly BA, Beall DP, Martin HD. Clinical examination of the athletic hip. 2006 ; 25(2) : 199-210, vii.
4. Boyd KT, Peirce NS, Batt ME. Common hip injuries in sport. Sports Med 1997 ; 24(4) : 273-288.
5. DeAngelis NA, Busconi BD. Assessment and differential diagnosis of the painful hip. Clin Orthop Relat Res 2003 ; (406) : 11-18.
6. Bharam S, Philippon MJ. Hip injuries. Clin Sports Med 2006 ; 25(2) : xv-xvi.
7. Watkins J, Peabody P. Sports injuries in children and adolescents treated at a sports injury clinic. J Sports Med Phys Fitness 1996 ; 36(1) : 43-48.
8. Christmas C, Crespo CJ, Franckowiak SC, et al. How common is hip pain among older adults- Results from the Third National Health and Nutrition Examination Survey. J Fam Pract 2002 ; 51(4) : 345-348.
9. Vingard E, Alfredsson L, Goldie I, et al. Sports and osteoarthrosis of the hip. An epidemiologic study. 1993 ; 21(2) : 195-200.
10. Reid DC. Prevention of hip and knee injuries in ballet dancers. Sports Med 1988 ; 6(5) :

　　　 295-307.
11. Ballas M, Tytko J, Cookson D. Common overuse running injuries: Diagnosis and management. Am Fam Physician 1997；55(7)：2473-2484.
12. DeLee JC, Farney WC. Incidence of injury in Texas high school football. Am J Sports Med 1992；20(5)：575-580.
13. Tuchsen F, Hannerz H, Burr H, et al. Risk factors predicting hip pain in a 5-year prospective cohort study. Scand J Work Environ Health 2003；29(1)：35-39.
14. Messina DF, Farney WC, DeLee JC. The incidence of injury in Texas high school basketball. A prospective study among male and female athletes. 1999；27(3)：294-299.
15. Ferber R, Davis IM, Williams DS 3rd. Gender differences in lower extremity mechanics during running. Clin Biomech 2003；18(4)：350-357.

第2章 股関節・骨盤の身体的検査

クリニカルパール

・股関節と骨盤の傷害は、スポーツ医学とプライマリケアにおいて一般によくみられる。
・股関節と骨盤は、解剖が複雑であり、関連痛が生じやすい領域であるため、しばしばブラックボックスとして捉えられる。
・体系的な身体的検査は、この領域の問題を整理し、鑑別診断することにおいて、治療者の助けとなり得る。
・下肢の神経学的検査を進めるにあたっては、股関節と骨盤の評価を含めるべきである。
・特殊テストは、患者の生体力学的欠損の全体像をより完全にまとめるために用いられる。

ケースプレゼンテーション

▶主訴と病歴

症例は、「右股関節の脱臼」を訴えてスポーツ医学クリニックを訪れた、20歳、男性、NCAA Division Ⅰのクロスカントリーランナーである。2カ月以上前から股関節外側の痛みが徐々に増悪していることを自覚し、自分の股関節が「うまく収まっていない」と感じている。当初、走り終わった後にのみ、痛みを感じていた。現在は走っている間にも持続的な重い痛みを訴えている。痛みの放散や知覚異常の訴えはない。今のランニングシューズは2カ月間しか使用していない。以前のシューズはたった4カ月間で交換した。トレーニングメニューの変更—坂道トレーニングの追加—は、痛みの発生時期と関連していた。シーズン開始後4週間である。

熱発、冷感、夜間の発汗、食欲不振、体重減少は認めない。胃腸症状、生殖排尿症状はない。過去に腰痛はない。癌の既往は認めない。左脛骨遠位に疲労骨折を発症したが、2年前に合併症なく治癒している。祖父母に変形性関節症がある以外、癌、リウマチの家族歴はない。

イブプロフェン（prn：必要に応じて）を内服している。ノンスモーカーであり、機会飲酒程度、ドラッグやダイエットサプリメントは使用していない。

▶身体的検査

この症例は発育の良い白人男性である。バイタルサインは正常範囲内であり、急性ストレス障害はなく、意識清明、見当識は正常である。

腹部の膨満、張りはなく、腹部音は正常である。腹部にしこりは認めない。

腰部の検査では、腰椎棘突起、横突起の触診で圧痛を認めない。仙腸関節、腰部筋群の圧痛も認めない。すべての運動方向において全可動域を示し、storkテストは陰性である。骨盤の異常な傾斜は認めない。神経学的検査において、正常歩行を示し、左側にわずかなTrendelenburg徴候、右側に中程度のTrendelenburg徴候が認められる。下肢伸展挙上テストは陰性で、股関節外転筋力は右4＋/5、左5/5。その他の下肢筋力は両側とも5/5であり、感覚は正常、腱反射は＋2で対称的であった。

右股関節の検査では、著明な変形を認めない。股関節屈曲および外転にて、聴診、触診可能なポップ音を再現できる。Log rollテストは陰性である。股関節可動域テストの結果は以下のとおり：

伸展20度、屈曲全可動域、外転全可動域、内旋外旋全可動域（すべて両側）。

上前腸骨棘、下前腸骨棘、坐骨、腸骨稜、小転子に圧痛はない。大転子後方にのみ圧痛がある。Oberテストは陽性、Stinchfieldテスト、梨状筋テスト、Gaenslenテストは陰性。下肢長は左右等しい。FABER（股関節屈曲、外転、外旋）、Thomasテスト、Ely'sテストはすべて陰性。膝窩角は両側とも30度である。

■ はじめに

股関節と骨盤の傷害はスポーツ医学とプライマリケアにおいて一般的によく

みられる。実際に、ランナー、ダンサー、サッカー選手のようなアスリートでは、その領域の傷害のリスクが高い。これらのスポーツ活動中、股関節には極限の動作やハイレベルの力が強いられる。

筋骨格系の愁訴を有する成人患者の5〜6％、小児患者の10〜24％では股関節の傷害がある[1]。そのような股関節、骨盤の傷害の普遍的現象があるものの、多くはこの領域の評価を「ブラックボックス」とみなしている。そのような見解は、複雑な解剖や重複する関連痛が、股関節の問題として頻繁に認められるからかもしれない。このようなことを考慮して、治療者は筋骨格系および非筋骨格系の病態の鑑別診断を行うことが必要とされる。本章では、この複雑な領域の体系的な評価方法について解説する。

解 剖

股関節は肩関節とは異なり、骨盤臼蓋に大腿骨頭が把持されて真の球状関節を成していることにより、関節の安定性を得ている。そのような安定した構造にもかかわらず、股関節は前額面、矢状面、水平面の動作において、十分な柔軟性を確保している。これはユニークな関節の形状によるもので、大腿骨頭と臼蓋との部分的な球関節は、日常の活動でかかる力を受け止め、分散する形状となっており、歩行やランニングでは患者の体重の3〜5倍を受けられることが示されている[2]。

股関節は大腿骨頭の関節面と腸骨、坐骨、恥骨で構成される骨盤の臼蓋からなる。これらの骨は、まとまって「寛骨」を構成する。肩関節のように、臼蓋軟骨の関節面は厚みのある縁、関節唇を有しており、臼蓋の深さを提供し、柔軟性を犠牲にすることなく安定性を付与している。関節包を取り囲む3つの靱帯と大腿骨頭に直接結合している小さな円靱帯で与えられる支持組織をみると、股関節が全身で最も安定している関節の1つであることが容易に理解できる[3]。寛骨は前方で恥骨結合を成し、後方で仙骨および尾骨と結合して骨盤帯を構成しており、体幹と下肢の骨格を連結している。

股関節の筋の解剖は、古典的には内側の内転筋領域、前方の屈筋領域、外側の外転筋領域、そして後方の伸筋領域に簡易的に分けられる。この分類では、股関節の内旋、外旋を考慮しておらず、筋の解剖を過剰に簡略化しているが、

股関節を協調して動かす筋のグループを概念化するためには便利な方法と言える。個々の筋を評価する際、「股関節」の筋は、近位においては腰椎から起始をなし、遠位は脛骨に付着することを覚えておくことが重要である。主要な筋のグループとそれらの重要な機能は、本章で後ほど詳細に述べる。

病　歴

　股関節に痛みを有する患者の確定診断が困難である主な理由は、一見すると単純な愁訴において、可能性のある原因が多いことである。大腿骨と臼蓋の関節面（すなわち真の股関節）は別として、痛みの潜在的な原因には、骨、軟部組織、周辺の神経、腰椎からの神経根症状による関連痛が挙げられる。股関節痛の潜在的な多くの病因を考慮して、治療戦略を立てる前に鑑別診断することが重要である。

　さらに複雑な問題は、股関節痛の鑑別診断に年齢が影響を与えていることである。先天性股関節脱臼、Legg-Calvé-Perthes病、大腿骨頭すべり症は、すべて小児期に発症する疾患である（第7章参照）[4]。加えて、骨格の成長度における筋腱移行部での腱障害を引き起こす傷害のメカニズムは、腱の付着する骨端部より腱が強いような場合、成長板の開いている小児や青年において、骨端炎や骨端裂離骨折を引き起こすことが少なくない。幸いにも、小児の股関節傷害は骨成長とともに減少する[5]。

　これらの要因のため、患者の歴年齢および生理的年齢の両方の観点での評価は、股関節のどの評価においても基本となる。

　股関節内の病態の原因である一過性滑膜炎や敗血性関節炎は、小児の集団ではよく認められる。そのような例は、筋骨格系由来の愁訴と同様に、全身症状の評価の重要性を示している[6,7]。非筋骨格系、特に泌尿生殖器系や消化器系（骨盤の炎症性疾患、虫垂炎など）の障害は、股関節の不快感を呈することも知られている。さらに重要な点は、癌の可能性がある場合、例えば造血性、転移性腫瘍は股関節領域を侵すため[8]、長期にわたって足を引きずって歩く、または急激な体重の減少といった病歴を認める。

　生体力学的、発達的、そして全身的かつ複合的な相互作用が股関節痛に関係しているにもかかわらず、治療者は詳細で体系的な病歴の聴取および身体的検

査によって初期の広範な鑑別診断を効率的に絞り込むことができることを知るべきである。

　どの筋骨格系の愁訴にもあるように、股関節の病態を示している患者は、契機、症状の誘発軽減因子、性質、放散、重症度、時期（期間）について質問される（OPQRST）。鋭いまたは鈍い、持続的または間欠的、重いまたは軽い、といった痛みの特徴の聴取も有用である。その他の聴取すべき病歴は、神経学的徴候、症状、関節の礫音や弾撥音の有無である。どの関節の愁訴においても、病歴を聴取する主要な目的の1つは、傷害が急性期、慢性期、または慢性経過中の急性増悪かどうかを明らかにすることである。運動の関与、運動習慣、トレーニング計画と変更、器具の使用、栄養状態に関する質問は、傷害のメカニズムを明らかにするために役立つ。腰部や下肢に残存する、最近または同時に生じた傷害を尋ねなければならない。同側または対側肢、膝関節、足関節、足部の傷害は、歩行パターンの代償を引き起こし、股関節痛の残存に影響する（第3章参照）[9]。傷害の性質を明らかにし、習慣の変化に伴う症状の進行または後退を明確にすれば、病気の経過にある生体力学的な「犯罪者」を暴く助けになるかもしれない。そしてそれは「犠牲者」を癒し、再発を防ぐ不可欠なステップでもある。

　放散する症状の出現は、股関節痛の正確な診断にも役立つ。股関節は下肢領域を支配するすべての神経の通過点であるため、しばしば局所的な神経障害を起こす。体表と皮膚への神経支配は愁訴によって多様であり、正確な診断を保証するために境界を明らかにすべきである。坐骨神経痛は神経のインピンジメント症候群によって引き起こされるが、腸骨鼠径神経のようなより小さい神経の損傷も伴うかもしれず、鑑別診断に含めるべきである。もし神経学的症状が認められる場合、治療者は運動機能優位の症状か感覚優位の症状かを区別し、運動機能の低下が認められるときは迅速な診断を行わなければならない（SOR-C）。

　最後に、過去の治療歴と服薬状況は決して低く見積もってはならない。例えば、骨粗鬆症やステロイド治療のような病歴は、鑑別診断や治療計画の修正に役立てることができる。

身体的検査

　股関節の愁訴の評価は、治療者が診察室に入る前から始めるべきである。機敏な治療者は、患者を診察室に招き入れる際、その患者の情動、姿勢、歩行パターンを観察することにより、医学的情報を簡単に収集できる。そうすることで治療者は重篤な筋萎縮や弱化、骨盤の偏位、異常な脊柱の前彎、側彎によって起こる姿勢異常を明らかにすべきである[10]。正常歩行のバイオメカニクスと頻繁に遭遇する傷害による代償反応の知識は、臨床像と得られた情報を統合するための基本的事項である。例えば、Trendelenburg歩行を呈する患者は股関節外転筋が弱化していることが多いが、原因は硬い腸脛靭帯や弾撥股と関連しているかもしれない[9]。同様に、過剰な腰椎前彎は、片側または両側の股関節の屈曲拘縮を有する患者において、バランスを保つための代償反応を示しているかもしれない。

▶関節可動域

　関節可動域テストは非常に情報に富んでいる。それゆえ、標準的な股関節検査の必須項目に含めるべきである。関節可動域の正常値は、測定したデータを治療者が比較できるよう、明確に定義されている（**表2.1**）。関節可動域テストを行うにあたり、外転および内旋は病的な状態にある股関節において最も影響を受ける動きであるため、特別な注意を払うことが重要である（SOR-C）。

　関節可動域テストの多くは、患者を背臥位にして行うことができる。股関節の内旋および外旋は、患者の両下肢をわずかに離し、下肢全体を丸太が転がるように他動的に回すことでテストできる。また、内外旋は膝を屈曲させ、大腿骨の長軸回りに下肢を回旋させることでも測定できる（**図2.1**および**図2.2**）。この方法ではより簡単に測定できるが、足関節が動く方向と、股関節は反対に回旋することを覚えておく必要がある。例えば、足関節が外側に動くと股関節は内旋することとなる。外転（**図2.3**）および内転（**図2.4**）は、患者の骨盤を基準として、前額面上で片側の下肢を動かしてテストする。股関節が回旋し始めるときは（検査者によって支持されているにもかかわらず）、すでに最終可動域に達している。股関節屈曲は、背臥位で患者に両膝を胸に近づけるように

表 2.1 股関節可動域の正常値[17]

関節運動	屈曲	伸展	外転	内転	内旋	外旋
可動範囲（度）	110〜120	0〜15	30〜50	30	30〜40	40〜60

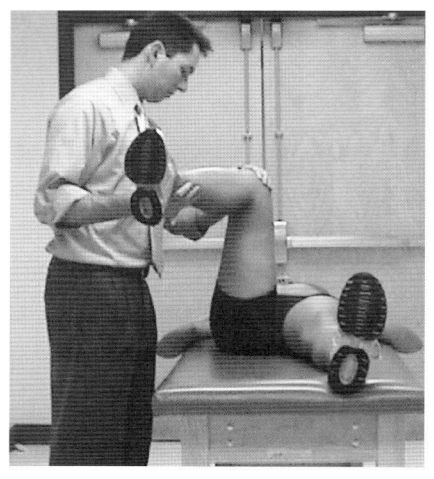

図 2.1　内旋

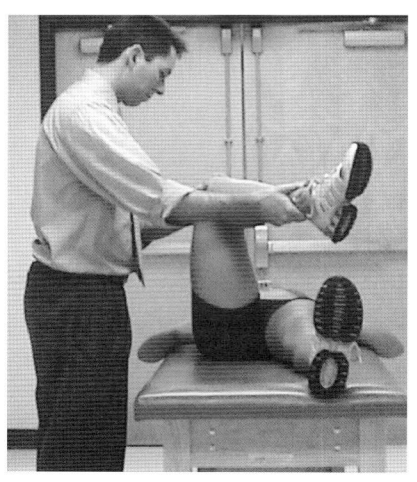

図 2.2　外旋

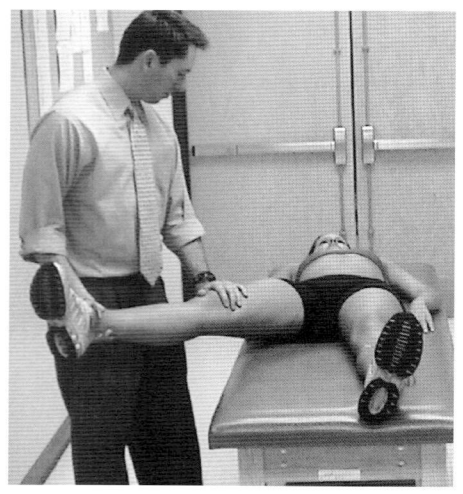

図 2.3　外転

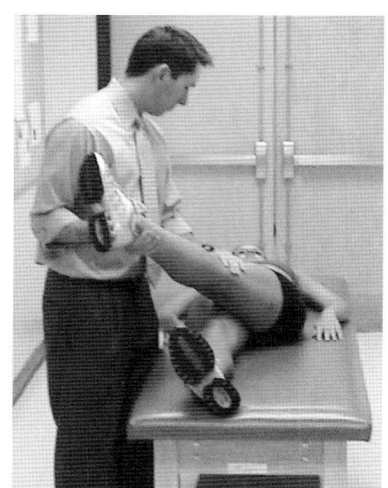

図 2.4　内転

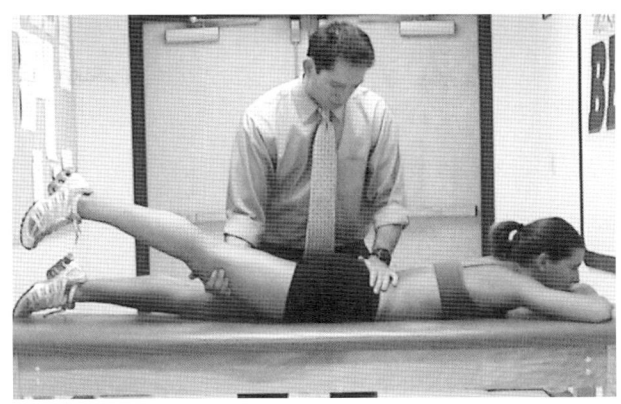

図2.5 伸展

抱えさせてテストする。膝を屈曲することでハムストリングスの影響を排除するためである。股関節伸展は、腹臥位で治療台から下肢を持ち上げるようにしてテストする（図2.5）。

▶触 診

触診は検査のもうひとつの必須項目に含められる。筋、靭帯の起始と付着、骨隆起（大転子など）、骨結合部（仙腸関節（図2.6）、恥骨結合など）、滑液包、骨突起、すべて可能な限り触診する必要がある。検査者は関節可動域を通して、弾撥音やポップ音に注意しなければならない。通常、前者は骨隆起を靭帯が越える際の摩擦を示し、後者は関節内の損傷や遊離体の存在を示している[11]。これらの情報は関節を触診している際や関節可動域テストをしている際に得られるかもしれない。

▶神経学的テスト

股関節と骨盤は、腰部から鼠径部、下肢へと膨大な神経を中継している。そのため、綿密な神経学的テストは神経障害が疑われないときでさえ、基本的には行われる。下肢の筋力テストには、股関節と膝関節を動かす主要な筋群を含めなければならない。すでに述べたように、これらの筋群は4つの主要なグルー

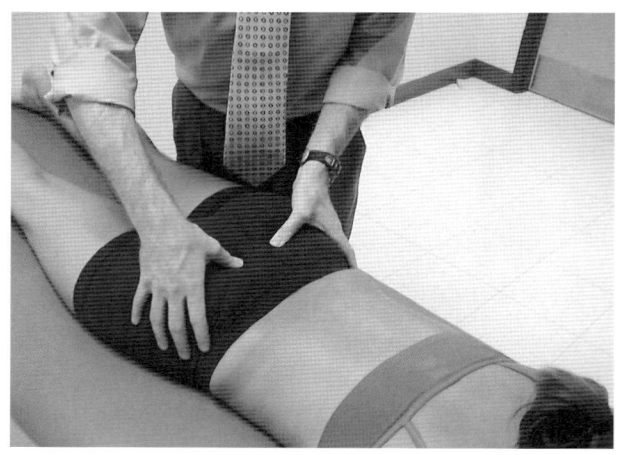

図2.6　仙腸関節の触診

表2.2　筋力テストのグレード

グレード	グレードの意味
1/5	筋収縮なし
2/5	関節運動を伴わないわずかな筋収縮
3/5	重力を除いた肢位での自動運動
4/5	弱い抵抗に抗した筋活動
5/5	正常な筋力

プに分けることができる：屈筋群（腸腰筋、大腿直筋など）、伸筋群（大殿筋、ハムストリングスなど）、外転筋（中殿筋、小殿筋など）、内転筋（長内転筋、短内転筋、大内転筋、恥骨筋、薄筋など）。筋力は1～5で段階づけられる（**表2.2**）。

　筋腹と筋腱移行部を触診した後、検査者はそれぞれの筋群の筋力テストへと進める。屈筋群をテストするため、検査者は椅子に座った患者の大腿部に手を載せ、抵抗に抗して大腿部を持ち上げるよう指示する。同様に、股関節伸筋群のテストのため、患者を腹臥位にして、膝関節後面にかけられた抵抗に抗して下肢を持ち上げるよう指示する。内転筋群と外転筋群は、膝を伸展した背臥位でテストされる。患者には、外果にかけられた抵抗に抗して両下肢を開くよう

第2章 股関節・骨盤の身体的検査　17

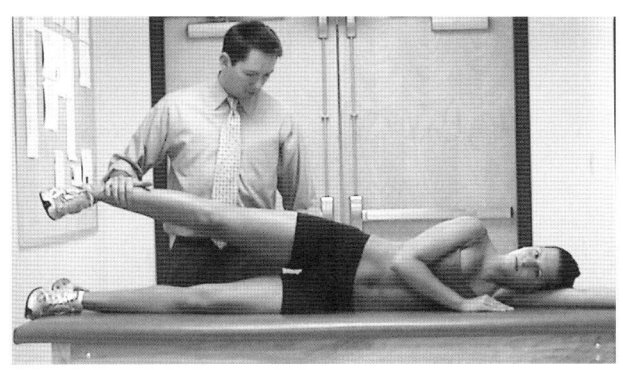

図2.7　外転筋力テスト

に、そして内果にかけられた抵抗に抗して両下肢を閉じるように指示する。これらのテストは側臥位でも実施することができる。この場合、患者には30度まで上側の下肢を外転するように、そして持ち上げられた下肢のほうに挙上するように指示する（図2.7）。著者らは、この方法によってわずかな筋力の欠損を鋭敏に捉えられると考えている（SOR-C）。

▶特殊テスト

病歴の問診、関節可動域テスト、神経学的テスト、触診が終わった後、鑑別診断のためにいくつかの特殊テストを用いることができる。感度および特異度において、結果の変動性、相違性が認められるにもかかわらず、特殊テストは先に得られた情報の関係を明らかにする場合に役立つ。

Trendelenburg 徴候は、患者が適切な股関節外転筋、特に中殿筋の筋力を有するかどうか明らかにするために用いられる。患者に両足で立ち、支持なしで片脚を地面からゆっくりと持ち上げるように指示する。もし患者が適切な外転筋力を有するならば、持ち上げた側の腸骨稜は、対側と比較して平行か、あるいはわずかに挙上する（図2.8）。さらに、患者は上部体幹を著明に傾斜しないよう、直立した姿勢を保持すべきである。これは、患者がバランスを保つための代償的なメカニズムを示している（図2.9）。陽性のTrendelenburg徴候は、体幹の代償的な傾斜（上記参照）と片脚を持ち上げた側の腸骨稜の下制と定義

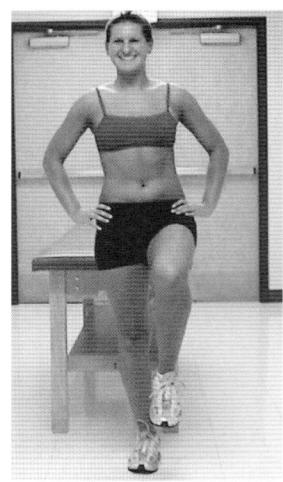
図2.8
Trendelenburg 徴候陰性

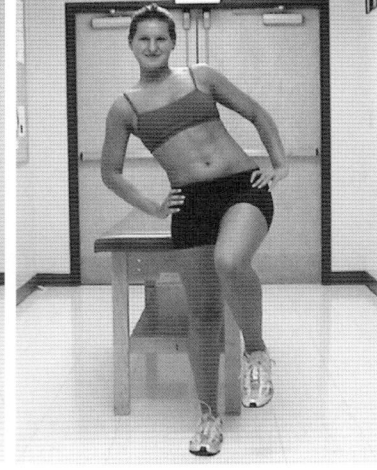
図2.9
代償的 Trendelenburg 徴候

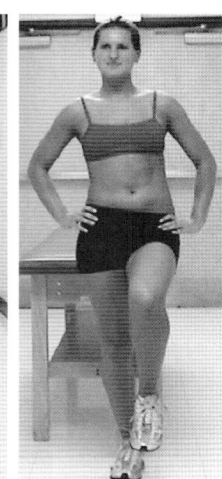
図2.10
Trendelenburg 徴候陽性

される（**図2.10**）。これは支持側の股関節外転筋群は、骨盤を水平に保持するための適切な筋力を発揮できていないことを示している。他の病因による骨盤の不安定性では、股関節の骨性構造で増加した張力によって、Trendelenburg 徴候が陽性となるかもしれない。それゆえ、Legg-Calvé-Perthes 病や臼蓋骨折のような骨盤の不安定性を引き起こす病因は、陽性徴候と相互に関連している[12]。

　FABER テストは、別名 **Jansen テスト**あるいは **Patrick テスト**と呼ばれ、股関節、仙腸関節、腸腰筋の病態を判別するために用いられる。このテスト名は、股関節の肢位の頭文字をつなげたものである。患者を背臥位とし、テストする側の足部を対側の膝関節上にのせて数字の4を作るように、片方の股関節を屈曲（*f*lexed）、外転（*ab*ducted）、外旋（*e*xternally *r*otated）位に置く（**図2.11**）。この位置から、検査者は同側の膝を静かに引き下げる。痛みや関節可動域の減少が認められる場合を陽性とする。Broadhurst および Bond によって1998年に発表された研究では、仙腸関節機能不全に対する FABER テストにおいて、仙腸関節痛症状の感度77%、特異度100%であった[11]。FABER テストは複合され

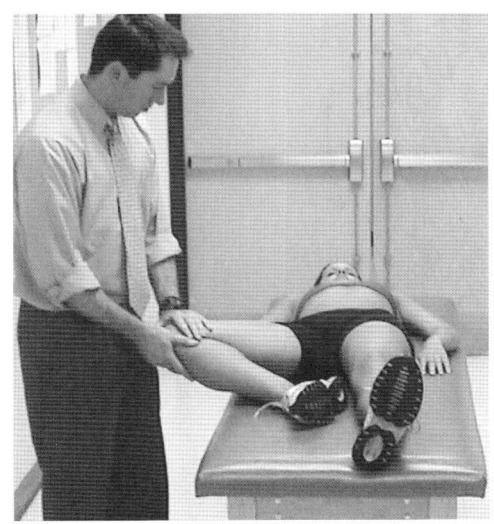

図2.11　FABERテスト

た運動のテストであり、いずれかの運動方向の制限でもこのテストの可動域は減少するため、特異度は減少し、偽陽性へと導いてしまうことを検査者は知っておくべきである[13,14]。

Oberテストは、腸脛靱帯、大腿筋膜張筋、大転子滑液包の評価に役立つ。患者を股関節および膝関節を90度屈曲して側臥位とする。はじめに検査者は上側の下肢の股関節を他動的に外転し、そして大腿が体幹のラインに一致するまで伸展する。次いで、股関節中間位まで下肢を他動的に内転する（**図2.12**）。股関節外転位のまま保持される場合にテスト陽性とする。対照的にテスト陰性の場合、著明な不快感はなく治療台まで下肢を下ろすことができる。テスト陽性によって示された柔軟性低下は、腸脛靱帯の過剰な硬さを意味しており、大転子滑液包炎による大転子付近の局所的な痛みを引き起こす可能性がある[15]。

Thomasテスト[10]および**修正Thomasテスト**は、股関節屈筋、特に腸腰筋の柔軟性を評価するために用いられる。Thomasテストを実施するために、患者を背臥位とし、片側の下肢を屈曲して胸に引き寄せさせる。屈曲拘縮がある場合、下肢の屈曲に伴い、対側の下肢が治療台から持ち上がる（**図2.13**および図

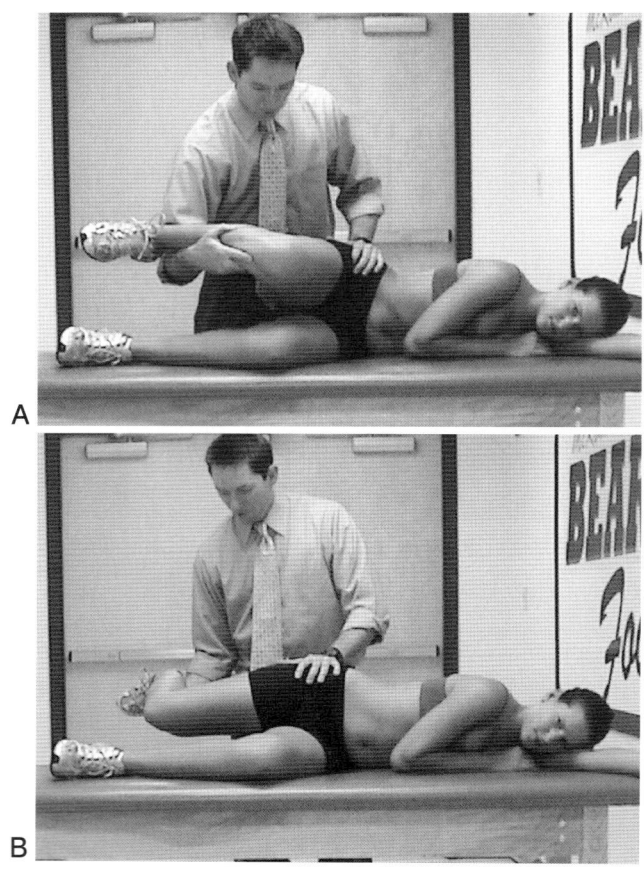

図2.12 Oberテスト
　　　A：開始
　　　B：終了

2.14)。より詳細な方法である修正Thomasテストは、患者を治療台の端に座らせ、片側の下肢を胸に引き寄せさせる。それから、下肢を引き寄せたまま治療台に横たわらせる。このとき検査者は、患者が治療台から落ちないように注意しておく。腸腰筋の屈曲拘縮がある場合、対側の下肢が治療台から持ち上がる。修正Thomasテストは汎用性があり、対側の膝が伸展することにより、大腿直筋の拘縮も示すことができる[10]。

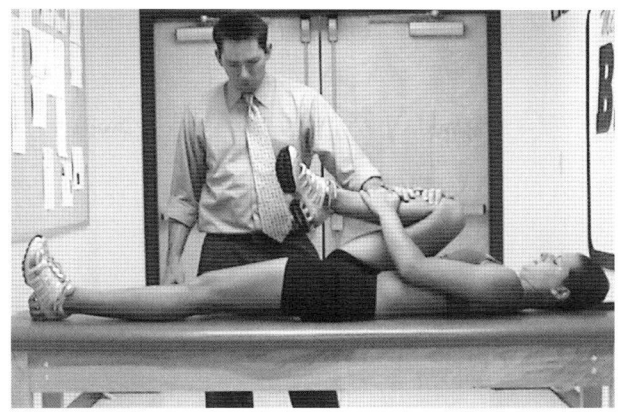

図2.13　Thomas テスト陰性

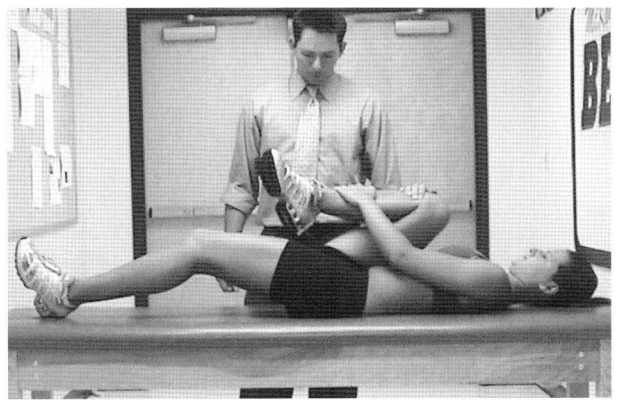

図2.14　Thomas テスト陽性

梨状筋テストまたは **FAIR テスト**（flexion, adduction, internal rotation）は、患者を側臥位にして行う。上側の下肢を60度屈曲し、下側の下肢を伸展しておく。検査者は片方の手を患者の肩に置き、もう一方の手で屈曲した膝を軽く押し下げる。テスト陽性の場合、梨状筋と坐骨神経のインピンジメントによる「shooting pain」を引き起こす。1992年、Fishman と Zybert は、坐骨神経のインピンジメントを明らかにするために用いた結果、ゴールドスタンダードとしての電気診断学と比較して、これらの症状の感度88%、特異度83%であると報

告した[16]。従来から言われている原因と検査中に、股関節に加えられた圧力による他の痛みの原因を区別することは重要である。

Logrollテスト[17]は、シンプルであるが、臼蓋または大腿骨頸部の病態を示すために役立つテストである。背臥位になった患者の下肢を他動的に内旋および外旋する。股関節前面または鼠径部に痛みを生じる場合にテスト陽性と判断する。骨の高度な傷害が疑われる場合、テストによる二次的傷害のリスクを最小にし、次の検査へと進めるための予備的評価に用いられる。

Stinchfieldテストは、患者を背臥位とし、症状のある下肢の膝を完全伸展した状態で股関節を20度屈曲させる。検査者は挙上した下肢の遠位に、下方への力を静かに加える（図2.15）。股関節前面または鼠径部に痛みを生じる場合を陽性とし、大腿骨骨折、臼蓋の傷害または変形性股関節症の可能性を示す[18]。

Elyテストは、大腿直筋の柔軟性を評価するために用いられる。患者を腹臥位として両下肢を伸展しておく。検査者は股関節の伸展、回旋を伴わないように注意しながら、膝関節を他動的に屈曲する（図2.16）。もし同側の股関節が治療台から持ち上がった場合、テストは陽性であり、大腿直筋の拘縮を示す。他の領域からの痛みによって偽陽性を引き起こす可能性があるため、股関節が伸展または回旋しないよう注意しなければならない[8]。

下肢伸展挙上テストは、古くから腰椎椎間板障害患者の評価に用いられているが、さまざまな股関節の病態を鑑別するためにも用いられる。患者を背臥位にし、検査者は膝を完全に伸展したまま他動的に一方の下肢を屈曲（挙上）する。痛みが出現する、または柔軟性が乏しいためテストを十分に実施できない場合、患者は膝関節をわずかに屈曲させるかもしれない。この代償にもかかわらずテストを継続できない場合、股関節内の病態というよりむしろ坐骨滑液包炎や膿瘍のような殿部の病態が疑われる。下肢遠位に放散する痛みが認められる場合はテスト陽性であり、梨状筋症候群や腰椎椎間板ヘルニアによる坐骨神経過敏を示す。1999年のVroomenとKnottnerusによるメタ・アナリシスでは、同側の下肢伸展挙上テストは、椎間板ヘルニアを除外するための最も感度の高い身体的検査であり、統合した感度85％、特異度52％であった。一方で、対側の下肢伸展挙上テストでは、椎間板ヘルニアの特定に最も特異的な検査であり、低い感度30％とは対照的に84％と高い特異度を示した[19]。この理由から、

第 2 章　股関節・骨盤の身体的検査

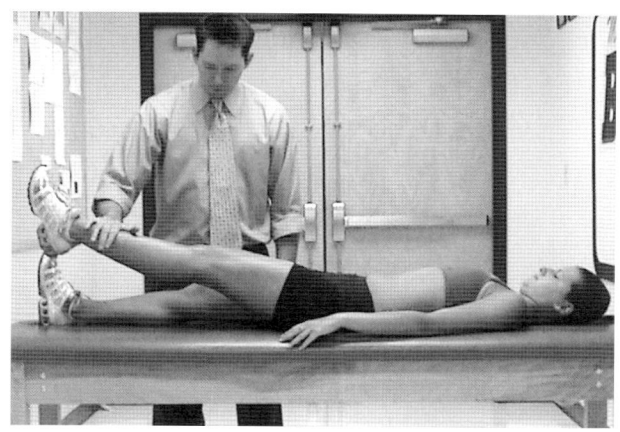

図 2. 15　Stinchfield テスト

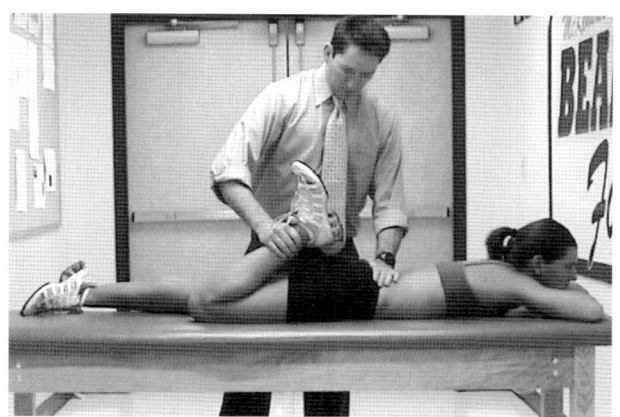

図 2. 16　Ely テスト

下肢伸展挙上テストを実施する場合は、常に両側を評価するべきである（SOR-B）。

　明らかな脚長差は、「真実」が仮面を被るように二次的な病態に隠されている可能性があるため、股関節痛の評価においては正確な**下肢長テスト**が重要である。これらの二次的病態は、一次的病態が明らかにされないままでは、再発を余儀なくされる。検査者にとって解剖学的脚長差を確定診断することは難しい

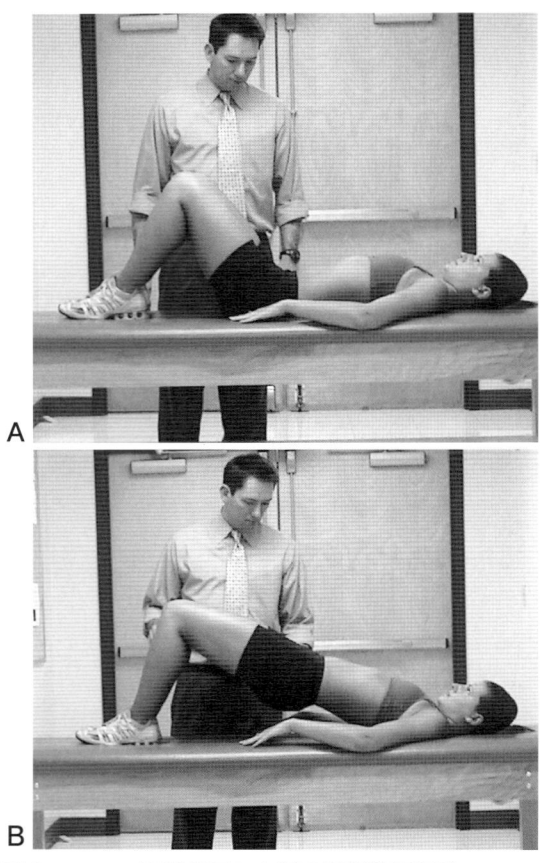

図2.17　A：下肢長テスト時の骨盤位置調整
**　　　　B：骨盤位置調整のための骨盤挙上**

一方で、アスリートの運動連鎖での対応による機能的脚長差を診断することは同様に重要である[20]。解剖学的脚長を明らかにするために考案された方法の1つは、足部を15〜20 cm離して患者を立たせ、それぞれの下肢のASISから内果までの長さを測定することである[20]。患者が痛みを避けるために体重を偏らせること、軟部組織の非対称性の存在、といった交絡因子のため、得られた測定値の信頼性が低下する。加えて、仮に測定値が信頼できるものだとしても、この方法は脚長差が存在する部位の情報を提供するものではない。それゆえ、

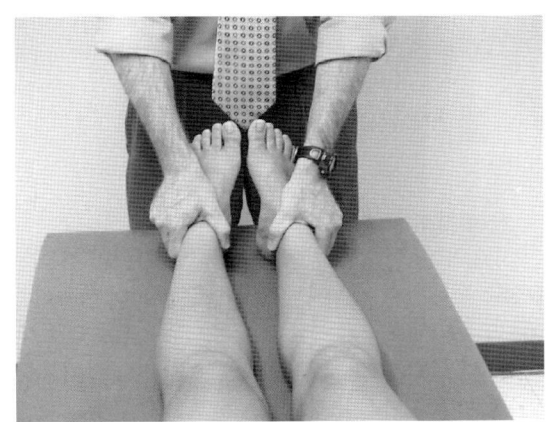

図 2.18　Weber-Barstow 法による位置評価

臨床での利用には限界がある。

Weber-Barstow 法は、これらの限界を改善するように開発された。この方法では、患者に両膝を立てた背臥位をとらせ、位置を整えるために骨盤を治療台から持ち上げ、そして静かに下ろすよう指示する（**図 2.17**）。その後、検査者は内果の位置と両膝関節を前方および側方から観察することにより、大腿骨と脛骨の長さを個別に評価する。前方から見た膝関節位置の垂直方向の相違は膝関節より遠位の構造（すなわち脛骨）の相違を示し、一方で、側方から見た膝関節位置の前後方向の相違は近位の構造（すなわち大腿骨）の相違を示す。これらの観察後、検査者は患者の両膝を他動的に伸展し、内果を骨指標として左右の脚長差を評価する（**図 2.18**）。同様に、検査者は適切で対称的な身体アライメントを評価するため、膝蓋骨と ASIS の位置を比較することができる。

腹臥位膝屈曲テストは、Weber-Barstow 法で脚長差を認める場合、確証的に用いる。患者を腹臥位にし、両膝を 90 度屈曲する。検査者の両母指を両側踵骨の足底部に置き、母指の高さを比較する。母指の位置の相違は、脛骨の長さの相違を示す。不運なことに、腹臥位膝屈曲テストの検者内信頼性は、0.21～0.26 と低い[21,22]。

長座位下肢長テストは、解剖学的脚長差と機能的脚長差を評価する際に用いられる。患者を背臥位とし、両下肢を伸展させて両内果をそろえる。下肢を動

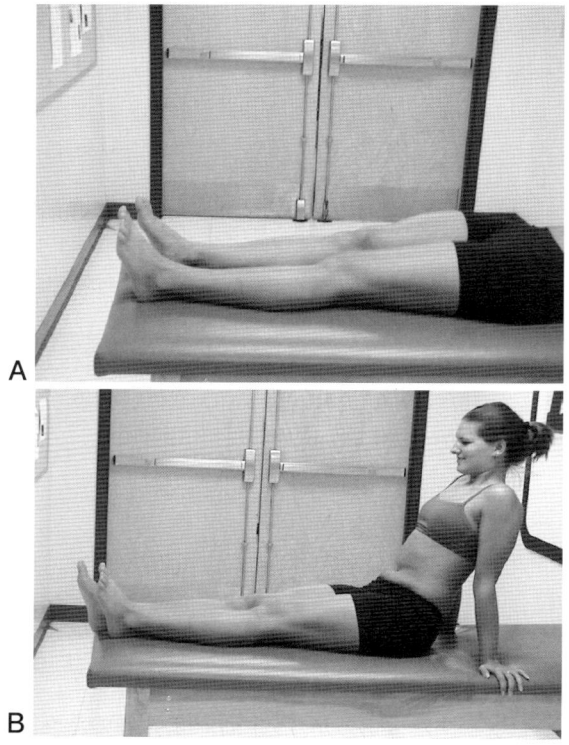

図2.19　長座位下肢長テスト
A：背臥位
B：長座位

かさずに起き上がり、長座位になるよう患者に指示する。検査者は、内果の動きに注意をしながら観察する。もし、下肢の位置を変えずに起き上がることができなければ、骨盤機能障害または回旋異常が脚長差に影響している（**図2.19**）。BemisとCanielは、下肢長の非対称性がある51名の対象者を評価し、感度は17%、特異度は38%であったことを報告している[23]。しかしながら、この研究の限界は、全対象者が非対称性を有していたことである。

立位体前屈テストも、骨盤機能障害を評価するために用いられる。検査者は上後腸骨棘（PSIS）を触診しておき、患者を立位から体幹を最大に前屈させる。一方のPSISが頭側に偏位した場合をテスト陽性とし、仙腸関節の運動性低下

を示す。立位体前屈の検者内信頼性は 0.08〜0.68 である[21,24〜28]。

Gillet テストは仙腸関節の評価法の 1 つである。患者は足幅を一足分ほど開いて立ち、検査者は母指を PSIS に置く。患者は一方の下肢を胸の方に屈曲して片脚で立つ。両側行い、屈曲した側の PSIS が上方に変位する、または動かずに止まっている場合、仙腸関節の運動性低下を示しており、テスト陽性と判断する。Dreyfuss らはこのテストの感度と特異度を調査し、それぞれ 43％、68％であったことから、仙腸関節の機能不全を疑う場合のスクリーニングテストとして不十分だとしている[29]。

Gaenslen 徴候も仙腸関節機能障害の症状を評価するために用いられる。患者は治療台の端に背臥位となり、両下肢を胸の方に屈曲する。検査者は患者の体幹を固定し、患者は一方の下肢を治療台から下ろす。仙腸関節付近に痛みが出現する場合にテスト陽性とする。感度と特異度は複数の研究で異なり、それぞれ 21〜71％、26〜72％である[29,30]。

Craig テスト[10]は大腿骨の捻転を評価するために用いられる。正常な大腿骨の前捻角は、小児では 30〜40 度、成人では 8〜15 度である。過度な前捻角または後捻角の減少は、小児の集団で頻繁にみられる問題である。テスト側の膝を 90 度屈曲位にした腹臥位で行われる。検査者は大転子を触診し、股関節を内外旋して大転子が最も外側に突出する位置を見つける。床に垂直な軸と下腿とのなす角度を大腿骨前捻角として、ゴニオメーターを用いて測定する。

他動的外転および**内転抵抗テスト**は、恥骨結合の病態を鑑別するために有用な方法である[31]。患者を側臥位とし、股関節および膝関節を 90 度屈曲させる。この肢位でテストを行い、恥骨結合に痛みが出現する場合にテスト陽性とし、恥骨骨炎を疑う。

骨盤圧迫テストも股関節と膝関節を屈曲した側臥位で行う。検査者は大転子を下方に圧迫する。恥骨結合付近に痛みが出現する場合、骨挫傷または恥骨骨炎を示す[17]。

Scour テストまたは **Quadrant テスト**は、関節唇の病態の評価に用いられる。患者を背臥位とし、検査者は股関節屈曲、内転の最終域まで動かして軸圧を加える。正確に実施するために、同側の膝を対側の肩に向かうようにするとよい。この位置から弧を描くように股関節を最大外転位まで動かした際、股関節の痛

み、不安感、または引っかかり感が出現する場合にテスト陽性とする。これらは関節唇の病態、股関節内の遊離体によって引き起こされる[10]。著者らは、この方法は膝関節における McMurray テストと類似しており、検査を概念化するために役立つと考えている。

Fulcrum テストは、患者を治療台の端から両脚を垂らして座らせた状態で行う。検査者の前腕を患者の大腿の下に置いて梃子の支点とし、検査者の反対の手で膝の遠位を押し下げる。このとき、検査者は大腿骨骨幹部の遠位および近位に梃子の支点を移動させ、疲労骨折による圧痛を引き起こす部位を探す[10]。鋭い痛みや不安感が出現する場合にテスト陽性とする。

ケースのまとめ

▶評　価
- 二次的な腸脛靱帯と大腿筋膜張筋の柔軟性低下と二次的なコアの安定性低下、特に中殿筋の弱化による右股関節外の弾撥音
- 両側ハムストリングスの柔軟性低下

▶計　画
コアの不安定性に注目した、上述の生体力学的欠損の改善のための理学療法。心肺機能を維持するための全身調整運動。1 週間の走行距離の半減およびペースの減少（1 分/mile）

▶フォローアップ
4 週間の理学療法の後、本症例の痛みは改善した。完全に痛みがなくなり、走行距離および走行スピードは次第に増大した。元のペースでグラウンドを走ることができるようになってから、坂道をゆっくりと走り始めた。来院から 6 週間後、傷害前のレベルで競技に復帰した。

文　献
1. Scopp, M. The assessment of athletic hip injury. Clin Sports Med 2001；20(4)：647-659.
2. Hurwitz DE, Foucher KC, Andriacchi TP. A new parametric approach for modeling hip forces during gait. J Biomechanics 2003；36(1)：113-119.

3. Jenkins DB. The bony pelvis, femur, and hip joint. In : Hollinshead's Functional Anatomy of the Limbs and Back, Jenkins DB, ed. Philadelphia PA : W. B. Saunders : 1998 : 239-248.
4. Adkins SB III, Figler RA. Hip pain in athletes. Am Fam Physician 2000 ; 61 (7) : 2109-2118.
5. Metzmaker JN, Pappas AM. Avulsion fractures in the pelvis. Am J Sports Med 1985 ; 13 (5) : 349-358.
6. Vijlbrief AS, Bruijnzeels MA, vand der Wouden JC, van Suijelkom-Smit LW. Incidence and management of transient synovitis of the hip : a study in Dutch general practice. Br J Gen Pract 1992 : 42 (363) : 426-428.
7. Tolat V, Carty H, Klenerman L, Hart CA. Evidence for a viral aetiology of transient synovitis of the hip. J Bone Joint Surg (Br) 1993 : 75 (6) : 973-974.
8. Hage WD, Aboulafia AJ, Aboulafia DM. Orthopedic management of metastatic disease : incidence, location, and diagnostic evaluation of metastatic bone disease. Orthop Clin North Am 2000 : 31 (4) : 515-528.
9. Geraci MC Jr, Brown W. Evidence-based treatment of hip and pelvic injuries in runners. Phys Med Clin Rehabil Clin North Am 2005 : 16 (3) : 711-747.
10. Magee DJ. Pelvis. In : Magee DJ, ed. Orthopedic Physical Assessment, 3 rd ed. Philadelphia PA : WB Saunders : 1997.
11. Allen WC, Cope R. Coxa Saltans : The snapping hip syndrome. J Am Acad Orthop Surg 1995 ; 3 : 303.
12. Hardcastle P, Nade S. The significance of the Trendelenburg test. J Bone Joint Surg (Br) 1985 : 67 (5) : 741-746.
13. Broadhurst N, Bond M. Pain provocation tests for the assessment of sacroiliac dysfunction. J Spinal Disord 1998 ; 11 : 341-345.
14. Ross MD, Nordeen MH, Barido M. Test-retest reliability of Patrick's hip range of motion test in healthy college-aged men. J Strength Condition Res 2003 ; 17 (1) : 156-161.
15. Gajdosik RL, Sandler MM, Marr HL. Influence of knee positions and gender on the Ober test for length of the iliotibial band. Clin Biomech 2003 ; 18 (1) : 77-79.
16. Fishman L, Zybert P. Electrophysiologic evidence of piriformis syndrome. Arch Phys Med Rehabil 1992 ; 73 : 359-364.
17. Seidenberg PH, Childress MA. Evaluating hip pain in athletes. J Musculoskel Med 2005 May : 22 (5) : 246-254.
18. McGrory BJ. Stinchfield resisted hip flexion test. Hosp Phys 1999 ; 35 (9) : 41-42.
19. Vroomen PC, de Krom MC, Knotterus JA. Diagnostic value of history and physical examination in patients with sciatica due to disc herniation : a systematic review. J Neurol 1999 ; 246 (10) : 899-906.
20. Rhodes DW, Mansfield ER, Bishop PA, Smith JF. The validity of the prone leg check as an estimate of standing leg length inequality measured by X-ray. J Manipulative Physiol Ther 1995 ; 18 (6) : 343-346.
21. Riddle D, Freburger J. Evaluation of the presence of sacroiliac joint dysfunction using a combination of tests : a multicenter intertester reliability study. Phys Ther 2002 ; 82 : 772-781.
22. O'Haire C, Gibbons P. Inter-examiner and intraexaminer agreement for assessing sacroiliac anatomical landmarks using palpation and observation : pilot study. Manual Ther 2000 ; 5 : 13-20.
23. Bemis T, Caniel M. Validation of the long sitting test on subjects with iliosacral dysfunction. J Orthop Sports Phys Ther 1987 ; 8 : 336-345.
24. Touissaint R, Gawlik C, Rehder U, Ruther W. Sacroiliac dysfunction in construction workers. J Manipulative Physiol Ther 1999 ; 22 : 134-139.

25. Touissaint R, Gawlik C, Rehder U, Ruther W. Sacroiliac joint diagnosis in the Hamburg Construction Workers study. J Manipulative Physiol Ther 1999；22：139-143.
26. Vincent-Smith B, Gibbons P. Inter-examiner and intra-examiner reliability of the standing flexion test. Manual Ther 1999；4：87-93.
27. Potter N, Rothstein J. Intertester reliability for selected clinical tests of the sacroiliac joint. Phys Ther 1985；65：1671-1675.
28. Flynn T, Fritz J, Whitman J, et al. A clinical prediction rule for classifying patients with low back pain who demonstrate short-term improvement with spinal manipulation. Spine 2002；27：2835-2843.
29. Dreyfuss P, Michaelen M, Pauza K, et al. The value of the medical history and physical examination in diagnosing sacroiliac joint pain. Spine 1996；21：2594-2602.
30. van der Wuff P, Hagmeijer R, Meyne W. Clinical tests of the sacroiliac joint. Manual Ther 2000；5：30-36.
31. Nuccion S, Hunter D, Finerman G. Hip and pelvis. In：DeLee J, Drez D, Miller MD,(eds). DeLee and Drez's Orthopaedic Sports Medicine, 2nd ed. Philadelphia PA：Saunders；2003.

第3章 股関節・骨盤の機能的評価と運動連鎖の評価

クリニカルパール

運動連鎖機能異常における一般的な徴候：
- 筋力テストにおいて連続して起こる異常な筋出力
- 固有感覚の不良
- 頻繁に徒手療法もしくはマニピュレーションが必要
- 筋力テストにおける「弱化した」相動筋群
- 相動筋群の易疲労性
- 筋骨格系の慢性痛

ケースプレゼンテーション

▶主訴および病歴

　患者は右股関節痛および右腰背部痛（LBP）を訴える、18歳の大学野球リーグディビジョン1の代表3塁手である。過去2年間症状の増悪と寛解による不快感があり、過去半年間は痛みが増悪した結果、打法の変化と打撃力および打撃効率の低下を呈している。彼が初めて外傷を受けたのは高校野球時代に2塁にスライディングで滑り込み、相手に衝突したことによるものだった。相手の膝がB.L氏の右股関節後面にぶつかった。彼はゲームを最後まで続けることができず、二次的に起こった右股関節痛により競技から3週間離れた。徐々に活動を再開し野球に復帰したが、痛みから完全に解放されることはなかった。約1年後には右膝から転倒した際に最終的に右の股関節後面から接地し、右の大腿骨を介した軸方向の荷重による2回目の外傷を被った。「右股関節のスパズム」と診断され、筋弛緩剤と理学療法による治療を受けた。症状は改善したが、100%健康と感じることはなかった。大学に来る前は、診断に必要な検査を受け

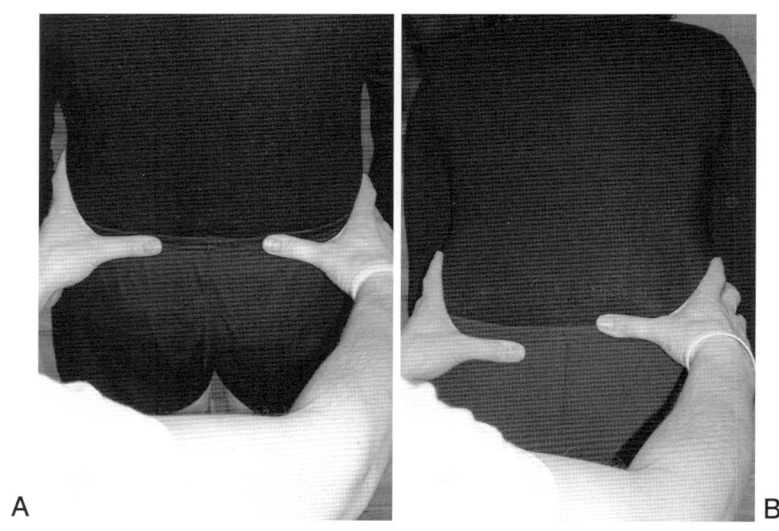

図 3.1 立位前屈テストでのニュートラルポジション（A）と前屈時（B）
前屈時には右母指が挙上し、立位体前屈テストは右で陽性を表している。

て来なかった。

　われわれのスポーツ医学クリニックで彼を初めて診察したときには、「典型的な」右股関節後面と右腰背部の不快感を訴えていた。彼には腰背部および股関節後面の領域に放散痛があったが、神経根症状は認められなかった。

▶身体的検査

　神経根緊張テストは陰性であり、下肢伸展挙上ではハムストリングス上部および股関節の後面に軽度の不快感があった。神経血管テスト、筋力テストはいずれも正常であった。右ハムストリングスは硬かった。股関節内外旋運動では股関節と腰背部の不快感が再現され、可動域が減少していた。機能構造評価における自動立位体前屈テストは陽性で（**図 3.1**）、腰仙部および胸腰椎部の運動制限とともに関連した仙骨のねじれと軟部組織の質的な変化がみられた。右腰方形筋には多数の圧痛点があった。歩行は正常であった。右股関節をカエル肢状面とした骨盤前後像は正常であった。仙骨および尾骨の X 線写真は正常であった。彼は初期に抗炎症剤で治療を受け、検査で明らかになった機能異常を

修正するためのマニピュレーション、トレーニング室での機能的運動療法および物理療法を受けた。

彼はこれらの治療に対して部分的に反応を示したが、偶発的な不快感を訴え続けた。潜在的な椎間板の病理的変化を評価するために腰椎 MRI が実施され、L4 椎間板中心部において臨床的には有意と感じられないほどの信号変化とわずかな膨隆を認めた。積極的かつ保存的な管理とマニピュレーションによる一時的な症状の改善にもかかわらず、股関節、骨盤、腰背部に再発する機能異常を呈していた。最終的に磁気共鳴（MR）関節造影の結果、右股関節における前下方関節唇損傷とそれに関連して対になった関節唇嚢包を認めた。

はじめに

運動連鎖とは、課題を達成するにあたっての個体の体節間および関節間における一連の連続性とされている。一般的には支持基底面の近位から遠位へと作用するが、これは完全に目前の課題に依存している。スポーツに特有の性質とほとんどのスポーツ活動が脊柱、骨盤、股関節の運動を多く要求するため、これらの複雑な構造と筋骨格系の要素に関連した運動連鎖障害を認識する能力は、スポーツ医学の専門家にとって重要である。神経筋コントロールの問題と同様、解剖学と生体力学における相互作用の複雑性により、評価と正確な診断は難解である。

股関節と骨盤は体幹と下肢の力を伝達する部分であり、それゆえ運動競技によって損傷する危険性のある部位である。股関節および骨盤の機能異常に対する評価と治療には賛否両論がある。その中での問題の1つは、ヘルスケアに携わる専門家たちによって解剖学的な痛みの原因で定義される広義のカテゴリー化と専門用語である。股関節と骨盤における機能異常の診断に対して感度、特異度とも優れている特異的、あるいは歴史的な刊行物や臨床的検査のテクニックは存在しない。現在まで、画像研究では必ずしも症候性と無症候性の患者を識別できるわけではなく、活動的な患者においてはこれらの問題に関連した複合症状に対する治療の判断基準も存在しない[1]。

第1章で示したように、NCAA の外傷監視制度によれば、2004〜2005 年のシーズンにおける股関節と鼠径部のスポーツ外傷は高校生競技者で 5〜9%[2,3]、

大学生競技者で1.4〜15.8%と報告されている[4]。これらの外傷は側方へのカッティング動作、急な加速と減速、急な方向転換を含むスポーツに参加している競技者で最もよく発生する。スポーツ医学の専門家は股関節と骨盤の痛みを念入りに評価し、初期の保存的管理に対するアスリートの反応を注意深く観察しなければならない。このことは正確な診断を下す難しさだけでなく、鼠径部痛を訴える患者の27〜90%には共存する外傷が1つ以上あることからも重要である[5-7]。これは鼠径部において、一貫した包括的な機能的生体力学評価の必要性を強調している。

自然経過

股関節および骨盤の機能異常は、時間とともに解決されるような単純な急性の過程ではないことを臨床的な根拠が示している。典型的に股関節および骨盤の痛みと機能異常は、無症状期と増悪期を併せ持つ他の慢性的な筋骨格系傷害と同様に頻繁に再発する。それゆえ臨床家はこの考えのもとに股関節および骨盤の機能異常に対し、その潜在的な一過性、再発性、慢性的な自然経過に気づかなければならない。臨床家は、はじめに適切な機能的筋力および柔軟性とともに身体の局所的、分節的な関節の動きにおける正常なバランス、姿勢、神経筋のコントロールを取り戻すのに助けとなる、積極的で身体にとって自然な治療法を模索するべきである（SOR = B）。

身体活動が股関節と骨盤における変形性関節症発症のリスクファクターであることを示唆している新たな研究がある。残念なことに、競技者における変形性股関節症は変形性膝関節症についで比較的よく起こる。これは慢性的なオーバーユース、または一時的な亜脱臼や軟骨損傷のような特異的な外傷の発生に引き続き起こった結果かもしれない[8,9]。Kujalaらは元エリート女性競技者を後方視的に調査している[10]。この研究では1920〜1965年の間にオリンピックもしくは国際大会レベルで競技していたフィンランド人女性の登録簿を使用し、慢性疾患を増悪させる相対リスクを調査している。対象者は冠動脈疾患や糖尿病、高血圧を有意に保有しており、これらの競技者では変形性関節症の発症を認めた。その集団は持久性スポーツ（長距離走者とクロスカントリースキー）と混合スポーツ（サッカー、バスケットボール、アイスホッケー）、パワースポーツ

（ボクシング、レスリング、ウェイトリフティング）に分けられた。変形性股関節症の相対リスクはそれぞれ、耐久性スポーツが2.42、混合スポーツが2.37、パワースポーツが2.68であった[10]。他の後方視的研究では、Spectorらは81人の元女性エリート中長距離走選手とテニス選手を評価している[11]。997人の年齢を合わせた対象者との比較では、競技者における股関節症の相対的リスクは2.5、膝関節症では3.5であった。Lindbergらによる横断的研究では、元サッカー選手における変形性股関節症の発生率が5.8％であったのに対して対照群では2.8％であったと報告された[12]。

　この情報に反して変形性関節症を発症するリスクが増加しないとした長距離走者についての研究がある。Laneらは9年にわたり1日平均5時間のランニングを行っていた41人の長距離走者において、変形性関節症を発症するリスクは増加しないとした[13]。Konradsenらは40年にわたり週平均20kmの走行を行っていた58人の元長距離走者と、年齢、体重、職業を合わせた対照群を比較した。競技者群では対照群と比較して、画像診断学的に変形性関節症を示唆する有意な変化は認めなかった[14]。

　多くの研究がプロサッカー選手において特定可能な股関節の外傷がないにもかかわらず、変形性股関節症発症のリスクが13.2％と高い、もしくは一般人の10.2倍であると報告している[15-17]。他の研究ではラグビー選手[18]、やり投げ選手[19]、高跳び選手、陸上スポーツ選手において[20]、リスクが有意に増加すると報告しているものもある。変形性股関節症は元ナショナルフットボールリーグ（NFL）選手においてよく起こり、NFL選手会が行った2001年の調査では55.6％に関節に関連した問題があったと報告された[21,22]。変形性股関節症と競技活動との有意な関係は、女性競技者でも男性競技者と同様であると報告されている[23-25]。

　これらの論文では意見が一致しないが、エクササイズによる微細損傷とオーバーユースの蓄積が関節損傷や変形性関節症の発症リスクを高める可能性がある。このリスクは遺伝的要素、関節の構造、健康状態、習慣行動と同様にエクササイズの量、種類、強度に依存している[26,27]。他の特異的なリスク要因としては、高負荷、突発的なもしくは不規則な衝撃[28]、形成不全症などの生まれつきの異常がある[18,29]。近年では、股関節における関節唇損傷は変形性関節症の早期発

症に関与するとされる[30]。

　要約すると、治療者たちは競技者の股関節および骨盤における痛みや機能異常を、競技者のスポーツ活動と個々の生活機能に影響を与えうるような潜在的に反復性をもつ一般的な外傷として診察するべきである。痛みとそれに伴う運動連鎖機能異常が治療されない場合、変形性股関節症のリスクを有意に高めると思われるため、治療は急性期の痛みの除去だけでなく完全な機能回復と予防に焦点を当てて行われるべきである（SOR＝B）。

機能解剖の概要と神経筋コントロール

　関節運動に対する反応は固有感覚情報として神経筋系を通じて伝達され、中枢神経系（CNS）により処理される。これらの反応は伸張反射と区別されるが、いくつか似たような経路が活用されている。関節から送信された求心性情報に反応する4種類の神経線維は、球状線維（静的および動的メカノレセプター）、円錐状線維（動的メカノレセプター）、紡錘形線維（メカノレセプター）、網状線維（侵害受容器）[31]である（第2章を参照）。

　ガンマループメカニズムは以下の様式で機能する。腱への動的な負荷が筋紡錘の線維を伸張する。これは脊髄前角細胞でシナプス結合している同髄節かつ隣接したα運動ニューロンの（説明の簡略化のため多数の介在ニューロンを省略している）求心性神経線維を刺激し、同時に拮抗筋群を抑制する。関節包や靱帯がその許容された正常な関節可動域を超えて伸張されると（あるいは速すぎる伸張が起こると）、関節面の負荷の問題に関与する動筋に抑制刺激が、拮抗筋には促通刺激が送られる[31]。

　潜在記憶とは、例えば、靴ひもを結ぶ、車の運転をしているときに車線変更するといったような筋活動パターン（MAPs）の記憶系である。これらの活動では、手の運動課題は無意識下となり同時にもうひとつの課題に集中するように誘導される。成功体験の潜在記憶の発達と「焼き付け（記憶づけ）」と同様、運動連鎖活動パターン（運動の結果として起こる潜在記憶の特異的な連続性）は競技パフォーマンスの成功の結果起こる。外傷や過負荷は、機能異常（動作の失敗）に対する代償が存在するような運動連鎖の早い（時間的に）段階や、組織が負荷に対処できない場合、神経筋系が不適切に発火するような遅い段階

で起こる可能性がある[31]。

　姿勢に関わる筋群における神経筋の不均衡は、過緊張や抑制によって知らない間に微細損傷を蓄積させる。運動連鎖機能異常と潜在記憶は、繰り返される機能異常的筋活動パターンとともに多くは無症候的に、機能異常経路の「焼き付け」により、悪いほうへ発達する。通常痛みや病変は、それ自身の機能を維持することができない局所安定性システムから始まるばかりか、ひいては（悪循環の）経路を存続させてしまう[31]。腱や靭帯の伸張性はいずれ失われる。固有感覚入力の信頼性は低下し、結果的にMAPsと運動連鎖が代償されて有害なものになるので、骨や支持している軟部組織に対する異常な負荷につながる。

臨床的生体力学

　われわれの股関節の生体力学に対する多くの理解は、簡潔な静的図式や歩行分析、力学的測定機器の埋め込みを通じて得られてきた。股関節に関する筋は、一般的に相対的に短いレバーアームで体重の2〜3倍の力を生み出さなければならないことから、構造学的に不利である。平地歩行で生み出される力は最大で体重の6倍、ジョギングでのつまずきでは最大で体重の8倍と計算されている[32]。生体で測定される力は計算値よりも低くなる傾向があるが、ある研究では激しい競技スポーツでは潜在的に計算値よりも大きな負荷がかかると予測されている[33]。股関節の構造はこれらの力を伝達するために独自に適応している。身体重心は骨盤内の第2仙椎前方にある；それゆえ、この周囲に生じたもしくは伝達された負荷は事実上すべての競技活動にとって重要である[34]。

　正常な股関節における屈曲および伸展可動域の円弧はおよそ140度だが、ある研究では遅いペースのジョギングではこの円弧のうち約40度しか使っていないと報告している[35]。この角度はペースが上がると多少増大する。筋電図（EMG）を用いた分析では、ハムストリングスが遠心性に股関節屈曲と膝伸展の減速を制御しており、一方で遊脚期の股関節屈曲では大腿直筋および腸骨筋群が非常に活動的であるとしている[36]。注目すべきは、ランニング時には身体を前方に進めるのに足関節底屈よりも、むしろ主として股関節屈曲と膝の伸展で押し出しているということである。

　Sahrmannは腰痛患者において股関節外旋障害が観察されると述べた[37]。こ

の機能障害は、腹臥位での自動股関節外旋テストにおいて、通常の股関節外旋運動に腰仙部の回旋を伴う早期のカップリング運動[38,39]として述べられている[40]。股関節外旋テストは腹臥位で膝を90度屈曲し、股関節は内外転および内外旋中間位で行われる。患者は自身の選んだ運動速度で一方の股関節をできるだけ大きく外旋し、もとの位置に戻す。これは他動および自動の両方で行われ、動きの量と質が治療者によって記録される[37]。腰痛と繰り返される股関節と腰仙部における早期の回旋カップリング運動の関係は、股関節と腰仙部領域の両者に回旋を要求する症例において特に重要であるかもしれない。股関節における他動的な軟部組織のこわばりは、股関節外旋時の早期の腰仙部の動きの潜在的な原因であるかもしれない[39]。

患者は股関節筋群にかなり多くの他動的なこわばりを有しているため、股関節外旋時に早期の腰仙部のカップリング運動を呈する。股関節外旋テストにおける運動パターンの相違は、他動的な組織のこわばりのような生体力学的要素と筋活動の大きさやタイミングのような運動制御要素の相互作用によるものかもしれない。この臨床テストにおいてどのような運動パターンが異なっているかを特定することは、股関節および骨盤の痛みをもつ対象者の治療を後押しする情報を提供してくれるため重要である。

非外傷性の不安定性はオーバーユースや繰り返される動きによって起こりうる。これは股関節の回旋と軸方向の荷重を繰り返す動作を含むスポーツに参加している競技者において一般的な病状である（例：フィギュアスケート、ゴルフ、サッカー、野球、格闘技、バレエ、器械体操など）。

患者は、ドライバーを用いたゴルフスイングやアメリカンフットボールでサイドラインに向かって投球するといったような、痛みを引き起こす動きをよく訴えるため、病歴は診断にとって大きな手がかりとなる。これらの繰り返されるストレスは直接的に腸骨大腿靭帯や関節唇に損傷を与え、股関節の力学的バランスを変化させる可能性がある。これらの異常な力は関節包の増殖、痛みを伴う関節唇損傷、続発性微細不安定性につながる関節包の張力を増大させうる。身体的検査では、たいてい患者は腹臥位での他動的股関節伸展および外旋時に股関節前面の痛みを経験する[41,42]。

一度腸骨大腿靭帯や関節唇を含む股関節の静的安定機構が損傷されると、動

作中の安定性を維持するために動的安定機構にさらに依存しなければならない。関節包のゆるみが存在すると、股関節の動的安定機構である大腰筋は股関節の安定性をもたらすために収縮すると推測されている。この状態の繰り返しは筋のこわばり、弾撥股あるいは股関節屈曲拘縮につながる可能性がある[43,44]。加えて、この筋は腰椎に起始部があるため、大腰筋が慢性的に収縮し硬くなると腰痛（LBP）の主要な原因になることがある。したがって、股関節の不安定性や関節包のゆるみはすべての領域における機能異常の引き金となる可能性があるため、臨床家はさまざまな治療選択を考慮しなければならない[39]。

　股関節の回旋運動と安定性、腰痛との関係は、動作中に外力が遠位の体節からより近位へと段階的に伝達されることから重要である。それゆえ、股関節における運動は腰椎の運動と負荷に影響を与えることがある。このような動きが繰り返されると、結果として腰背部の組織への過負荷、最終的には腰痛につながる可能性がある[37]。

　Vleemingら[45]は2001年に関節機能異常の統合モデルについて述べている。この機能的な説明は10～15年にわたる仙腸関節（SIJ）に関する広範囲の研究に基づいており、仙腸関節機能異常（SIJD）モデルの中で最も研究され支持されている。それは構造（形状および解剖）、機能（力学および運動制御）、精神（感情および気づき）を統合している。仙腸関節の生体力学的な安定性に不可欠なのは、セルフロッキングメカニズム（自己閉鎖機構）という概念である。仙腸関節は最大負荷のかかる面に対し平行で、平坦な関節面をもつ人体で唯一の関節である。その自己閉鎖能力は2つの閉鎖タイプを通じて起こる―形状および力である。

　閉鎖位（form closure）はどのくらい形が特異的で、接近して接触し外力に対する独立した内在的な安定性を提供しているかで説明される。閉鎖力（force closure）は、外の圧力がどの程度付加的な支持性を加えているかで説明される（図3.2）。長い間靭帯だけがこの領域における付加的な安定性を与えると考えられてきた。しかし、この領域において仙腸関節に有意な自己支持作用、あるいは自己防御作用を与えているのは筋膜、筋、交差様の解剖学的形態を持つ靭帯である。腹部は外腹斜筋、白線、内腹斜筋、腹横筋によって形作られており、一方で背部では広背筋、胸背筋膜、大殿筋、腸脛靭帯が大きく関与する。加え

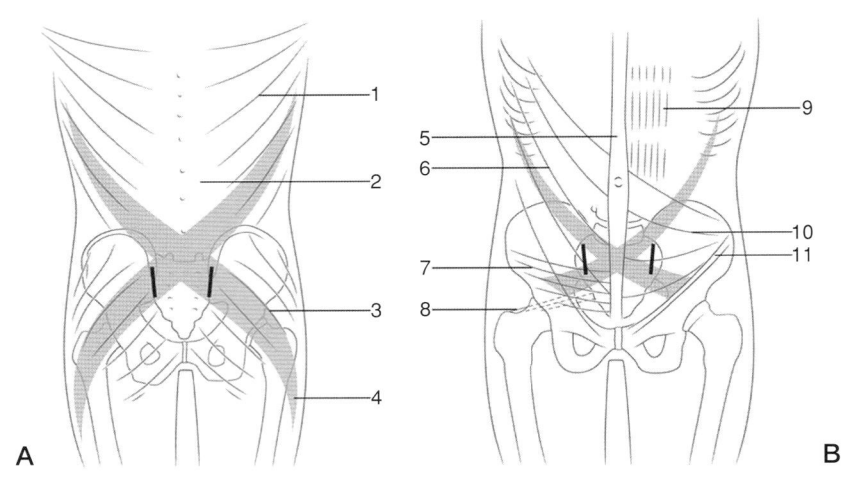

図3.2　仙腸関節における力学的閉鎖を表す交差性の形状

仙腸関節は構造的な位置と同様にそれを圧迫する体幹、上肢、下肢の筋を通じた動的力学的閉鎖に基づき安定する。図の交差性の形状は、腰痛の治療と予防における体幹、上肢、下肢の屈曲よりも回旋および伸展の強化と協調を示唆している。交差している筋群は以下に示す。

A：① 広背筋、② 胸背筋膜、③ 大殿筋、④ 腸脛靭帯
B：⑤ 白線、⑥ 外腹斜筋、⑦ 腹横筋、⑧ 梨状筋、⑨ 腹直筋、⑩ 内腹斜筋、⑪ 鼠径靭帯

て、神経系によるこの付加的支持性の積極的なコントロールによる関節運動反射機構が存在するようである。これらの支持性は仙腸関節が最も前方へうなずいて亜脱臼するような非対称性の負荷が加わるときに明らかになる。この統合された機能の見解から得られる腰痛の治療と予防に関連する重要な考えは、仙腸関節機能障害が**神経-筋膜-筋-靭帯損傷**であるということである[1]。

　われわれの社会では腰痛の発生率が極めて高いため、腹筋群と脊柱起立筋群の関係について、腰仙椎の安定性における役割とともに大規模に研究されている。脊椎の可動性低下と体幹筋力の低下は再発性の腰痛患者で認められる[46]。また、これらの筋群の役割と状態から骨盤の傾斜と股関節に影響を与えるに違いないと考えられる。腹横筋は他の腹筋群から独立し先行して収縮するパターンが観察されることから、安定性を生み出しコアを再教育する目的で腰仙椎骨盤の機能的安定性における重要な筋であることが示されている。Richardsonら[47]による最新の研究では、腹横筋による臨床的なメリットは仙腸関節のゆる

みが減少した結果起こることがわかっている。大腿上部における筋群のバランス、特に内転筋と下部腹筋群のさらなる研究が求められる。コンディショニングトレーニングプログラムは伝統的に四肢を強化することに焦点が当てられてきた。リハビリテーションプログラムが体幹筋および姿勢保持筋の筋力と持久性に対して開発されたのはごく最近のことである[48,49]。

　Vleemingら[50]は、胸腰筋膜の後部に同側の広背筋および対側の大殿筋からの負荷を伝達するメカニズムがあることを明らかにした。この負荷の伝達は体幹回旋時になくてはならないものであり、下部腰椎と骨盤の安定性を補助する。これは屍体を用いた研究や筋電図の研究で示されている[51]。腰背筋膜後方の伸張された組織は、筋の効率を高めるために、伸展作用を生み出し弾性エネルギーを蓄えることで筋群を補助する[1]。

　最近では、筋内EMGを用いた股関節屈筋の研究で、ヒトの歩行中では大腰筋と腸骨筋が腰椎、骨盤、股関節の安定性および運動性に関して別々の役割を持つことが明らかにされている[51-53]。1995年、Vleemingらによって腸骨筋は立位で対側下肢を伸展させた状態と立位で同側下肢を最大外転させたときに選択的に活動し、大腰筋と比較して有意に活動していたというエビデンスが発見された[50]。このことは、局所的な骨盤のコントロールが可能となるときには単関節筋の関与する選択的作用があることを示唆している。他の研究では、Andersonらは歩行および走行の研究で、低速での歩行時に腸骨筋が主たる「スイッチマッスル」であることを発見した[51]。したがって、腸骨筋は伸展から屈曲への反転運動においてカギとなる。後の研究で、彼らは腸骨筋と縫工筋が体幹屈曲運動（sit-up）における骨盤後傾を防ぐのに必要な静的機能を示したと報告している[53]。背臥位での下肢挙上においても、下肢挙上角度の増大に伴いこれらの筋は徐々に活動量が増加した。彼らは骨盤傾斜角度の違いが腸骨筋と縫工筋の活動に影響を与えると認識している。骨盤後傾と背部の過前彎の組み合わせはこれらの筋の活動を減少させる一方で、骨盤前傾と背部の過前彎の組み合わせはこれらの筋活動を増大させる。このことは腸骨筋から大腰筋の機能が、腰背部および骨盤の機能異常において重要かつそれぞれ別の役割を持つことを示している[52]。

　最近の研究では、大腿二頭筋と仙結節靱帯が機能的、解剖学的に連結してい

ることが示されている[54-56]。この関係により、ハムストリングスは骨盤と仙腸関節の内的安定性に不可欠な役割を担っている。大腿二頭筋はしばしば腰痛で病的変化がないとされているが、実際には近年述べられている関節運動反射を通じて仙腸関節の安定性を補助する代償的メカニズムを持つようである。健常者では、正常な腰仙椎リズムは体幹前屈運動における最初の65度は腰椎、続く30度では股関節を通じて起こる。ハムストリングスの緊張が増大すると骨盤の前傾を阻害し、脊椎の前屈位を減少させ、結果として脊柱への負荷を減少させる[56]。腰仙椎リズムの正常化は腰痛、股関節、骨盤、仙腸関節機能異常の治療において不可欠である[1]。

　正常な歩行周期では（第4章：歩行分析を参照）左右の寛骨で逆に起こる組み合わせ運動と仙骨、脊柱に連結した機能がある（図3.3）[57]。右足を一歩踏み出したときには、踵接地において右寛骨は後方へ回転し、左寛骨は前方へ回転する。この動きの間に仙骨前面は左へ回旋し、上面は水平で、脊柱は真っすぐだが左に回旋する。立脚中期にかけて、右下肢は真っすぐになり寛骨は前方へ回転する。仙骨は右に回旋、左に側屈し、一方で腰椎は左に回旋、右に側屈する。左踵接地では、これと反対の連続した過程が繰り返される。このサイクルを通して、恥骨結合には仙腸関節を通じて正常な動きを許すための回旋運動がある。複数の著者[58,59]が、歩行中における恥骨結合の機能異常が骨盤および股関節の機能異常を引き起こし増悪させる主な要因であると提案してきた。静的立位において、前屈時に腰椎が局所で伸展すると、骨盤底が前方へ動き骨盤上端は後方へ動きながら仙骨は局所的に前屈する。この動きの間に両腸骨は外旋方向へ動き、外側へひらく（out-flare）。仙骨の前屈時におけるこの組み合わせ運動は骨盤のうなずきと呼ばれる。伸展時に逆のことが生じ、これは起き上がりと呼ばれる。骨盤底が後方へ骨盤上端が前方へ動き仙骨が後屈すると、寛骨は内旋し内側に閉じる（in-flare）。この運動はKapandji[60]によって明らかにされ、図解されている。

　最適状態には及ばない姿勢のモデルは、不完全であったとしても、治療指針のモデルとして用いる場合は有効である[61-63]。姿勢は重力環境下での筋骨格系の大きさ、形、構えとして定義できる[64]。理想的な姿勢からわずかに逸脱することは、結果として身体を通じ機械的ストレスを増大させるため、アスリートに

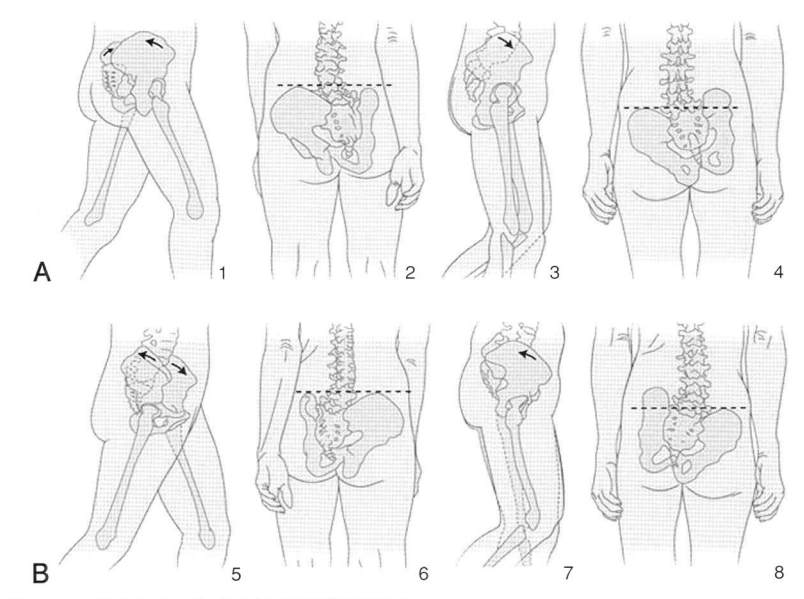

図 3.3 歩行中における仙腸関節の動き
A：①および②：右踵接地、③および④：右立脚中期
① 右腸骨は後方に、左腸骨は前方に回転する。
② 仙骨の前面は左に回旋し、上面は水平、脊柱は真っすぐだが左へ回旋している。
③ 右下肢は真っすぐで腸骨は前方へ回転する
④ 仙骨は右に回旋し左へ側屈する一方で、腰椎は左に回旋し右へ側屈する。
B：⑤および⑥：左踵接地、⑦および⑧：左立脚中期
⑤ 左腸骨は前方へ回転し始める；足尖離地後に右腸骨は後方へ回転し始める。
⑥ 仙骨は水平だが、前面は右へ回旋する。脊柱は真っすぐだが、下部体幹と同様に右へ回旋する。
⑦ 左腸骨は高位で左下肢は真っすぐである。
⑧ 仙骨は左に回旋、右へ側屈する一方で、腰椎は右に回旋し左へ側屈する[1]。

おける傷害の重要な生体力学的要因と関係している。姿勢は生体力学的評価の一部として常に評価されなければならない。大きさと形状、3つの支持基底面における構えには、いつも床面、足部、仙骨底が含まれるべきである[1]。

機能異常に陥った関節に対する筋の反応は、予測可能で特徴的なパターンである。このパターンはでたらめではなく、臨床診断や特異的な局所の外傷と関係なく起こる。いつもはほぼ低緊張状態を保っている緊張筋、もしくは姿勢保持筋が促通されて過緊張となる。これらの筋は疲労を回避するために酸化性線

維をより多く活用する傾向がある。相動筋あるいは動的筋は抑制され、低緊張もしくは「弱化」（偽麻痺）する。これらは安静の間に速く、爆発的に活動し、解糖系線維をより頻繁に活用する[35]。下半身における筋の特異的反応パターンを図3.4に示す。

　緊張筋では安静時の緊張が増加し、柔軟性が低下する。相動筋では反応性が低下し弱化する。これら両者の反応は運動連鎖に負の影響を与え、結果として代償現象を引き起こす。この神経筋の不均衡に関連した筋機能異常は、筋活動パターンの連続性が変化することにより明らかにされる。これは、身体が正しく評価されて明らかになるような層状症候群が組み合わさって発生する場合に上交差性症候群と下（骨盤）交差性症候群の両者として説明されてきた（図3.2）。相動筋の活動遅延すなわち振幅低下や、相動筋の動員、正常な入力が制止効果を持つことが、表層および深部筋電図を用いた研究によって明らかにされている。

　筋の不均衡パターンの引き金には、廃用、繰り返し運動、柔軟性低下の増悪、痛みが含まれる。このうち、痛みは筋の不均衡パターンの持続に関係する独立した主要因のようである。筋の不均衡は、可動域テストにおける異常な活動の連続性、バランス不良、再発性の身体障害、臨床的テストにおいて「弱い」、もしくは易疲労性を認める相動筋、同部位における再発性の損傷またはオーバーユース、慢性痛、姿勢不均衡などが存在する場合は常に疑われるべきである。これらは筋骨格系の痛みとその持続を引き起こす主要な因子に成り得るため、筋の不均衡を理解することは極めて重要である。これらのパターンに対するリハビリテーションの失敗は、必ず再発性損傷の明らかな原因とな成り得る[65]。

　偽麻痺の初期は、先に述べたように中枢神経系の抑制であり真の弱化ではない。抑制される期間が長引くと、筋は実際に弱くなる可能性がある。「弱い」筋を強化しようとする試みは抑制を増大させるだけである。生理学的には動員の低下が抵抗を加えたときにみられる。これらの筋はテスト開始時では著しく弱くはないが、すぐに疲労し持久性が低いようである。これは感覚−運動回路が著しく不規則である場合にみられる運動制御不良や神経筋不安定性につながる可能性がある。治療とリハビリテーションでは、はじめに抑制の原因や神経反射など再発性外傷における有力な因子に目を向けることを覚えておくのが重要で

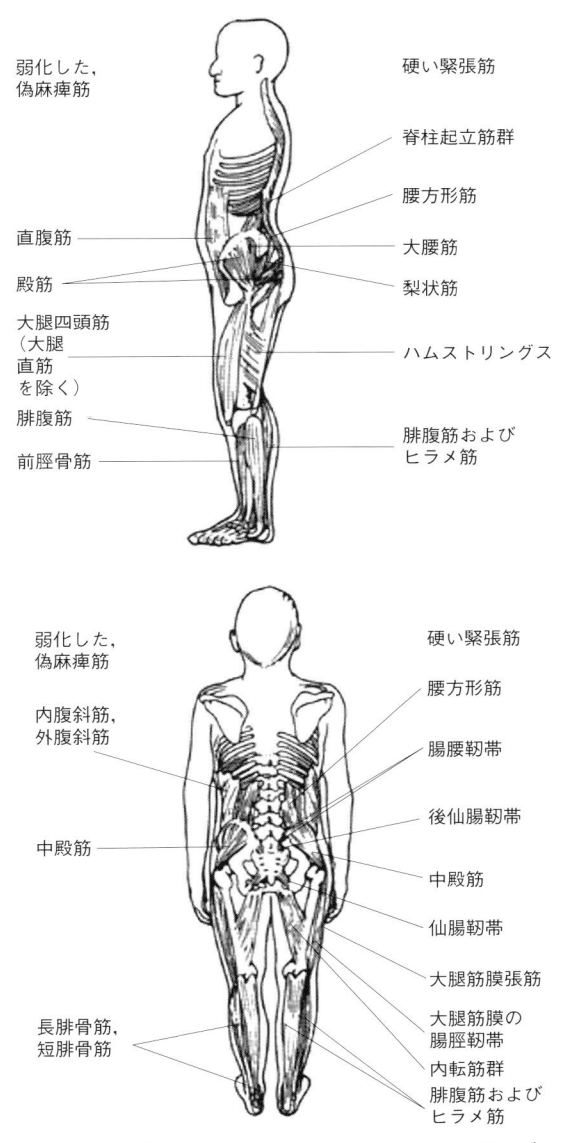

図3.4　生体力学的ストレッサーによるマッスルインバランス

ある。

一般的な股関節および骨盤の機能異常

内転筋群（長・短・大内転筋、薄筋、恥骨筋、閉鎖筋）の緊張は、競技選手における急性鼠径部痛の原因で最も一般的なものである。内転筋群の主な機能は閉鎖的運動連鎖（closed kinetic chain）において下肢および骨盤を安定化させることと、同様に開放的運動連鎖（open kinetic chain）において大腿骨を内転させること、屈曲および回旋を補助することである[66]。緊張は遠心性負荷によるものがより一般的である。長内転筋が最も頻繁に影響を受けるが、おそらくその筋腱接合部で機械的な有利性が欠如しているためであろう[67]。

サッカー選手における鼠径部痛の発生率は10〜18％の間に分布していると報告されている[57,68,69]。挫傷の発生を増加させるリスクファクターには、股関節可動域の低下、内転筋の筋力低下が含まれ、32〜44％に再発性に分類される過去の外傷がある。加えて、脚長差や股関節周囲筋の不均衡、筋疲労などの下肢の生体力学的な異常が内転筋挫傷のリスクを増加させると考えられている[72]。これらの要素が原因になることが証明されている臨床比較対照研究は存在しないが、プロホッケー選手においてこれらの異常を改善することを目的とした予防プログラムが効果的であったと報告されている。

2002年、米国ナショナルホッケーリーグ（NHL）の統計では、トレーニングキャンプにおける内転筋挫傷の発生がレギュラーシーズン中に比較して20倍で、身体調節機能異常がこれらの損傷の原因である可能性を示し、それゆえ、これに対する強化プログラムが予防策として効果があるかもしれないと報告した。このような股関節、骨盤、下肢の筋群の強化は、長い間内転筋損傷予防プログラムの一部として重要であると考えられてきた：近年ではこれらの予防プログラムがサッカーおよびホッケー選手における鼠径部損傷を予防するうえで効果的であることが報告されている[73,76]。その中の1つでTylerら[73]は、内転筋弱化の減少に焦点を当てた強化および傷害予防プログラム（目標は外転筋力の少なくとも80％を維持すること）を公表している。彼らは内転筋強化がNHL選手の傷害を有意に減少させることを明らかにした。

腸腰筋の挫傷や腱炎は股関節屈曲抵抗運動や過伸展運動によって、通常は筋

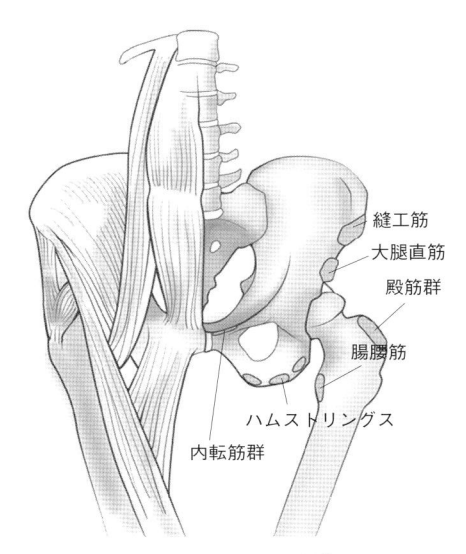

図3.5　鼠径部に付着する筋[5]

腱移行部に発生する。腸腰筋の滑液包炎は単独あるいは挫傷と同時に発生する。これら2つの状態は一般的に同時に発生し、本質的に同一の臨床所見を示す。腸腰筋滑液包は人体で最も大きい滑液包である。15％の者は滑液包が股関節と連絡しており、明らかな鼠径部痛の発生原因になる可能性がある。滑液包炎はオーバーユースと腱が恥骨の腸恥隆起を乗り越えるときの摩擦の結果発生する（**図3.5**）。この状態はサッカー、バレエ、上り坂の走行、ハードル、ジャンプを含む股関節屈筋を酷使することを要求されるような活動で発生する。腸腰筋滑液包炎は、股関節前面や大腿に放散してしばしば弾撥様の感覚に付随して起こる鼠径深部痛とみなされる。この状態が深刻であれば、アスリートは足を引きずるかもしれない[78]。痛みの場所が同定されにくく再現性が低いため、症状が出現してから診断までは平均32～42カ月かかると報告されている[77]。

また、痛みは股関節屈曲、外転、外旋位から伸展して中間位に戻したとき（伸展テスト）に再現されるかもしれない。この操作の間、股関節が伸展して腸腰筋が伸張されると症状が再現される。もうひとつの診断学的テストは、背臥位で対象者は踵を床面から離し約15度の場所で保持する。この位置では腸腰筋

のみが股関節屈筋群の中で活動しており、痛みの誘発テストとして使われる[79]。この動きの中で、大腿三角における鼠径靱帯外側部の直下で大腰筋を触診すると圧痛が感じられるかもしれない[80]。すでに述べたように、損傷の原因と考えられる生体力学的異常を追求し、修正しなければならない。

ハムストリングスの損傷は、ダンサー、ハードラー、水上スキーヤーなどハムストリングスが伸張された状態で過度なストレスがかかる競技選手において頻発する[81]。筋疲労が損傷の危険性を高める可能性がある[67]。坐骨結節は3歳まで癒合しないので、実際この損傷の一部分は損傷というよりもむしろ骨端炎である可能性を忘れてはならない[82]。患者は通常大腿後面の痛みを訴え、鼠径部に放散痛を認める場合もある。診断は坐骨結節の筋付着部を直接触診したときの痛みによって容易に下せるかもしれない。しかし、大内転筋も坐骨結節に起始しており、これが損傷された場合には鑑別診断を考慮することを忘れてはならない。これらの損傷は股関節伸展位で薄筋が急激に収縮し膝が屈曲したときに起こりやすい。上前腸骨棘（ASIS）の骨化は相対的に遅く通常21～25歳であるために、この年代では損傷と骨端炎の両者を検討しなければならない。

大腿直筋は大腿四頭筋の中で唯一2関節をまたぐためストレスの影響をより受けやすく、結果としてより多くの損傷が起こる。筋損傷はキック動作や全力走で経験するような爆発的な股関節の屈曲の結果として頻繁に発生する。臨床的には、筋腱移行部で損傷が起こった場合、大腿前面や下前腸骨棘（AIIS）の圧痛や腫脹を認める。ほとんどの急性部分損傷に対しては、保存療法が効果的である。しかしながら、患者の少数は慢性痛や能力障害へ移行する[5]。

恥骨炎や恥骨結合炎はランナー[83]、アイスホッケー選手[80]、サッカー選手において一般的である。恥骨結合への剪断力が恥骨結合炎や関節分裂を引き起こす可能性がある[84]。内転筋による繰り返される恥骨結合への牽引もまた、説明可能なメカニズムとして提案されている[85]。理想的な股関節可動域の柔軟性を欠いた競技選手では、カッティング力や捻転力がさらに大きな力を恥骨結合に伝達する可能性がある[86,87]。下肢の生体力学的異常（例：脚長差や過度な回内における関節のあそび）の役割について報告している研究は存在しないが、恥骨炎の発生については、このような異常が恥骨に働く力を増加させ、結果として炎症を起こしやすいことは直感的に理解できる。

初期の症状は内転筋の挫傷と見分けがつかず、ランニングやキック動作で増悪することがある。症状は競技活動が減らない限り深刻化する。臨床的なレビュー[80]によると、恥骨炎を呈する競技選手では内転筋痛が80％、恥骨結合周囲の痛みが40％、下腹部痛が30％、股関節痛が12％の割合で発生し、よく知られる主訴として以前から述べられていた陰嚢痛はわずか8％であった。身体的検査では通常恥骨結合上に圧痛を示す[88]。痛みは恥骨結合遠位の病変では股関節自動内転で、恥骨結合近位の病変では膝立て位での腹部筋運動（partial sit-ups）で誘発される。

鼠径部周辺の領域で最も一般的に起こる疲労骨折は、大腿骨頸部疲労骨折と恥骨枝骨折の2つである。これらは長距離走者や持久性競技選手、もしくは軍隊入隊者で頻繁に観察され、繰り返されるオーバーユースおよび過負荷により引き起こされる。さらなるリスクファクターとしては、栄養状態またはホルモンの不均衡によって相対的に骨粗鬆症となっている女性競技者、靴やトレーニング時の床面の変化、急なトレーニング強度や時間の増加、股関節および骨盤周囲の衝撃吸収能力を減少させる筋疲労などが挙げられる。

およそ1％の確率で大腿骨頸部に疲労骨折が発生する。ほとんどの大腿骨頸部骨折は発生時に転位を伴わないが、診断が遅くなることは一般的であり、初回のX線写真は正常なことが多い。診断の遅延は最長で14週になるという報告もある[91]。競技者において股関節可動域の低下は恥骨の疲労骨折とともに発見されることがある[92]。

歩行または走行時に大腿骨頭にかかるストレスは体重の3～5倍に達する。この負荷は重力と股関節内側のトルクによって発生し、中殿筋および小殿筋の筋収縮がこれに対抗している。大腿骨頭にかかる力は大腿骨頸部から骨幹軸を通して伝達され、圧迫とたわみに続いて起こる大腿骨頸部へのストレスと緊張を生み出す。外転筋が疲労して正常な補償的活動ができなくなると、大腿骨頸部への伸張ストレスは増加するだろう。身体重心位置に影響を及ぼし大腿骨頸部内のストレスと緊張を変化させるような歩行変容の中で、筋疲労が再び生じる[93]。

骨盤の生体力学的研究は、恥骨中心部のストレス増大という視点を支持するのに役立つ。これらの研究では、体重負荷において恥骨枝上部と恥骨結合は大

腿骨と骨盤後方の組織、そして脊柱をつなぐ圧縮支柱として働いており[94]、回旋運動は恥骨結合付近で起こると考察されている。したがって、骨盤前方で恥骨結合付近の領域は競技活動によるストレスに対して最も脆弱である。股関節可動域制限があると機能異常を引き起こし、結果として恥骨上枝と恥骨結合へ多大なストレスがかかることになる。これは言い換えると、脆弱な領域へのストレスの増大につながり、競技者における恥骨の疲労損傷と一致した鼠径部損傷の可能性が増す[95]。

1957年Patterson[96]による最初の報告は存在するものの、寛骨臼唇損傷が股関節および鼠径部痛の原因であると広く認識されてきたのはわずか過去10年のことである。ある前向き研究ではスポーツ医学センターを訪れた慢性鼠径部痛患者のうち22%で寛骨臼唇損傷が見つかった[97]。ヘルスケア従事者にとってはこのような状態への気づきと疑いを持つことが重要であり、特に一般的に知られた股関節および鼠径部痛に対して処方された治療に反応しない競技者に対して早期診断と適切な管理が治療成績の向上に役立つ[98]。

関節唇は臼蓋を包み込む線維軟骨の縁であり、肩甲上腕関節の関節唇と同様に効果的に臼蓋の受け皿を深くしている[98]。それは形状と厚みの点で異なる。関節面内側、関節包と接する関節面外側、臼蓋と寛骨臼横靭帯に付着する基関節面という3つの主要な面が存在する。その遠位端は付着せずに臼蓋外側の境界を形成している。前方から見るとその形状は等辺の三角形、後方からでは遠位の面を囲むような四角形であり、関節唇を球根状にしている。

肩甲上腕関節唇とは異なり股関節の臼蓋はより深いため、実質的に股関節に対しさらに安定性を与えている。したがって、関節唇によって与えられる臼蓋の深さは股関節の安定性において果たす役割が小さいと考えられる。しかしながら臼蓋の関節唇は関節を引き寄せて股関節内圧を陰圧に保つことで股関節の安定性を増大させ、それによって「密閉」作用を加えている[99]。また、関節唇の密閉作用は関節面の直接的な接触を避けることで潤滑作用を増加させ、関節軟骨面にかかる応力をより均一に分布させている[100]。臼蓋関節唇の過重伝達における役割は、Konrathら[101]によって生体力学的研究が行われ、関節唇を除去した後の接触領域、負荷、平均圧の有意な変化は認められなかった。これらの結果から臼蓋関節唇を除去しても変形性股関節症の早期発症を生じさせることは

ないと結論づけている。

ことに最近では、大腿骨寛骨臼インピンジメントが股関節および骨盤の痛みの発生原因であり、同様に若年競技者における変形性股関節症の早期発症を促進する存在として述べられている[102-104]。大腿骨頭と臼蓋のどちらがインピンジメントを引き起こすのか、2つのメカニズムが説明されている。カム型では、骨頭と頸部の移行部前外側におけるオフセットの減少と異常な非球状の骨頭によって生じ、正常な臼蓋と股関節屈曲および内旋で内側に偏位する関節唇の間でインピンジメントが誘発される。ピンサー型では、後傾または異常に深い臼蓋上で正常な形状をした大腿骨頭がインピンジメントを引き起こす。両者は多種多様に発生し、共存しうる[66]。

多くの断裂は競技活動中の捻りやピボット、慢性変性疾患、発達上の形成不全など相対的には非外傷性メカニズムによって引き起こされ[30,105]、わずか1/3の競技者が症状出現に際する特異的な外傷の出来事を思い出す[106]。

競技者は通常、放散する局在のはっきりしない痛み、夜間痛、歩行時やピボット動作時の痛み、骨盤および股関節周囲の機械的な症状を訴え、何人かは有痛性弾撥股症候群を示すかもしれない。検査では他動および自動関節可動域は制限されていないかもしれないが、極端な場合には痛みが出現する可能性がある。股関節および骨盤の痛み、クリック音、ロッキングを再現する検査が数多く報告されており、具体的には以下に示す。

・インピンジメントテスト―股関節屈曲、内転、内旋させることで実施され、特に前上側損傷に対して用いられる[66,106,107]。
・特に後方損傷においては他動過伸展、外転、外旋が用いられる[106,107]。
・股関節伸展、外転、内旋に続き、股関節外旋、最大外転を伴い急激に股関節屈曲させる（前方損傷に用いられる）[108]。
・股関節屈曲、内転、内旋位から伸展、外転、外旋させる（後方損傷に用いられる）[108]。

ある研究では股関節がカチっとクリックする感覚が関節唇損傷を予測するうえで感度（100％）および特異度（85％）が高かったとしている[66]。身体的検査では、股関節内旋、屈曲、軸圧操作における感度が75％、特異度はわずか43％であり、屈曲、外転、外旋（FABER）テストの感度は88％である[109]。

2006年にBurnettら[110]は21カ月間の調査で初期症状の発生から確定診断までの平均期間を報告した（範囲2〜156カ月、中央値12カ月）。加えて、診断が確定する前に平均3.3人のヘルスケア従事者（範囲は0〜11人）にかかっていた。したがって治療者は理学的手技は不完全であり、このような損傷を疑うことに対する高い指針を維持し心にとどめておかなければならない。

臼蓋関節唇損傷の患者ではX線検査やCTで股関節の形成不全、関節症、臼蓋嚢包を認めるかもしれないが、その状態を診断するにあたり信頼できるツールを用いていないことで発見できない場合がある[106,107,111-113]。関節造影写真が得られたとしても、これらの検査能力が関節唇損傷を見抜くほど改善されているようには思えない[112]。しかし、これらの検査は他の股関節疾患を除外するものとしては有用である。MRIは軟部組織のコントラストと関節唇を直接描写できるという利点から、この20年間で関節唇損傷を特定する裏づけがわかってきた[98]。

関節唇損傷患者の評価におけるMR関節造影（MRA）の感度は79％だった[110]。しかし、関節鏡で損傷があると証明された27％の患者では手術前のMRAで損傷部位が見落とされていた。この感度の制限にもかかわらず、この検査はしばしば診断を確定し、関節唇病変を示唆する股関節の症状とともに現れる他の一般的な病変（骨壊死、疲労骨折、腫瘍）を確実に除外する[110]。

通常は観血的治療を決定する前に少なくとも6週間の保存的治療を試みる。これは、機械的な症状が弾撥股症候群や上記に代表されるような他の機能的な病変によるものではないことと、関連した軟部組織損傷を治療する機会を保証するために行われる[66]。

評　価

股関節および骨盤における生体力学的代償に関連した痛みにより生じた運動連鎖機能異常が疑われる患者に対する臨床的な評価において、われわれは下記のシェーマが助けになることを発見した（**図3.6**）。

身体的検査は競技者を静的および動的に観察することから始まる。検者はまず立位、背臥位、腹臥位を評価し、腸骨稜の高さ、ASIS、後上腸骨稜、坐骨結節、殿裂、大転子の対称性を評価し、同様に恥骨結節、仙骨溝、下外側角を評

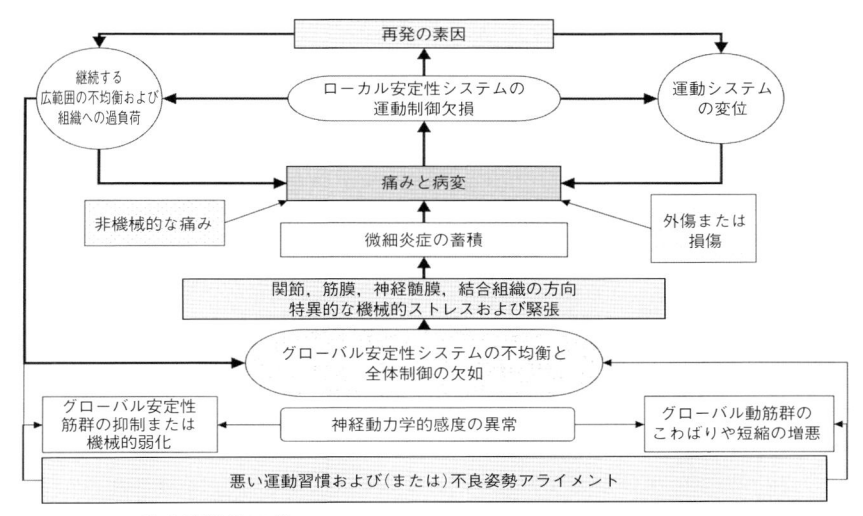

図 3.6　運動連鎖機能異常

価するべきである。次に脚長差の存在を見つけ出す。検者は真の脚長差が一般的に非対称性や痛みによって引き起こされること、一方で機能的な脚長差は通常仙腸関節、股関節または骨盤の機能異常の結果であることに気づくべきである[1]。

　脚長差は、荷重活動中に脊柱および骨盤を交差する力の伝達を不均等にしてしまう。これらの力は、荷重の急な加速や繰り返しストレスが伝達されるためスポーツで助長される。伝統的な整形外科的教育では最小 1～2 cm の違いが機能異常を引き起こすのに決定的とされているが、多くのスポーツ医学団体は脚長の短縮が臨床的に関係していると感じており、わずか 4 mm の違いでも有意であると考えている[114]。

　仙骨、骨盤、股関節の機能異常によって発生し得る腰椎前彎に着目して姿勢を評価する。動的な観察では歩行や患者の関わるスポーツの特性上特別な動作における非対称性を評価する。仙腸関節の痛み、病変、制限は跛行につながる歩幅の減少や、Trendelenburg 歩行につながる中殿筋の反射抑制を引き起こすかもしれない[1]。

　検者は脊柱全体、股関節、骨盤、膝、足部における他動および自動関節可動

域制限に注意する必要がある。前述した股関節外旋テストを実施する。テスト時の運動で痛みが発生した場合、患者は痛む部位を特定し治療者は関連する構造に対する検査を実施すべきである。また、コアの筋力と全体的な柔軟性を評価することに加え、神経根障害に対する神経学的検査も実施されるべきである[1]。

多数の機能的（運動的）かつ誘発的（痛みの誘発性）検査が文献から報告されている。しかし、一貫して股関節および骨盤の機能異常を確実に診断するものは存在しない[115-119]。われわれは、これらの研究や類似した他の研究における方法に関して2つの大きな不備があると感じている。Dreyfussら[120]は、痛みを誘発することは機能異常に対して必要前提条件として不可欠であると仮定している。われわれは股関節および骨盤の機能異常が、特に筋の不均衡と他の原因による痛みの発現部位が大きい慢性痛症候群において、運動制限と組織の変性に基づいて診断されるべきであると提案したい。また、股関節および骨盤のスクリーニング検査も分節的な運動の検査と触診とともに常に行われるべきである。これらの検査は臨床像を形作る病歴とともに使用されるときに明らかに信頼できるものになるだろう[119]。機能異常について述べられている多数の検査に関する詳細はこのレビューの範囲を超えているが、読者はいくつかの優れた資料を参照されたい[65,121-123]。オステオパシー医学では、股関節および仙骨の機能異常は主に座位および立位における前屈テスト実施時の骨盤および仙骨の骨ランドマークの非対称性により診断される[65]。

▶画像による機能診断

視覚化を困難にさせる関節の場所と複雑さが大きな理由となり、股関節および骨盤の機能異常を診断する特別なゴールドスタンダード検査は存在しない。しかし、X線写真の示す徴候の多様性は骨解剖学的な正常と異常を区別し、ある患者ではなぜ不安定性が増悪するのかを理解するうえで重要な役割を担っている（第5章：股関節および骨盤の画像を参照）。

治療の原則

再発性の股関節および骨盤の機能異常と代償的な姿勢アライメントは、慢性

神経筋機能異常もしくは運動連鎖機能異常に関連した姿勢の不均衡の診断に際して臨床家に手がかりを与えるはずである。重力下での緊張は、結果的に慢性的な重力ストレスに関連した姿勢筋群の全身性神経筋反応と筋活動パターンを引き起こす。他の所見としては、慢性または再発性の捻挫や挫傷、偽麻痺、関節機能異常、筋膜のトリガーポイント、筋不均衡、靭帯のゆるみを含むだろう。強制的に二足が地についた姿勢をとったことによる重力ストレスは、断続的でかつ過小評価された大きな全身性のストレッサーである[124-125]。姿勢の不均衡が全身性の神経筋機能異常であることを理解するのは最も重要である。

　股関節および骨盤機能異常に対する初期の治療は神経筋システムの再教育に焦点を当てて行われなければならない。この一部分は姿勢の最適化を追求することで成し遂げられ、下に示す身体操作の1つまたはそれ以上によって達成されるだろう[126]：

・足部および下肢の生体力学を最適化するための体型に合わせた靴の中の足底板。
・仙骨底を水平にするだけの十分な厚みのある、平らな矯正具。
・軟部組織と、運動制限のある関節の弾性を修復する関節のマニピュレーションおよびモビライゼーション。
・初期の姿勢を反映する軟部組織の偏りに対する毎日20分間の治療的な姿勢練習。

　上記の項目を実施している間に、原則を中心として、はじめは硬く緊張の高い姿勢筋のストレッチ、弱化した動筋群の強化、固有感覚の再教育に焦点を当てた機能的リハビリテーションプログラムが実行されなければならない[127-130]。コアの強化を行う前にマッスルインバランスが取り除かれ、協調した運動パターンが正常化されると効果が得られていくことを覚えておくことは不可欠である。

▶運動処方における連続性の原則

1. 徒手医学と臨床的に望ましいとされるボディワークを通じての分節機能の正常化
2. 感覚運動バランスの再トレーニング

3．総合的な、対称性の、柔軟性
   a．対称的なストレッチ
   b．全体的な長さの増加
4．運動パターンの再教育—正確性
   a．活動パターンの正常化—ゆっくりと、正確に、最小の動きで
   b．運動の質と（神経運動制御）の全体的な量
   c．負荷のない状態から始め、徐々に負荷を増し、スポーツの特異的な運動へ
5．強化
6．スポーツに特化したコンディショニング

ケースのまとめ

われわれの患者である18歳の大学リーグ3塁手は、その後関節鏡下に関節唇のデブリードマンが実施され、近年エビデンスとして示された機能異常的運動パターンが続発することなく、股関節と腰痛は劇的に改善された。本症例は、股関節の関節唇病変の重要な関与と、結果として起こる横断面での股関節運動の欠如が再発性の股関節、腰背部、骨盤の痛みを引き起こすことを明らかにした。機能的検査で患者の呈する運動欠如は、部分的に保存療法に反応が良い再発性の生体力学的異常と同様に、一度主要な病変が特定、治療されれば解決される運動連鎖機能異常パターンのよい実例である。

サマリー

スポーツ医学の治療者として、われわれはいつ運動連鎖機能異常を疑うべきなのだろうか？　いくつかの一般的な徴候を以下に示す。

・筋力テストにおいて連続して起こる異常な筋出力
・固有感覚不良
・頻繁に徒手療法もしくはマニピュレーションが必要
・筋力テストにおける「弱化した」動筋群
・動筋群の易疲労性
・筋骨格系の慢性痛

・増悪する姿勢の減退
・腱傷害の症状
・"コア"の筋力低下

　これらの要素のうち1つひとつは関連性を持たない一方で、いくつかの所見が同時に認められた場合には、運動連鎖に関連する問題の特定を強調した機能的生体力学的な検査と、統合された方法で治療することを考えるべきである。

文　献

1. Brolinson PG, Kozar AJ, Cibo G. Sacroiliac joint dysfunction in athletes. Curr Sports Med Rep 2003；2：47-56.
2. DeLee JC, Farney WC. Incidence of injury in Texas high school football. Am J Sports Med 1992；20(5)：575-580.
3. Gomez E, DeLee JC, Farney WC. Incidence of injury in Texas girls' high school basketball. Am J Sports Med 1996；24(5)：684-687.
4. NCAA Injury Surveillance System (ISS). At：http://www1.ncaa.org/membership/ed_outreach/health-safety/iss/index.html. Accessed 27 September 2008.
5. Morelli V, Espinoza L. Groin injuries and groin pain in athletes：part 1. Prim Care Clin Office Pract 2005, 32：163-183.
6. Lovell G. The diagnosis of chronic groin pain in athletes：a review of 189 cases. Aust J Sci Med Sport 1995；27(3)：76-79.
7. Westlin N. Groin pain in athletes from Southern Sweden. Sports Med Arthros Rev 1997；5：280-284.
8. Koh J, Dietz J. Osteoarthritis in other joints (hip, elbow, foot, ankle, toes, wrist) after sports. Clin Sports Med 2005, 24：57-70.
9. Olsen O, Vingard E, Koster M, Alfredsson L. Etiologic fractions for physical work load, sports and overweight in the occurrence of coxarthrosis. Scand J Work Environ Health 1994；20(3)：184-188.
10. Kujala UM, Marti P, Kaprio J, et al. Occurrence of chronic disease in former top-level athletes. Predominance of benefits, risks or selection effects? Sports Med 2003；33(8)：553-561.
11. Spector TD, Harris PA, Hart DJ, et al. Risk of osteoarthritis associated with long-term weight-bearing sports：a radiologic survey of the hips and knees in female ex-athletes and population controls. Arthritis Rheum 1996；39(6)：988-995.
12. Lindberg H, Roos H, Gardsell P. Prevalence of coxarthrosis in former soccer players. 286 players compared with matched controls. Acta Orthop Scand 1993；64(2)：165-167.
13. Lane NE, Bloch DA, Jones HH, et al. Long-distance running, bone density, and osteoarthritis. JAMA 1986；255(9)：1147-1151.
14. Konradsen L, Hansen EM, Sondergaard L. Long distance running and osteoarthrosis. Am J Sports Med 1990；18(4)：379-381.
15. Shepard GJ, Banks AJ, Ryan WG. Ex-professional association footballers have an increased prevalence of osteoarthritis of the hip compared with age matched controls despite not having sustained notable hip injuries. Br J Sports Med 2003；37(1)：80-81.
16. Drawer S, Fuller C. Propensity for osteoarthritis and lower limb joint pain in retired

professional soccer players. Br J Sports Med 2001；35：402-408.
17. Lindberg H, Roos H, Gardsell P. Prevalence of coxarthrosis in former soccer players. 286 players compared with matched controls. Acta Orthop Scand 1993；64(2)：165-167.
18. Lequesne MG, Dang N, Lane NE. Sport practice and osteoarthritis of the limbs. Osteoarthritis Cartilage 1997；5(2)：75-86.
19. Schmitt H, Brocai DR, Lukoschek M. High prevalence of hip arthrosis in former elite javelin throwers and high jumpers：41 athletes examined more than 10 years after retirement from competitive sports. Acta Orthop Scand 2004；75(1)：34-39.
20. Vingard E, Sandmark H, Alfredsson L. Musculoskeletal disorders in former athletes. A cohort study in 114 track and field champions. Acta Orthop Scand 1995；66(3)：289-291.
21. Callahan L. Osteoarthritis in retired National Football League (NFL) players：The role of injuries and playing position. Abstract presentation：American College of Rheumatology Annual Meeting New Orleans (LA)；October, 2002.
22. <http://www.medicalpost.com/mpcontent/article.jsp?content=/content/extract/rawart/3811/19a.html>. Accessed March 3, 2007.
23. Vingard E, Alfredsson L, Malchau H. Osteoarthrosis of the hip in women and its relation to physical load at work and in the home. Ann Rheum Dis 1997；56(5)：293-298.
24. Spector TD, Harris PA, Hart DJ, et al. Risk of osteoarthritis associated with long-term weight-bearing sports：a radiologic survey of the hips and knees in female ex-athletes and population controls. Arthritis Rheum 1996；39(6)：988-995.
25. Lane NE, Hochberg MC, Pressman A, et al. Recreational physical activity and the risk of osteoarthritis of the hip in elderly women. J Rheumatol 1999；26(4)：849-854.
26. Buckwalter JA, Lane NE. Athletics and osteoarthritis. Am J Sports Med 1997；25(6)：873-881.
27. Gorsline RT, Kaeding CC. The use of NSAIDs and nutritional supplements in athletes with osteoarthritis. Clin Sports Med 2005, 24：71-82.
28. Kujala UM, Kaprio J, Sarna S. Osteoarthritis of weight bearing joints of lower limbs in former elite male athletes. BMJ 1994；308(6923)：231-234.
29. Leunig M, Casillas MM, Hamlet M, et al. Slipped capital femoral epiphysis：early mechanical damage to the acetabular cartilage by a prominent femoral metaphysis. Acta Orthop Scand 2000；71(4)：370-375.
30. McCarthy JC, Noble PC, Schuck MR, et al. The Otto E. Aufranc award：the role of labral lesions to development of early degenerative hip disease. Clin Orthop 2001；393：25-37.
31. Kerger S. Exercise principles. In：Steven J, Karageanes J, (eds). Principles of Manual Sports Medicine. Philadelphia：Lippincott, Williams & Wilkins. 65-76, 2005.
32. Wertheimer LG, Lopes SD. Arterial supply of the femoral head：A combined angiographic and histological study. J Bone Joint Surg 1971；53A：545-556.
33. Brand RA, Pedersen DR, Davy DT, et al. Comparison of hip force calculations and measurements in the same patient. J Arthroplasty 1994；9：45-51.
34. Anderson K, et al. Hip and groin injuries in athletes. AJSM. 2001；29(4)：521-533.
35. Pink M, Perry J, Houglum PA, et al. Lower extremity range of motion in the recreational sport runner. Am J Sports Med 1994；22：541-549.
36. Montgomery WH Ⅲ, Pink M, Perry J. Electromyographic analysis of hip and knee musculature during running. Am J Sports Med 1994；22：272-278.
37. Sahrmann SA. Diagnosis and Treatment of Movement Impairment Syndromes. St. Louis：Mosby, 2002.
38. Panjabi MM, White AA. Biomechanics in the Musculoskeletal System, first ed. Philadelphia：Churchill Livingstone, 2001.

39. Gajdosik RL. Passive extensibility of skeletal muscle : review of the literature with clinical implications. Clin Biomech 2001 ; 16(2), 87-101.
40. Gombatto SP, Collins DR, Sahrmann S, et al. Gender differences in pattern of hip and lumbopelvic rotation in people with low back pain. Clin Biomech 2006, 21 : 263-271.
41. Philippon MJ. The role of arthroscopic thermal capsulorrhaphy in the hip. Clin Sports Med 2001 ; 20(4) : 817-829
42. Bellabarba C, Sheinkop MB, Kuo KN. Idiopathic hip instability. An unrecognized cause of coxa saltans in the adult. Clin Orthop 1998 ; 355 : 261-271.
43. Shindle MK, Ranawat AS, Kelly BT. Diagnosis and management of traumatic and atraumatic hip instability in the athletic patient. Clin Sports Med 2006 ; 25 : 309-326.
44. Crowninshield RD, Johnston RC, Andrews JG, et al. A biomechanical investigation of the human hip. J Biomech 1978 ; 11 : 75-85.
45. Vleeming A, Lee D, Ostgaard HC, et al. An integrated model of "joint" function and its clinical application. Presented at the 4th Interdisciplinary World Congress on Low Back and Pelvic Pain. Montreal, Canada ; November 8-10, 2001.
46. Hodges PW, Richardson CA. Feedforward contraction of transverses abdominis is not influenced by the direction of arm movement. Exp Brain Res 1997 ; 114 : 362-370.
47. Richardson CA, Snijders CJ, Hides JA, et al. The relation between the transversus abdominis muscles, sacroiliac joint mechanics, and low back pain. Spine 2002 ; 27 : 399-405.
48. Leinonen V, Kankaanpaa M, Airaksinen O, et al. Back and hip extensor activities during trunk flexion/extension : effects of low back pain and rehabilitation. Arch Phys Med Rehabil 2000 ; 81 : 32-37.
49. Sparto PJ, Parnianpour M, Reinsel TE, et al. The effect of fatigue on multi-joint kinematics, coordination, and postural stability during a repetitive lifting test. J Orthop Sports Phys Ther 1997 ; 25 : 3-12.
50. Vleeming A, Pool-Goudzwaard AL, Stoeckart R, et al. The posterior layer of the thoracoabdominal fascia : its function in load transfer from spine to legs. Spine 1995 ; 20 : 753-758.
51. Anderson E, Nilsson J, Thorstensson A. Intramuscular EMG from the hip flexor muscles during human locomotion. Acta Physiol Scand 1997 ; 161 : 361-370.
52. Anderson E, Oddsson L, Grundstrom H, et al. The role of the psoas and iliacus muscles for stability and movement of the lumbar spine, pelvis and hip. Scand J Med Sci Sports 1995 ; 5 : 10-16.
53. Anderson E, Nilsson J, Zhijia M, et al. Abdominal and hip flexor muscle activation during various training exercises. Eur J Appl Physiol 1997 ; 75 : 115-123.
54. Vleeming A, Stoeckart R, Snijders CJ. The sacrotuberous ligament : a conceptual approach to its dynamic role in stabilizing the sacroiliac joint. Clin Biomech 1989, 4 : 201-203.
55. Vleeming A, van Wingerden JP, Snijders CJ, Stoeckart R. Load application to the sacrotuberous ligament : influences on sacroiliac joint mechanics. Clin Biomech 1989 ; 4 : 204-209.
56. van Wingerden JP, Vleeming A, Stam HJ, Stoeckart R. Interaction of the spine and legs : influence of the hamstring tension on lumbopelvic rhythm. Second Interdisciplinary World Congress on Low Back Pain. San Diego, CA ; November 9-11, 1993.
57. Renstrom P, Peterson L. Groin injuries in athletes. Br J Sports Med 1980 ; 14(1) : 30-36.
58. Kuchera ML. Treatment of gravitational strain pathophysiology. In Vleeming A, Mooney V, Dorman T, et al, eds. Movement, Stability, and Low Back Pain : The Essential Role of The Pelvis. New York : Churchill Livingstone, 1997 ; 477-499.

59. Greenman PE. Clinical aspects of the sacroiliac joint in walking. In Vleeming A, Mooney V, Dorman T, et al, eds. Movement, Stability, and Low Back Pain : The Essential Role of The Pelvis. New York : Churchill Livingstone, 1997.
60. Kapandji IA. The physiology of the joints. In Vol 3 : the trunk and the vertebral column, 2 nd ed. New York : Churchill Livingstone ; 1994.
61. Irvin RE. Reduction of lumbar scoliosis by use of a heal lift to level the sacral base. J Am Osteopath Assoc 1991 ; 1 : 33-44.
62. Hoffman K, Hoffman L. Effects of adding sacral base leveling to osteopathic manipulative treatment of low back pain : a pilot study. J Am Osteopath Assoc 1994 ; 3 : 217-226.
63. Kuchera ML, Jungman M. Inclusion of a Levitor orthotic device in management of refractory low back pain patients. J Am Osteopath Assoc 1986 ; 10 : 673.
64. Irvin RE. Suboptimal posture : the origin of the majority of idiopathic pain of the musculoskeletal system. In Vleeming A, Mooney V, Dorman T, et al, eds. Movement, Stability, and Low Back Pain : The Essential Role of the Pelvis. New York : Churchill Livingstone ; 1997 : 133-155.
65. Greenman PE. Principles of Manual Medicine, 2nd ed. Baltimore : Williams & Wilkins ; 1996.
66. Macintyre J, Johson C, Schroeder EL. Groin pain in athletes. Curr Sports Med Rep 2006, 5 : 293-299.
67. Verrall GM, Slavotinek JP, Barnes PG, et al. Diagnostic and prognostic value of clinical findings in 83 athletes with posterior thigh injury : comparison of clinical findings with magnetic resonance imaging documentation of hamstring muscle strain. Am J Sports Med 2003 ; 31(6) : 969-973.
68. Ekstrand J, Gillquist J. Soccer injuries and their mechanisms : a prospective study. Med Sci Sports Exerc 1983 ; 15(3) : 267-270.
69. Nielsen AB, Yde J. Epidemiology and traumatology of injuries in soccer. Am J Sports Med 1989 ; 17(6) : 803-807.
70. Ekstrand J, Gillquist J. The avoidability of soccer injuries. Int J Sports Med 1983 ; 4(2) : 124-128.
71. Tyler TF, Nicholas SJ, Campbell RJ, et al. The association of hip strength and flexibility with the incidence of adductor muscle strains in professional ice hockey players. Am J Sports Med 2001 ; 29(2) : 124-128.
72. Holmich P, Uhrskou P, Ulnits L, et al. Effectiveness of active physical training as treatment for long-standing adductor-related groin pain in athletes : randomised trial. Lancet 1999 ; 353(9151) : 439-443.
73. Tyler TF, Nicholas SJ, Campbell RJ, et al. The effectiveness of a preseason exercise program to prevent adductor muscle strains in professional ice hockey players. Am J Sports Med 2002 ; 30(5) : 680-683.
74. Broadhurt N. Iliopsoas tendinitis and bursitis. Aust Fam Physician 1995 ; 24(7) : 1303.
75. Emery CA, Meeuwisse WH. Risk factors for groin injuries in hockey. Med Sci Sports Exerc 2001 ; 33 : 1423-1433.
76. Nicholas SJ, Tyler TF. Adductor muscle strains in sport. Sports Med 2002 ; 32 : 339-344.
77. Hoelmich P. Adductor-related groin pain in athletes. Sports Med Arthroscop Rev 1997 ; 5 : 285-291.
78. Fricker PA. Management of groin pain in athletes. Br J Sports Med 1997 ; 31 : 97-101.
79. Johnston CA, Wiley JP, Lindsay DM, et al. Iliopsoas bursitis and tendinitis. A review. Sports Med 1998 ; 25(4) : 271-283.
80. Fricker PA, Taunton JE, Ammann W. Osteitis pubis in athletes. Infection, inflammation

or injury? Sports Med 1991；12(4)：266-279.
81. Orava S, Kujala UM. Rupture of the ischial origin of the hamstring muscles. Am J Sports Med 1995；23(6)：702-705.
82. Anderson K, Strickland S, Warren R. Hip and groin injuries in athletes. Am J Sports Med 2001；29(4)：521-533.
83. Kujala UM, Orava S, Karpakka J, et al. Ischial tuberosity apophysitis and avulsion among athletes. Int J Sports Med 1997；18(2)：149-155.
84. Renstroem AF. Groin injuries：a true challenge in orthopaedic sports medicine. Sports Med Arthroscop Rev 1997；5：247-251.
85. Koch RA, Jackson DW. Pubic symphysitis in runners. A report of two cases. Am J Sports Med 1981；9(1)：62-63.
86. Williams JG. Limitation of hip joint movement as a factor in traumatic osteitis pubis. Br J Sports Med 1978；12(3)：129-133.
87. Paletta GA Jr, Andrish JT. Injuries about the hip and pelvis in the young athlete. Clin Sports Med 1995；14(3)：591-628.
88. Westlin N. Groin pain in athletes from Southern Sweden. Sports Med Arthroscop Rev 1997；5：280-284.
89. Roos HP. Hip pain in sport. Sports Med Arthrosc 1997；5：292-300.
90. Rolf C. Pelvis and groin stress fractures：a cause of groin pain in athletes. Sports Med Arthrosc 1997；5：301-304.
91. Clough TM. Femoral neck stress fracture：the importance of clinical suspicion and early review. BJSM, 2002；36：308-309.
92. Egol KA, Koval KJ, Kummer F, Frankel VH. Stress fractures of the femoral neck. Clin Ortho Relat Res 1998；348：72-78.
93. Canale ST, Beaty JH. Pelvic and hip fractures. In：Rockwood CA Jr, Wilkins KE, Beaty JE, et al, editors. Rockwood and Green's fractures in adults, 4th ed. Philadelphia：Lippincott-Raven；1996：1109-1147.
94. Beaty JH. Pelvis, hip and thigh. In：Sullivan JA, Anderson SJ, eds. Care of the young athlete. Rosemont (IL)：American Academy of Orthopaedic Surgeons and American Academy of Pediatrics；2000：365-376.
95. Boyd KT, Peirce NS, Batt ME. Common hip injuries in sport. Sports Med 1997；24(4)：273-288.
96. Patterson I. The torn acetabular labrum. J Bone Joint Surg [Br] 1957；39：306-309.
97. Narvani AA, Tsiridis E, Kendall S, et al. A preliminary report on prevalence of acetabular labrum tears in sports patients with groin pain. Knee Surg Sports Traumatol Arthrosc 2003；11(6)：403-408.
98. Narvani, AA, Tsiridis, E, Tai, CC, et al. Acetabular labrum and its tears. BJSM 2003, 37：207-211.
99. Takechi H, Nagashima H, Ito S. Intra-articular pressure of the hip joint outside and inside the limbus. J Jpn Orthop Assoc 1982；56：529-536.
100. Ferguson SJ, Bryant JT, Ganz R, et al. The acetabular labrum seal：a poroelastic finite element model. Clin Biomech 2000；15：463-468.
101. Konrath GA, Hamel AJ, Olsen SA, et al. The role of the acetabular labrum and the transverse acetabular ligament in load transmission in hip. J Bone Joint Surg [Am] 1998；80：1781-1787.
102. Ganz R, Parvizi, J, Beck, M, et al. Femoroacetabular impingement：a cause for osteoarthritis of the hip. Clin Orthop Relat Res 2003；412：112-120.
103. Crawford, JR, Villar RN. Current concepts in the management of femoroacetabular

impingement. J Bone Joint Surg [Br] 2005 ; 87-B : 1459-1462.
104. Philippon, MJ. Arthroscopy for the treatment of femoroacetabular impingement in the athlete. Clin Sports Med 2006 ; 25 : 299-308.
105. Ikeda T, Awaya G, Suzuki S, et al. Torn acetabular labrum in young patients. Arthroscopic diagnosis and management. J Bone Joint Surg Br 1988 ; 70(1) : 13-16.
106. Klaue K, Durni CW, Ganz R. The acetabular rim syndrome : a clinical presentation of dysplasia of the hip. J Bone Joint Surg [Br] 1991 ; 73 : 423-429.
107. Leunig M, Werlen S, Ungersbock A, et al. Evaluation of the acetabulum labrum by MR arthrography. J Bone Joint Surg [Br] 1997 ; 79 : 230-234.
108. Fitzgerald RH. Acetabular labrum tears. Diagnosis and treatment. Clin Orthop 1995 ; 311 : 60-68.
109. Laorr A, Greenspan A, Anderson MW, et al. Traumatic hip dislocation : early MRI findings. Skeletal Radiol 1995 ; 24(4) : 239-245.
110. Burnett RSJ, Della Roca GJ, Prather H, et al. Clinical presentation of patients with tears of the acetabular labrum. J Bone Joint Surg 2006 ; 88 : 1448-1457.
111. Hase T, Ueo T. Acetabular labral tear : arthroscopic diagnosis and treatment. Arthroscopy 1999 ; 15 : 138-141.
112. Hofmann S, Tschauner C, Urban M, et al. Clinical and radiological diagnosis of lesions of the labrum of the hip. Orthopade 1998 ; 27 : 681-689.
113. Czerny C, Hofmann S, Neuhold A, et al. Lesions of the acetabular labrum : accuracy of MR arthrography in detection and staging. Radiology 1996 ; 200 : 225-230.
114. Waters PM, Millis MB. Hip and pelvic injuries in the young athlete. Clin Sports Med 1988 ; 7(3) : 513-526.
115. Hochschuler SH. The Spine and Sports. Philadelphia : Hanley and Belfus ; 1990.
116. Slipman CW, Sterenfeld EB, Chou LH, et al. The predictive value of provocative sacroiliac joint stress maneuvers in the diagnosis of sacroiliac joint syndrome. Arch Phys Med Rehabil 1998 ; 79 : 288-292.
117. Van der Wurff P, Hagmeijer RHM, Meyne W. Clinical tests of the sacroiliac joint : A systematic methodological review. Part I : reliability. Man Ther 2000 ; 5 : 30-36.
118. Van der Wurff P, Hagmeijer RHM, Meyne W. Clinical tests of the sacroiliac joint : a systematic methodological review. Part II : validity. Man Ther 2000 ; 5 : 89-96.
119. Cibulka MT, Koldehoff R. Clinical usefulness of a cluster of sacroiliac joint tests in patients with and without low back pain. J Orthop Sports Phys Ther 1999 ; 29 : 83-92.
120. Dreyfuss P, Dreyer S, Griffin J, et al. Positive sacroiliac screening tests in asymptomatic adults. Spine 1994 ; 19 : 1138-1143.
121. Ward RC, Jerome JA, Jones JM Ⅲ. Foundations for Osteopathic Medicine, 2 nd ed. Baltimore : Lippincott Williams & Wilkins ; 2002.
122. Magee DJ. Orthopedic Physical Assessment, 3rd ed. Philadelphia : WB Saunders ; 1997.
123. Morelli V, Espinoza L. Groin injuries and groin pain in athletes : part 2. Prim Care Clin Office Pract 2005 ; 32 : 185-200.
124. Reynolds D, Lucas J, Klaue K. Retroversion of the acetabulum. A cause of hip pain. J Bone Joint Surg Br 1999 ; 81(2) : 281-288.
125. Kuchera ML. Treatment of gravitational strain pathophysiology. In : Vleeming A, Mooney V, Dorman T, et al, eds. Movement, Stability, and Low Back Pain : The Essential Role of The Pelvis. New York : Churchill Livingstone ; 1997 : 477-499.
126. Kuchera ML. Gravitational stress, musculoligamentous strain, and postural alignment. Spine : State of the Art Reviews 1995 ; 9 : 463-490.
127. Brolinson PG, Gray G. Principle-centered rehabilitation. In : Garrett WE, Kirkendall DT,

    Squire DH, eds. Principles and Practice of Primary Care Sports Medicine. Philadelphia：Lippincott Williams and Wilkins；2001：645-652.
128. Jones PS, Tomski MA. Exercise and osteopathic manipulative medicine：the Janda approach. PM & R：State of the Art Reviews 2000；14：163-179.
129. Comerford MJ, Mottram SL. Functional stability re-training：principles and strategies for managing mechanical dysfunction. Man Ther 2001；6：3-14.
130. Schlink MB. Muscle imbalance patterns associated with low back problems. In：The Spine in Sports. Los Angeles：Robert & Watkins；1996.

第4章 歩行評価

クリニカルパール

・歩容の把握は、アスリートの障害像やその障害の診断、治療、または障害に対するリハビリテーションにおいて重要な要素である。
・歩行や走行が普遍的な活動である一方で、効率的な競技レベルの歩行や走行はそうではない。その違いを理解する。
・下肢の傷害に対する評価は、当該関節やその分節にかかわらず足部の評価から始め股関節と骨盤を経由し、脊柱の評価を行う。
・歩行における相違点を把握することは、競技活動を続ける「団塊の世代」の患者に対する治療にも役立つ。
・歩容には性差があり、男女間での違いは鑑別診断や治療を行ううえで重要である。

ケースプレゼンテーション

▶主 訴

右膝関節前面の痛みとランニング中の右足部の引っかかりを訴える42歳の女性の長距離ランナー。

▶病 歴

本症例は競技歴15年で、1週間に60マイル（96 km）まで走ることもある。この15年間で、膝蓋大腿関節痛、腸脛靱帯炎、足底筋膜炎、腓骨筋腱炎、右鼠径部痛、そして仙腸関節アライメント不良を含む疾患をいくつか両下肢に罹患している。これらの症状に対し、これまでは安静にし、非ステロイド性抗炎症薬（nonsteroidal anti-inflammatory drugs：NSAIDs）や徒手理学療法、または

コルチコステロイド注射により対処してきた。約2年前より、ランニング中に右足が引っかかるようになり、時折グラウンドに転ぶようになった。安静と治療で痛みなくランニングに戻ることが可能であったが、右足部の引っかかりの訴えは続いていた。日常生活やエリプティカルトレーナーやロードバイクなど、他の活動場面では症状を認めなかった。右足の引っかかりが続き、症状が完全に消えないため、本症例はここ3カ月間、走っていない。

▶システム・レビュー

あらゆる神経学的症状や頸部、腰部由来の問題は認められず、現在は痛みに応じて服用するNSAIDs以外の投薬処方はされていない。本症例はこれまで定期的な診察と複数の診断的検査を受けたが、症状の原因はまだ明らかになっていない。

▶身体的検査

身体的検査によると脊柱アライメントと関節可動域は正常であった。骨盤と脊柱の静的アライメントもインバランスを示さなかった。本症例は前額面上（**表4.1および図4.1**）で左右対称に10度未満の膝外反角を示していた。安静両脚立位にて、左足に比べ右後足部の外反角（外反踵骨）が9度大きかった。歩行中には左下肢に比べ、右下肢は水平面上で股関節内旋が大きく、足部は回内が強くなっていた。走行中には股関節の内旋と内転角度の増加を認めるとともに、膝外反角が大きくなっていた。興味深いことに、本症例の立脚相の足関節底屈の際に右足部が回外し、プッシュオフ期においては水平面上で内転しており、足部の引っかかりの原因となっていた。遊脚期に足部が通過できるように、右下肢の分廻しによって代償していた。これにより、走行中のバランスが崩れ、常に右側に突っかかっていた。本症例の股関節、膝関節、そして足関節の関節可動域は正常かつ左右対称であった。症例自身は左側に比べて、右側の内転筋の硬さを認識していた。また、徒手筋力検査において、右股関節外転筋と外旋筋に筋力低下も認められた。残りの神経学的検査や血管系検査においては正常であった。

表 4.1　解剖学的な面での分類

部位	矢状面	前額面/冠状面	横断面/回旋
足部	足趾，屈曲/伸展	回内/回外	内転/外転
足関節	底屈/背屈	内反/外反	
脛骨			内捻/外捻
膝関節	屈曲/伸展	内反/外反	
大腿骨			内捻/外捻
股関節	屈曲/伸展	内転/外転	
骨盤	前傾/後傾	挙上/下制	回旋
脊柱	前彎/後彎	側彎	回旋側彎

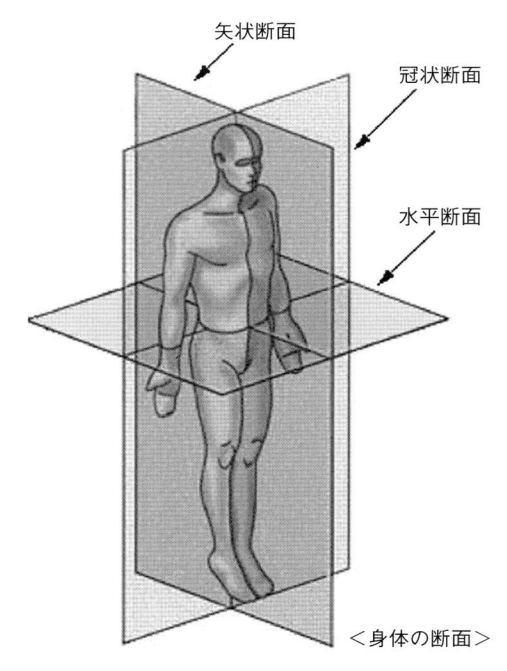

図 4.1　解剖学的面

矢状面は身体を左右に分割。冠状面/前額面は身体を前後に分割。横断面/軸平面は身体を頭側と尾側に分割。この図は米国でパブリックドメインにある。

第4章 歩行評価

▶テスト

腰椎、股関節と骨盤、そして膝関節のX線写真は、膝関節におけるわずかな退行性変化を除いてはすべて正常であった。骨盤から足部までの垂直平面上の断面像から、解剖学的脚長差は認められなかった。右下肢と脊柱に対する電気診断学検査（EDX）も正常であった。

歩行評価

週末に地方のトラック競技会へ出向き、多くの時間を過ごした中で、すべてのアスリートが違う走り方をする。人体測定学的な違いや、回転スピード、ストライド長、上肢の振り、持久力、そして成功欲によりランナーのパフォーマンスは決定づけられる。では、問題のあるランナーを評価するとき、どのように特有の相違点を観察し、どのように臨床的に妥当な計画に変換すればよいだろうか。歩行と走行は最も理解しやすく、生活で最も表立った基礎的な活動であり、そこから始めるのが良い。歩行パターンを見て、識別することは、歩行の複雑性を理解することになる[1]。最終的には、効率的な歩行を構築する要素、年齢や性別に関連する歩行の相違点、個体における対称性の重要性、また確認される障害が機能的な影響や制限の原因となっているかどうか、などの複雑性を識別することが、スポーツ医学を提供する者には重要である[2]。われわれには最適な歩行かどのようなものかについての見解がある。200mや400mでのマイケルジョンソンの走力や、名高いケニア人長距離ランナーの無駄のない運動による端正な効率性をよく考察することで、走行にとっての最適なパターンについての観察的な認識を持つことができる。

歩行の要素

「歩行は、前方へ倒れてそれを受け止めるというシンプルな活動である。」[3] 歩行と走行課題では前方推進力と、交互に片脚で身体の釣り合いをとりながら反対の下肢長を繰り返し適応すること、そして身体を直立位に支持することが必要となる。これらの活動を評価するには、時間と経験、また技術を要する[3]。歩行の評価は、歩行の定義と相、そして決定要因を把握することから始まる。

歩行では、片脚と両脚支持があるが、常に地面に足部が接地していることに

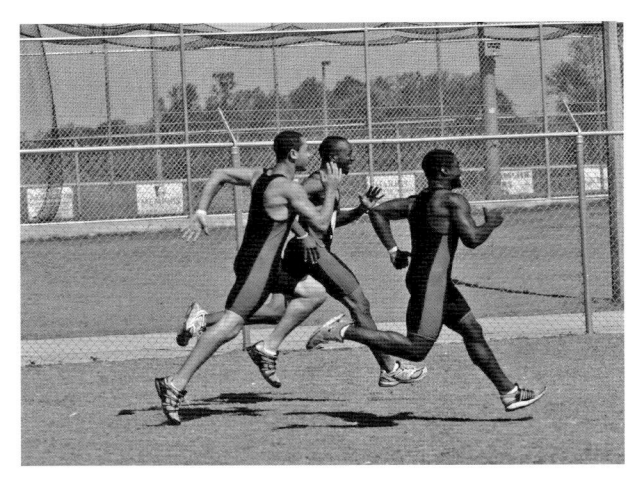

図4.2
3人中2人のランナーが走行の非支持相。(Picture by Kevin Lewter)

なる。走行では、両足部とも地面に接地しない時期、いわゆる「double float」がある（**図4.2**）。歩行と走行の基本単位は歩行周期であり、「stride」とも言われる。歩行周期の中で、Perryら[4]は時間的変数と機能的変数を説明している。歩行周期の機能的側面は、立脚期における荷重応答と支持、そして遊脚期における下肢の前方移動である。荷重応答の初期接地に始まり、次の初期接地の前の遊脚終期に進む間で、歩行周期は8つの相に分類される（**表4.2**および**図4.3**）。時間-空間的歩行パラメータについても、**stride time**（右側の初期接地から次の右側の初期接地）、**step time**（右側の初期接地から左側の初期接地）などを含めて、理解しなければならない。ストライド長は、歩行距離を所要時間で除し算出した歩行速度における1歩の長さである[1-3]。

歩行や走行では、立脚相と遊脚相の割合が逆転する。歩行の中で、立脚相は歩行周期の60%とされ、その一方で遊脚相は40%とされている。歩行スピードが遅くなると両脚支持期は長くなり、歩行スピードが速くなると両脚支持期が次第に短くなる。周期の中で両脚支持期がなくなったとき、それは走行となる。

歩行や走行におけるヒトの**歩行運動学**は、体節（連鎖）や体節間の連結（関節）によって構成される身体の観察によって評価する[1]。ヒトまたは組織の運動

表 4.2　正常歩行周期

荷重応答期（loading response）	最初の両脚支持相は初期接地とともに始まる。文献によっては、初期接地（Initial contact）を区別する。
立脚中期（mid-stance）	反対側下肢が床面から離れてから、体重が前足部に至るまで片脚支持相の前半半分。
立脚終期（terminal stance）	反対側下肢が接地し、体重が前足部より前方へ移動する片脚支持相の後半半分。
プッシュオフ期（push off）	下肢を遊脚相へ移行する足関節底屈が起こる最終の立脚。文献によっては、この相に遊脚前期を含める。
遊脚前期（pre-swing）	反対側の初期接地から、同側の足趾離地となる両脚支持相の最終。
遊脚初期（initial swing）	足趾離地から、遊脚下肢の足部が反対側の立脚下肢となる遊脚相の初期。
遊脚中期（mid swing）	遊脚足部が反対側の立脚下肢となるところから、脛骨が鉛直となる遊脚相の中間。
遊脚終期（terminal swing）	脛骨が鉛直となるところから初期接地までの遊脚相の最終。

学は、認識される体節の定位や位置から識別される。各体節には質量中心（center of mass；COM）と重心（center of gravity；COG）がある。身体全体でも質量中心と重心が存在する。体節が動くと、その体節の時間的、空間的位置が平衡に影響し、身体質量中心の分布に関する系統のエネルギー使用が変化する[5]。運動学は質的な方法ではなく、量的な方法で評価するのが最も良い（SOR = A）。三次元歩行解析からは、関節運動の角度に関するデータや、前額面と矢状面、水平面の配置から体節の関係がわかる。各分節や関節の屈曲伸展、内外転および内外旋の関係を評価し、左右や前後対称性と同様に「標準」と比較する。体節と身体の質量中心は、垂直と前後、または内外側の関係性で表現する[6,7]。速度が最小となるとき、立脚において身体質量中心は最も高位となる（歩行中の両脚支持相）[8]。このことは、以下の代表的な口頭試問にて説明されている。人が100ヤード（91.44 m）のトンネルの入口に立っている。両脚に荷重した直立位をとり、トンネルの天井はその人の頭頂から1 cm上にあるとする。その人がトンネル内を歩き始めたら、その人はトンネルの天井に頭をぶつけるだろうか。答えはもちろんNOである。歩行において、質量中心の最高点は両脚支

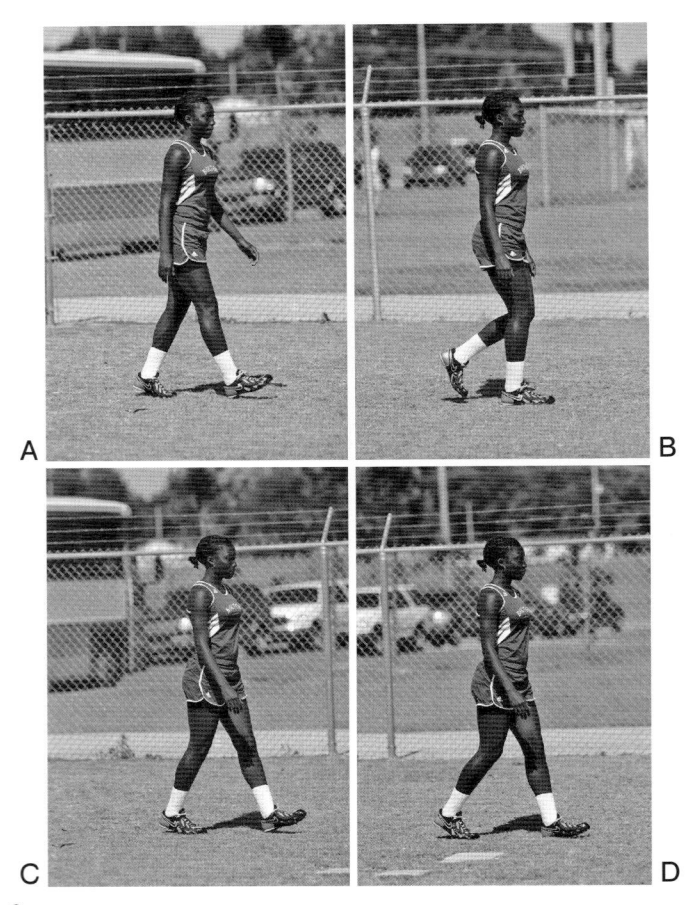

図4.3
A：初期接地、荷重応答期の開始。**B**：立脚中期。**C**：立脚終期。**D**：プッシュオフ期、遊脚前期の開始。**E**：遊脚前期。**F**：遊脚初期。**G**：遊脚中期。**H**：遊脚終期。（Picture by Kevin Lewter）

持相にある。しかし、走行になると、質量中心は最大速度の「非支持相」の間に最高点となる。低いトンネルの中は走らないほうが良い。

　筋組織は、関節運動の発生に対して重要な役割を担っている。歩行中の股関節機能を簡略に述べると、立脚相における大腿部の伸展と遊脚相における屈曲である。股関節の靭帯は、伸展運動の際に関節を安定させる。股関節の伸展筋

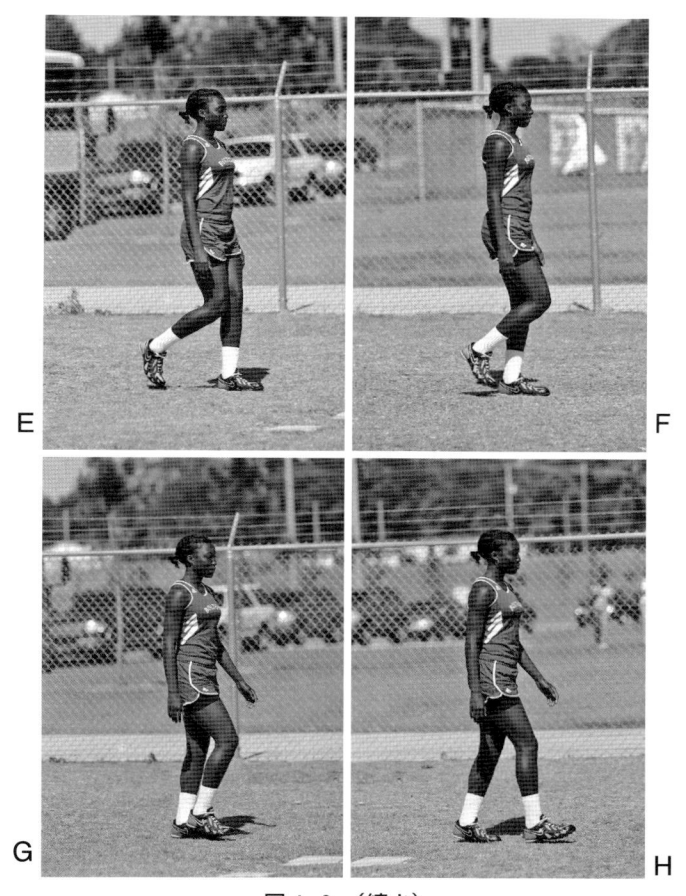

図4.3 （続き）

群と屈曲筋群は、相動的かつ協調的に働く。腸腰筋では股関節伸展運動を減速させるために遠心性収縮が生じる一方で、ハムストリングスでは股関節屈曲運動を制御するために遠心性収縮が生じる。股関節の外転筋と内転筋は、歩行時の単脚支持相における支持脚の静的かつ相動的な同時収縮による安定性を提供する。股関節の運動性が低下すると、代償的に同側の膝関節や反対側の股関節、または腰椎のモーメントが増加する。膝関節は、荷重時の衝撃吸収装置として働き、また歩幅の拡大や下腿と足部の振り出しのための振り子としての役割を

担う。膝関節は立脚相の最初に屈曲し、その後はプッシュオフ期までの立脚相の間、伸展する。膝関節に屈曲変形があれば、立脚相での股関節伸展角度と股関節伸展力は減少する。前方移動では、下腿三頭筋が前方への推進力をコントロールする。正常歩行では最大随意収縮の85％を働かせることで[9]、膝関節を安定させ、距骨上での脛骨の前方回転を抑制する。立脚相において、垂直方向への質量中心の変位は最小となる。正常歩行では足部と足関節は別々に役割を果たす。初期接地から立脚終期でのプッシュオフまでの間、下腿と足部が運動や圧力を吸収する。

歩行の運動力学は、運動を引き起こす力やモーメントなどに対する研究にて説明されている[1]。歩行に対する調査の中には、立脚相にて足部に働く床反力（ground reactive force：GRF）と呼ばれる力を示す報告がある。床反力の分布中心は圧中心と表現される。

要因や歩行の「決定要因」の観察による臨床的な質的評価の中で、歩行周期の相における歩行の運動力学は最も明確にされる（SOR＝B）。一般的な歩行の決定要因は8～45歳の間で予測されるが、3歳くらいの幼児や80歳代においても予測されることもある。年齢の違いや性差によって、歩行様式の違いがある。個人の歩行決定要因は、年齢、体節や関節の保全状態、健康状態、筋力または柔軟性によって変化する。正常歩行はとても効率が良い。歩行時に身体質量中心の変位が最小になることにより、効率的な歩行となる。最も効率が良いとき、側方への質量中心変位よりも鉛直方向への変位との関連がはるかに強い[10]。歩行において、一般的に質量中心は一歩ごとに上下、左右の正弦曲線を描き、逆振り子様運動となる。Saundersらによる演習では、歩行中に質量中心の変位を最小化するメカニズムを言及し、このメカニズムを「歩行の決定要因」としている[11]。質量中心は第2仙椎の5cm前方に位置し、男性においてはわずかに高い。歩行における質量中心の鉛直方向と水平方向の変位は、5cm^{2}と比較的小さい8の字を描く。質量中心の鉛直方向変位は、頭部の高さと同様に、荷重支持の開始時と終了時には減少し、立脚中には増加する。90～120step／分の正常歩行において[12,13]、鉛直方向の質量中心変位が増加するとより大きなエネルギーが必要となり、心臓血管系反応が増大し、代償として歩行速度の減少が観察される。歩行の決定要因と結びつく作用でないとしても、正常歩行において質量

中心の鉛直方向への総変位量は実際に2倍となり得る。

歩行の決定要因

1. 横断面/軸平面上での骨盤回旋

両脚支持期に質量中心の降下は減弱する。骨盤は遊脚相に前方へ4度と立脚相に後方へ4度回旋する。これにより、質量中心軌道の変位の振幅は減少する。均衡を維持するために、胸郭と骨盤は反対方向へ回旋する。これらのコア領域の弱化や柔軟性低下は質量中心の変位量を増加させ、前方移動の効率を下げる要因となる。骨盤回旋時には、他の下肢関節も同様に回旋する。実際、体幹からの距離が遠い関節であるほど、回旋量は大きくなる（脛骨の回旋量は骨盤の回旋量の3倍）[8]。

2. 前額面/冠状面上での骨盤傾斜

わずかな骨盤傾斜により、片脚支持期の質量中心の最高点は減少する。遊脚相において、遊脚下肢の股関節は低くなり、膝関節は屈曲し、遊脚下肢の足部を通過させるため足関節は背屈する。下肢関節を屈曲し、股関節の位置を低下させることで、正常歩行における質量中心の上下移動は5cm以下に保たれる。

3. 前額面/冠状面上での骨盤側方移動

立脚下肢にバランスは必要不可欠である。荷重側下肢の相対的な内転により、骨盤は側方へ傾く。歩行中、骨盤の側方移動は通常2.5～5cm生じる。大腿骨と脛骨間の生理的外反があることで、歩行中の両足部が接近する。骨盤の側方移動量は、歩隔の変化と相対的な股関節外転筋力低下によって変わる。

4. 膝関節、足関節と足部運動の相互作用

膝関節と足関節、そして足部の相互作用が質量中心の変位を減少し、正弦曲線運動パターンを円滑にする。足関節は初期接地から荷重応答における底屈運動を制御し、膝関節はわずかに屈曲、足関節は背屈することで片脚支持期に質量中心のピークを下げ、足部は荷重支持の開始から終了の間に回外位から回内位へと経過する。股関節の屈曲や位置低下が困難、また膝関節や足関節の屈曲が困難になると、質的評価にて遊脚相の相対的な下肢延長による**分廻し運動**（circumduction）や、頭部の顕著な鉛直方向への変位（上下運動）を伴う立脚相での**伸び上がり**（vaulting）が認められる。これによりエネルギー消費は増え、

効率は悪くなる。

年齢と歩行における相違点

　逆振り子モデルにより、歩行や至適歩行速度における身体の力学的エネルギー変動の全体的なパターンを正確に予測することができる[14]。

　成人において、股関節は立脚下肢の上を逆振り子様に飛び越える。両側股関節は立脚中期において同時に歩行周期の間で2度上昇する。年長の子供や成人において、各歩行周期における質量中心の力学的エネルギーの回復は類似している[15]。年長の子供や成人に比べて、幼児では1歩ごとにより変化しやすい。成人で見られる正弦曲線による股関節の周期的な変動は、幼児では認められない。また、質量中心変位の前方エネルギーも非常に不規則である。歩行し始める幼児は逆振り子メカニズムを実行することができないが、歩き始めてから数カ月の間に発達させる。

　加齢に伴い、歩行スピードや歩幅の減少を認めること稀なことではない。歩行スピードや歩幅減少、また両脚支持期の延長は疫学的研究や臨床研究によって立証されている[16]。Winterら[17]は、このような変化の原因は十分には解明されておらず、安全のための「随意的」な自己選択か、生理的な減退や神経筋的順応によるものかどうかは不明であると言及している。最近の報告[18-22]では、加齢に伴う歩行様式の変化は生理的側面を含んでいると示唆している。これらの生理学的な変化には、関節可動域や筋力、前庭機能、視覚、固有受容感覚または心肺系の活動力などの減退も含まれる。神経筋的な側面が強調されているが、一致した見解は得られていない。McGibbon[16]による文献レビューでは、認められる神経筋的順応は原発の障害に対する反応であり、代償的な役割のためにあるとする強いエビデンスを示している。

　立脚終期における足関節出力の著しい低下は、加齢や歩行に関連する障害の所見を示している。足関節出力の低下は歩行速度や歩幅を制限し、また歩幅を不安定にすることで、成人の転倒につながる[23]。一部の研究結果では、足関節出力低下の代償として、股関節の求心性と遠心性出力が増加したと報告している。この股関節の出力増加は、股関節伸展筋による体幹安定性の供給や股関節屈曲筋による下肢の振り出しの補助となっている可能性がある。座りがちな人に多

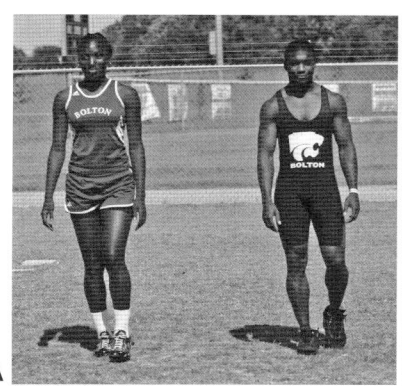

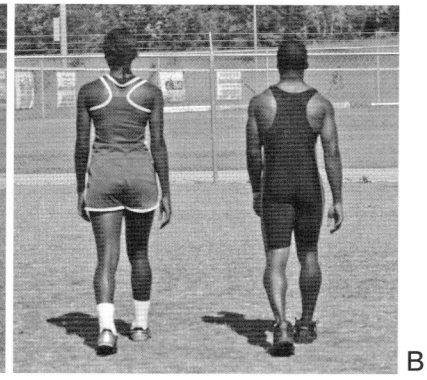

図 4.4
A：女性と男性の歩行（前面）。女性アスリートの相対的な股関節内旋と内転を認める。**B**：女性と男性の歩行（背面）。女性アスリートの相対的な質量中心の低位と股関節内旋と内転の増加を認める。（Picture by Kevin Lewter）

い股関節屈曲拘縮は足関節のプッシュオフ力低下と組み合わさり、さらなる制限的な障害を示すことがある。

男性と女性の歩行

　女性や女性アスリートにおいて、相対的な筋力低下や、股関節や骨盤帯または体幹を安定化させる能力の低下が認められる[24-28]。このような能力低下は、男性と比較したサイドブリッジ活動の耐久性低下や股関節の外転と外旋の等尺性筋力低下で示されている。特に横断面と前額面において、安定性の低い近位体節に生じる競技内での大きな外的応力に対して、女性はより脆弱であると考えられる。女性は男性と比較して、股関節や体幹への過度な運動に影響されやすく、潜在的に下肢全体が非接触性傷害を生じやすい姿勢を強いられている。多くの報告[29-31]では、女性が運動課題の中でより大きな股関節の内旋と内転を呈することが観察されている（**図4.4**）。後方視的研究や横断研究にて、このような股関節の機能的肢位は傷害増加と関連づけられている[32]。

　Leetum ら[24]は最初の前向き研究を報告しており、その中でこの関連を示し、コアスタビリティーの耐久性よりむしろ筋力が、荷重下での運動課題における腰椎-骨盤-股関節複合体の能力を最大にするためには重要であるとしている。

ケースのまとめ

　この女性ランナーは、異常な走行パターンの原因となる骨盤安定筋の筋力低下を示していた。右股関節外旋筋と外転筋の相対的な筋力低下により、走行中に右股関節はより内旋、内転位に位置していた。最初に、症例には脊柱と骨盤、股関節に対してあらゆる運動面での機能的な運動と安定性を改善するために構成した開放運動連鎖（OKC）運動と閉鎖運動連鎖（CKC）運動を日課として提供した。さらに、近位の筋力増加を目的とした機能的な方法による、求心性、等尺性、遠心性を強調した漸増的な筋力強化運動を用いた。週に3回の調整で8週間後、本症例は走行プログラムへの復帰が可能となった。異常な運動パターンは再発しておらず、現在は問題なく走行可能である。

要　約

　歩行評価は、アスリートの股関節と骨盤の状態を把握するうえで不可欠である。評価の実施には、臨床的効果と効率的評価、また関連を捉えがたい障害を見極めるための機能的、解剖学的なゲシュタルトを発展させるための時間と根気を要する。移動運動の体系に含まれる解剖学や神経筋相互作用、運動学、運動力学などの系統的な理解を通して、より包括的な評価を成し遂げることができる。アスリートや患者の年齢と性別による違いを認識することにより、痛みや障害の解消や活動への適応に関して、より確定的な助言を展開することができる。

文　献

1. Kerrigan D, Croce U. Gait analysis. In：O'Connor F, Sallis R, Wilder R, et al, eds. Sports Medicine：Just the Facts. New York：McGraw-Hill Medical Publishing Division；2005：126-130.
2. Malanga G, Delisa J. Clinical observation. In：Delisa J, ed. Gait Analysis in the Science of Rehabilitation. Department of Veterans Affairs. Darby：Diane Publishing；2000：1-10.
3. Magee D. Gait assessment In：Magee D, ed. Orthopedic Physical Assessment, 3rd ed. Philadelphia：WB Saunders Company；1997：673-696
4. Perry J. Gait Analysis, Normal and Pathological Function. Thorofare, NJ：SLACK；1992.
5. Birrer R, Buzermanis S, DellaCorte M, et al. Bio-mechanics of running. In：O'Connor F, Wilder R, eds. The Textbook of Running Medicine. New York：McGraw Hill；2001：11-19.

6. Novacheck T. The Biomechanics of Running. Gait Posture 1998；7：77-95.
7. Adams J, Perry J. Gait analysis：clinical applications. In：Rose J, Gamble J, eds. Human Locomotion. Baltimore：William and Wilkins；1994：139-164.
8. Inman V, Ralston H, Todd F. Human locomotion. In：Rose J, Gamble J, eds. Human Locomotion. Baltimore：Williams and Wilkins；1994：1-22.
9. Sutherland D, Glshen R, Cooper W. The development of mature gait. J. Bone Joint Am 1980；62：336-353.
10. Gonzalez E, Corcoran P. Energy expenditure during ambulation. In：Downey J, Myers S, Gonzalez E, Lieberman J, editors. The Physiological Basis of Rehabilitation Medicine, 2nd edn. Stoneham（MA）：Butterworth-Heinemann；1994：413-446.
11. Saunders J, Inman V, Eberhart H. The major determinants in normal and pathological gait. J. Bone Joint Am 1953；35：543-558.
12. Nuber G. Biomechanics of the foot and ankle during gait. Clin Sports Med 1988；7：1-13.
13. Rodgers M. Dynamic foot mechanics. J Orthop Sports Phys Ther 1995；21：306-316.
14. Invanenko Y, Dominici N, Lacquaniti F. Development of independent walking in toddlers. Exer Sports Sci Rev 2007；35(2)：67-73.
15. Cavagna G, Franzetti P, Fuchimoto T. The mechanics of walking in children. J Physiol 1983；343：323-339.
16. McGibbons C. Toward a better understanding of gait changes with age and disablement：Neuromuscular adaptation. Exer Sport Sci Rev 2003；31(2)：102-108.
17. Winter D, Patla A, Frank J, et al. Biomechanical walking pattern changes in the fit and healthy elderly. Phys Ther 1990；70：340-347.
18. Devita P, Hotobagyi. Age causes redistribution of joint torques and powers during gait. J Appl Physiol 2000；88：1804-1811.
19. Judge J, Davis R, Ounpuu S. Step length reduction in advanced age：the role of ankle and hip kinetics. J Gerontol Med Sci 1996；51A：303-312.
20. Kerrigan D, Todd M, Croce U, et al. Biomechanical gait alterations independent of speed in the healthy elderly：evidence for specific limiting impairments. Arch Phys Med Rehabil 1998；79：317-322.
21. McGibbon C, Krebs D. Age related changes in lower trunk coordination and energy transfer during gait. J Neurophysiol 2001；85：1923-1931.
22. Riley P, Croce U, Kerrigan D. Effects of age on lower extremity joint moment contributions to gait speed. Gait Posture 2001；14：264-270.
23. Hausdorff J, Rios D, Edelberg H. Gait variability and fall risk in community- living older adults：a 1-year prospective study. Arch Phys Med Rehabil 2001；82(8)：1050-1056.
24. Leetun D, Ireland M, Willson J, et al. Core stability measurements as risk factors for lower extremity injury in athletes. Med Sci Sports Exerc 2004；36：6：926-934.
25. Bohannon R. Reference values for extremity muscle strength obtained by hand-held dynamometry from adults aged 20 to 79 years. Arch Phys Med Rehabil 1997；78：26-32.
26. Cahalan T, Johnson M, Liu S, et al. Quantitative measurements of hip strength in different age groups. Clin Orthop 1989；246：136-145.
27. McGill S, Childs A, Lieberman C. Endurance times for back stabilization exercises：clinical targets for testing and training form normal database. Arch Phys Med Rehabil 1999；80：941-944.
28. Nadler S, Malanga G, Deprince M, et al. The relationship between lower extremity injury, low back pain, and hip muscle strength in male and female collegiate athletes. Clin J Sport Med 2000；10：89-97.
29. Ferber R, McClay Davis R, Williams D. Gender differences in lower extremity mechanics

  during running. Clin Biomech 2003；18：350-357.
30．Lephart S, Ferris C, Riemann B, et al. Gender differences in strength and lower extremity kinematics during landing. Clin Orthop 2002；401：162-169.
31．Malinzak R, Colby S, Kirkendall D, et al. A comparison of knee joint motion patterns between men and women in selected athletic tasks. Clin Biomech 2001；16：438-445.
32．Ireland M, Willson B, Ballantyne B, et al. Hip strength in females with and without patellofemoral pain. J Orthop Sports Phys Ther 2003；33：671-676.

第 5 章　股関節・骨盤傷害の画像診断

クリニカルパール

- 依頼した検査のわずかな所見の見落としを避けるために、判読する放射線医に詳細で正確な病歴を伝えることは非常に重要である。
- 単純 X 線写真を判読する際に、単に大腿骨頭と股関節のみに集中することがないようにする。仙腸関節、腰椎、恥骨結合、閉鎖孔と周囲の結合組織も含めて詳しく調べる必要がある。
- 関節内の病理学的変化が疑われる場合には、磁気共鳴画像法（MRI）は、高磁場システムで狭領域の視野で行われるべきである（開放型低磁場ではなく）。
- 磁気共鳴関節造影法（MRA）は股関節の軟骨組織の病理学的変化を評価するのに適している。
- 圧迫骨折は磁気共鳴（MR）上に正常の骨髄に代わって直線的な信号帯域として現れる。
- もし大腿骨寛骨臼インピンジメント（FAI）が疑われる場合、X 線写真にクロステーブル外側像を含めるべきである。

はじめに

　股関節と鼠径部の傷害は四肢の傷害に比べれば一般的ではないが、これらの傷害はリハビリテーションの長期化と重度な障害につながるため、正確な診断と治療が重要である[1]。画像診断はこれらの傷害の正確な診断に重要な役割を果たすが、注意深い病歴と身体的検査に取って代わるものではない。傷害を受けた組織が骨、筋、軟骨、または腱であるかによって最適な検査は異なってくるので、画像診断を依頼する前には多くの要因を考慮するべきである（例；患者の年齢、症状の期間、タイプ、場所、そして傷害が想定される原因）。

超音波（US）、コンピュータ断層撮影（CT）、そして最も重要な磁気共鳴画像法（MRI）を含む、比較的最近の断面的な画像診断が最近発展したことにより、30年前の治療者と比べて、傷害を負った選手を評価する治療者は非常に有利である。関係する医療者にとって、最も高い対費用効果と正確な診断を確保するためにこれらの診断方法の利点と限界を理解することが非常に重要である。判読する放射線医に、詳しい正確な病歴を与えることの重要性はいくら強調してもしすぎることはない。

診断方法

▶ X線写真

　先進の画像診断方法が一般化されてきているにもかかわらず、X線写真は股関節と鼠径部痛を評価する重要な検査として利用され続けている[2]。この検査方法はしばしば単純画像といわれるが、この名称にもかかわらず、検査としてはまったく単純ではない。実際に、FAIのような股関節痛の重要な原因として最近わかってきたわずかなX線写真の特徴に気づかない医療者などは、重要な所見を見逃すことがある。X線写真の利点としては、高空間分解能、比較的低費用、高い特異度、広い有用性がある。

　検査時の適切な露出と位置が非常に重要である。股関節の適切な検査では、骨盤の前後（AP）像と股関節の側面像を含めるべきである。骨盤の前後像は、左右の比較を可能とし、わずかな病理学的変化を発見する手助けとなる。複数の研究者は荷重位での前後像を撮影することを薦めていて、この方法には利点があるかもしれないが、非荷重位のX線写真と比べてこの方法がより優れていると証明する研究は行われていない。これとは関係なく、前後像による検査で大腿骨頸部を最適に評価するためには大腿骨を内旋させておくべきである（**図5.1A**）。側面X線写真には2種類の選択がある。フロッグレッグ（蛙足）側面像（**図5.1B**）が一般的な股関節の診断評価に用いられることが多いが、FAIが臨床的に懸念される場合には、クロステーブル外側像（**図5.1C**）を含めるべきである。

　X線写真を評価するための整理された手法は、病理学的変化を捉える可能性を高める。判読者は調べるパターンとして、大腿骨頭と股関節のみに集中する

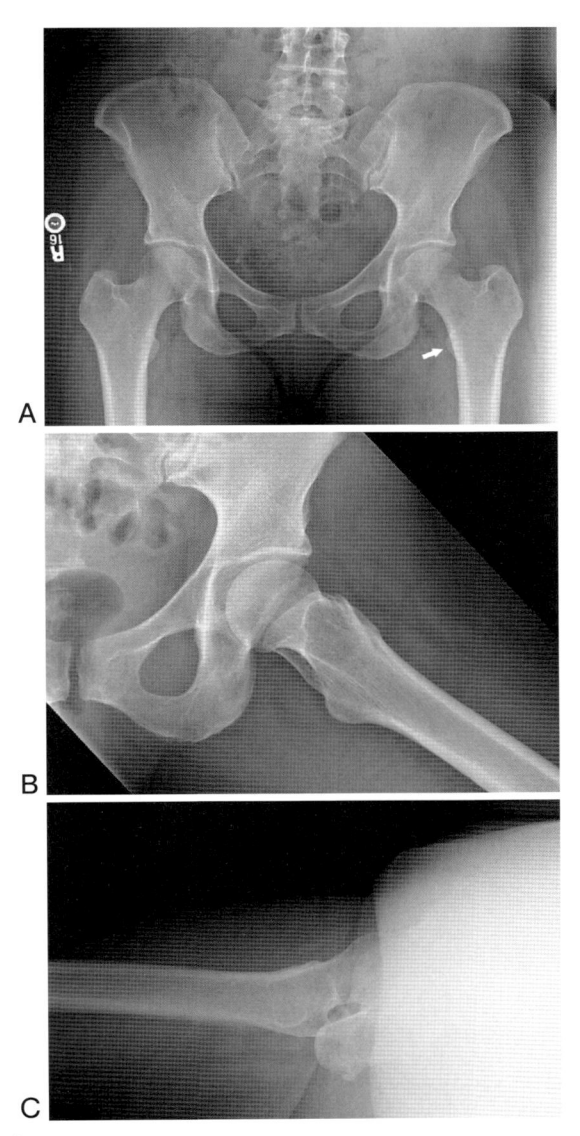

図 5.1
A：正常の骨盤前後像。大腿骨頭と寛骨臼が作り出す曲線は平行している。小転子（白矢印）がかろうじて見えることから大腿は内旋していることがわかる。
B：股関節の正常なフロッグレッグ側面像。
C：股関節の正常なクロステーブル側面像。

だけでなく、仙腸関節、腰椎、恥骨結合、閉鎖孔、結合組織を含めることも覚えておく必要がある。

▶超音波

超音波（US）は、小児以外の股関節疾患の評価として限定的に利用されている。検査者は、必要な技術として十分な知識を持っていなければならず、習熟曲線は非常に急である。しかし、US は筋と腱の病理学的変化の評価を正確に行うために使用できる。例えば、US を使用すると腸腰筋腱断裂の診断を早く簡便に確定できる。

▶コンピュータ断層撮影

コンピュータ断層撮影（CT）は疑われるもしくは明らかな骨折の評価を行う際に最も頻繁に使用されている。しかし、最近のスキャナーでのヘリカル CT の進歩によって複数面での画像再構築が可能となった。複雑な斜め方向の画像も今では、多くのワークステーションにより瞬時に入手できる。複数の研究者はこの能力の利点を用いて、理由にかかわらず MRI 検査が適切でない患者に対して、CT 関節造影法により有用な情報を提供している。

この検査方法による放射線量は小さくはないことを治療者が理解しておくことは非常に大切である。特に若い患者では CT を行う前に、放射線を必要としない方法を検討するべきである。

▶磁気共鳴画像法

臨床への磁気共鳴画像法（MRI）の導入は筋骨格系の画像診断領域にとって革命的で、選手の傷害についての理解を向上させた。費用は高く、時間も取られるが、MRI は股関節の骨、軟骨、筋、腱を含めた全体的な評価を可能にする。病理診断の成功を導く最も重要な 2 つの要素は、評価の質と判読者の経験である。

すべての MRI 検査もしくはスキャナーは同じではなく、適切な機器のもとに適切な評価を行うためには、治療者には放射線医との広く円滑なコミュニケーションがとても大切になる。しばしば検討されることは、患者が開放式低磁場

表 5.1　推奨される検査

診断	X 線写真	CT	超音波	MRI	MRA
圧迫骨折	＋＋＋	－	－	＋＋＋	－
急性骨折	＋＋＋	＋＋	－	＋＋	－
関節炎	＋＋＋	－	－	＋＋＋	－
FAI	＋＋＋	＋	－	＋＋	＋＋＋
関節唇断裂	－	－	－	＋	＋＋＋
腱傷害	＋	－	＋＋	＋＋＋	－
筋傷害	＋	＋	＋＋	＋＋＋	－

（－）適応外
（＋）役立つかもしれない
（＋＋）役立つ
（＋＋＋）推奨される

かまたは閉鎖式高磁場のどちらで検査されるべきかである。一般的には、骨折もしくは筋外傷が問題であるとしたら、低磁場、高磁場ともに同様の結果をもたらすであろう。しかし、軟骨欠損や関節唇断裂のような関節内の病理変化が問題である場合は、検査は狭い視野での高磁場システムで行われるべきである。

▶磁気共鳴関節造影法

　磁気共鳴関節造影法（MRA）は股関節における軟骨組織の病理学的変化を評価するのに好まれる検査である。高品質で限局領域の画像で病理学的変化を十分に捉えられると感じている者もいるが、多くの放射線医は MRA を好む。造影剤にて関節が拡張する場合には診断がより確実となる。MRA は造影剤を用いない検査より優れているかもしれないが、いくつかの問題点も含んでいる。この検査は、典型的には造影剤を関節内に直接投与して行われるため、透視下ガイド下での刺入を要し、これによって患者に多少の痛みが生じうる。直接的関節造影における 1 つの特別な利点は、造影剤と同じタイミングで関節に麻酔注射が行われていれば、より詳しい診断的情報を得ることができる。関節内麻酔注射の後に、誘発テストに伴う痛みが緩和される場合、痛みの原因が関節内にある可能性が高くなる。少数の放射線医は非直接的な関節造影を推奨しており、運動後や少し時間を置いた後に造影剤を静脈内に注射して関節を撮像する方法が含まれる。この検査では痛みは少ないが、関節内を広げることはできな

いし、稀ではあるが、ガドリニウム血管造影剤にアレルギー反応を示すことがある。

推奨される検査のサマリーを**表5.1**に示す。

アスリートにおける股関節痛のX線学的診断

▶骨組織

骨は遺伝と身体的な影響の組み合わせを基盤として発達する興味深い組織系である。骨は、その明らかな機械的かつ生理学的な特徴にかかわらず、過度な急性または慢性の外力に対する反応が破綻することがある。

圧迫骨折

圧迫骨折は慢性の度重なる外力が過度に加わった結果である。骨への新たなストレスに対する正常な生理学的反応は骨のリモデリングであるが、骨芽細胞の反応が破骨細胞による骨破壊に追い越されると、骨は力学的に破綻する。圧迫骨折は、身体活動の量が最近変化した患者の鑑別診断において考慮されるべきである。脆弱な身体調整能力に加え、圧迫骨折を引き起こす危険因子として、女性、白人、喫煙、ステロイド薬の使用、長身または細身の体型と性ホルモンの低分泌が挙げられる[3,4]。大腿骨頸基部は、股関節または骨盤の圧迫骨折が生じる典型的な部位であるが、他に挙げられる部位として、恥骨枝骨折、仙骨、上部臼蓋[5]、中部大腿骨骨幹部[6]、そして大腿骨頭[7]さえ含まれる。

X線写真は普段、圧迫骨折を評価するために第一選択となる検査である。圧迫による骨への傷害の発症は、傷害の時間的な性質と含まれる骨により、異なってくる。初回のX線学的検査では完全に正常と判断されるかもしれず、それはX線写真において適切な透過性を得るためには骨の30〜50％が再吸収される必要があるためである。X線検査では、大腿の適切な位置を確認することがとても重要である[2]。大腿骨頸部を適切に評価するためには大腿骨を約10〜15度内旋しておくべきである（**図5.2**）。

X線写真上の典型的な所見として、骨硬化と骨膜反応が観察されるかもしれない[8]。初回のX線写真は正常かもしれない。骨硬化は通常は、関与している骨の長軸方向を横切るような直線のパターンをとる。時折、硬化反応と骨膜反応

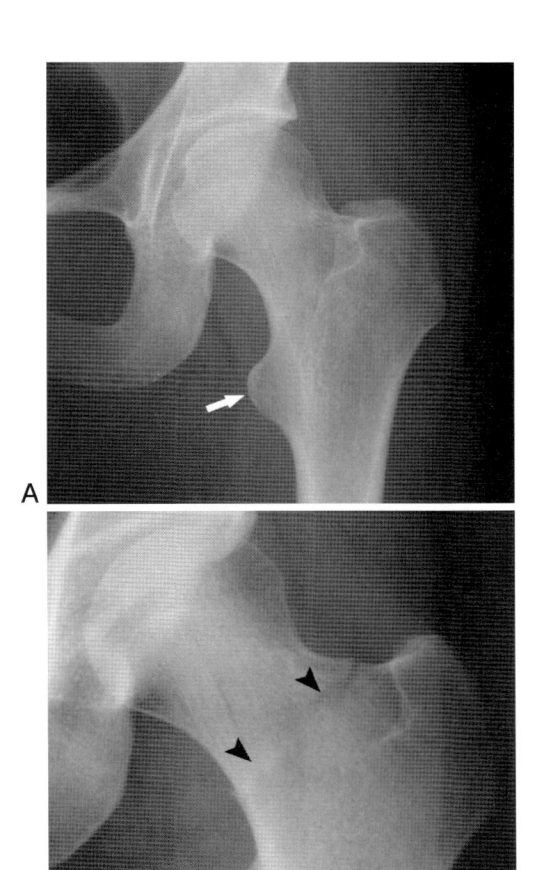

図5.2 股関節痛と完全な圧迫骨折を伴う25歳のランナー
　A：股関節の外旋位での前後像。小転子（白矢印）の側面が見える場合、外旋によって大腿骨頸が短縮していることを示す。
　B：股関節内旋位での前後像。外旋位でははっきりしなかった骨折が容易に観察できる（黒矢印）。外側の直線的な透過性と、内側の骨梁の圧縮に注目してほしい。

は、腫瘍の可能性を示唆する場合に豊富となる。正常でない直線的な特徴と患者の病歴は、悪性新生物の心配を取り払うのに十分な情報となる。例えば仙骨のように、膀胱内ガスの影響でぼんやりとしか見えず、正常でないものがいつ

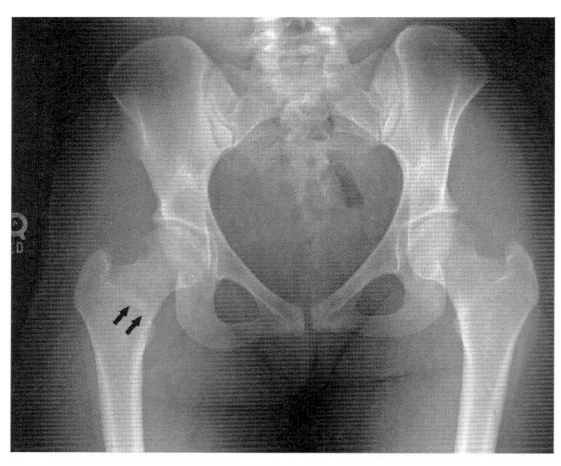

図 5.3
22歳の軍役中の女性で、最近1週間ごとに走行距離を数マイル増やしてから右股関節痛が出現した。骨盤前後像では、大腿骨頸部下方の基部（黒矢印）でのわずかな帯状の骨硬化を認め、これは圧迫骨折を示す。

もとまったく異なる場所にある際には、わずかな所見が見逃されることもある。高いレベルの推測と、骨盤前後像での注意深い左右の比較によって圧迫骨折を検出する確率が高まるであろう（**図 5.3**）。

　圧迫骨折の可能性が臨床的に高い場合は、もしX線写真が正常でも、股関節のMRI検査が依頼されるべきである。もし完全または脱臼骨折になるまで進行した場合、予後は不良なので、早期の検出が重要であると強調したい。MRI検査では骨盤全体をみて、T1と、脂肪抑制T2強調法またはSTIR法のような流体高感度撮動方法の両方で評価すべきである。

　圧迫骨折では正常の骨髄と置き換わって、直線帯状の信号が認められる[9]。T1強調画像では、脂肪の正常な明るい信号は直線帯状の低信号に置き換えられるであろう。脂肪抑制法では、正常な低信号の脂肪は、明るい信号に置き換わり、これは細い帯状の低信号を囲む場合と囲まない場合とがある。MRIの所見には通常は明らかな特徴がある（**図 5.4**）。

　圧迫傷害において最近示された2つの所見は特別に言及する価値があるもので大腿スプリント[6]と大腿骨頭軟骨下圧迫骨折である[7]。大腿スプリントの患者

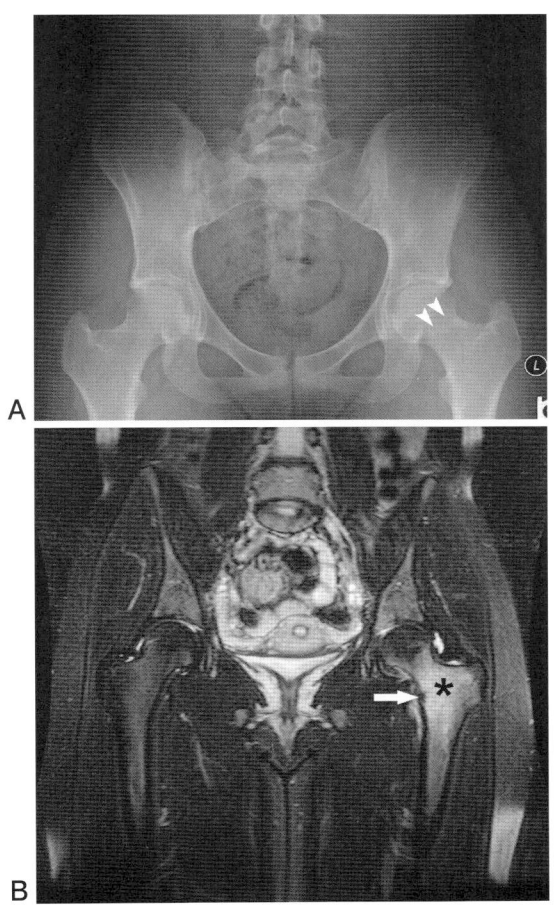

図 5.4 身体トレーニング内容を変更したのち、左股関節痛を訴えている 21 歳の入隊中の女性
A：前後方向の骨盤画像は左の大腿骨頸部のわずかな硬化を示している（白矢頭）。
B：コロナル（冠状断）T2 脂肪抑制法では、大腿骨頸部の腫脹の広がり（＊印）と内側の仮骨を明確に示している。

は大腿内側もしくは鼠径部に痛みを訴える。この傷害は、内転筋群の停止部である大腿骨内側骨幹部にかかる異常な力に続いて起こる。大腿スプリントではX線学的に、大腿骨の内側面に沿った密な骨膜反応として現れる。MRI に関連

したものは、流体高感度撮動画像における骨幹皮質や大腿骨の高信号であるが、これらは容易に見過ごされる。

大腿骨頭軟骨下の圧迫骨折は比較的新しく認められたもので、虚血性壊死（AVN）と混同されることがある。この診断は骨壊死のリスク要因がないアスリートの大腿骨頭においてAVNに似た所見がある場合に考慮すべきである。これらの患者に対する軟骨下骨の圧迫骨折の正確な診断は、適切な治療（安静）につながり、一般的に予後はAVNよりもかなり良い。

急性骨折

たとえ高いエネルギーを生じるコンタクトスポーツであっても、アスリートの中では急性外傷による股関節または骨盤の骨折は一般的ではない。小児には骨端軟骨と、成長中の骨端に生まれつきの弱さがあるため、この法則は当てはまらない[10]。骨盤のX線前後像と、症状がある股関節の直行射影像があれば、通常は十分に診断が行える。影響を受けている側と症状が出ていない側を注意深く比較することは、骨盤と大腿骨近位の変位のないわずかな骨折を判定する際の手助けとなる（**図5.5**）。

大腿骨頭すべり症（SCFE）は、青年前期と青年期のアスリートにとって考慮すべき重要な診断の1つである。これらの患者は11歳前後で、肥満と黒人種というリスク因子を含む。SCFEは両側に生じうるが、同じ時期に両側の股関節に症状がでることは一般的ではない。小児では鼠径部痛を急性的にも慢性的にも生じる。X線写真で異常を示すことが一般的である（**図5.6**）。一般的に骨端軟骨は拡大し、大腿の近位骨端は骨幹に対して下内側に変位する[11]。骨頭が大腿骨頸上部に沿った線の下方に位置していたら、股関節の前後像で骨端の変位を確認できる場合がある。この線（Kline線）は、正常では骨頭の上外側部分と交差するはずである。側面像により骨端の変位を確認することができる。大腿骨頭すべり症のリスクである股関節痛を有する患者においてX線写真が正常である場合には、MRIが役に立つかもしれない。MRIでは、流体高感度画像において骨端線近くの高信号によって骨端軟骨の拡大を明らかにすることが可能である。

股関節と骨盤の骨端は、剥離のリスクを有し、サッカー、ホッケー、体操、

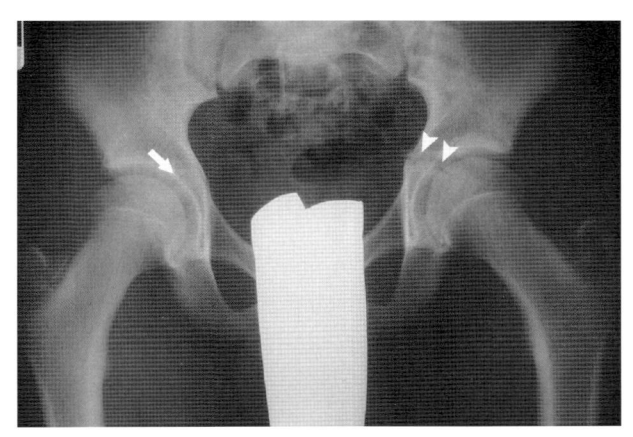

図 5.5 フットボール中にタックルを受けて左の寛骨臼骨折を受傷した 13 歳男児で、左股関節痛を訴えている
骨盤の前後像では、Y 状軟骨のわずかな非対称性があり、右（白矢印）より左（白矢頭）が広く、この成長骨中心の Salter I 型骨折を示している。

ジャンプスポーツなどの急激で激しい筋収縮を必要とする、高い競争下の競技活動を行っている小児にとって、これらの傷害と診断される頻度は増す[10]。剝離のリスクがある骨端には、上前腸骨棘（ASIS）（縫工筋起始部）、下前腸骨棘（AIIS）（大腿直筋起始部）、坐骨結節（ハムストリングス起始部）、腸骨（腹斜筋停止部）、小転子（腰腸筋停止部）が含まれる。診断は一般的に前後像により行われるが（図 5.7）、ASIS と AIIS の傷害は、傷害側の骨盤斜位像によって確認しやすいかもしれない。骨端の剝離は MRI では容易に見逃す可能性があり[12]、通常の X 線写真に加えて確定診断が必要とされる場合では、US か CT によってより確認しやすくなる。

▶関節の病理学

股関節の関節内傷害を早期に検出することについての知識がより深まっている。股関節は深部にある安定した関節ではあるが、アスリートにおいては体重の 3〜5 倍もしくは、それ以上のコンタクト外力がかかるため、股関節の軟骨組織が損傷するリスクがあることは、驚くべきことではない。仙腸関節炎や恥骨炎のような状態では、仙腸関節と恥骨結合の評価を認識しておくことがとても

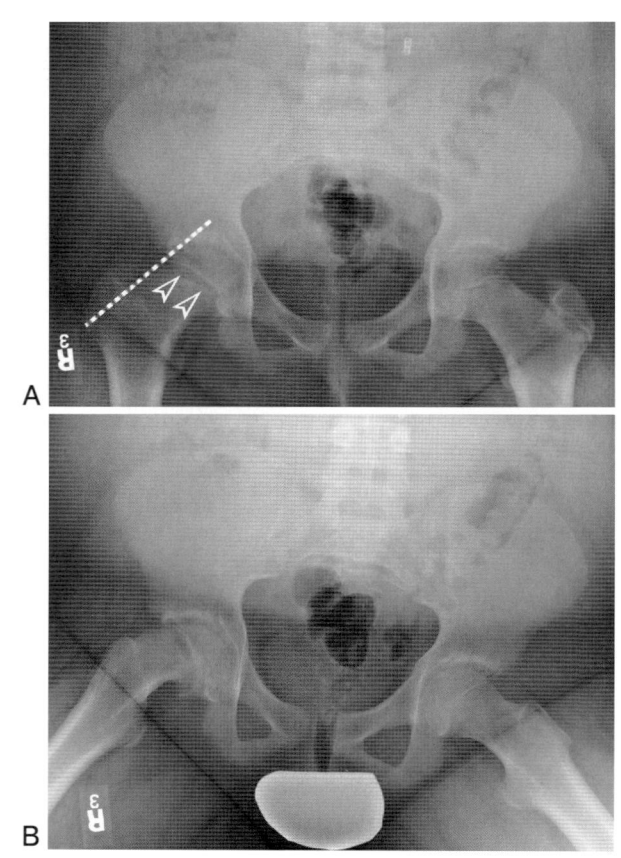

図 5.6　右股関節痛と大腿骨頭すべり症を有する 13 歳男児
A：骨盤前後像では、左股関節に比べて、右の骨端軟骨（白矢頭）がわずかに拡大している。大腿骨頭が、大腿骨頸部の上部に平行に引いた Klein 線（白点線）より下方に位置しており、近位の大腿骨端が下方に変位していることに注目してほしい。
B：フロッグレッグ像では大腿骨頭の後方への変位が確かめられる。

重要である。これらの関節の疾患は、アスリートにおいて股関節や鼠径部の痛みとして起こるかもしれない。

変形性関節症
　関節軟骨に病理学的変化がある患者は、しばしばロッキングやクリッキング

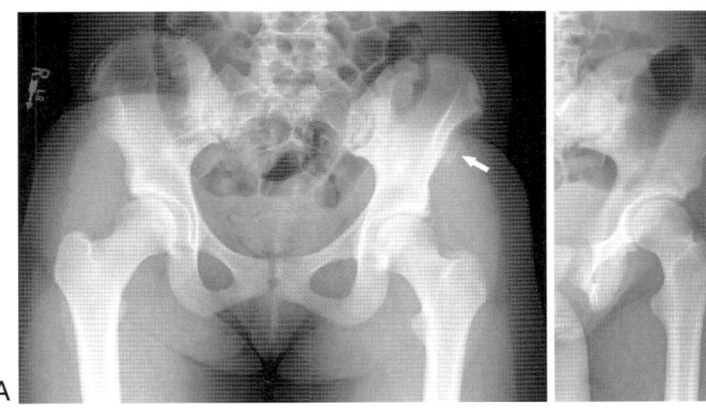

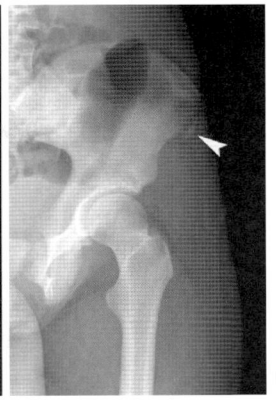

図 5.7　急性に左股関節の痛みを生じ、上前腸骨棘が剝離した 16 歳女性
A：骨盤の前後像は上前腸骨棘の剝離（白矢印）を示している。
B：剝離傷害は左股関節の後斜位像でより確認されやすい（白矢頭）。

を伴う痛みを生じる。関節唇と関節軟骨は両方とも傷害のリスクがある。関節唇は神経を含んだ線維性軟骨組織であり、関節の末梢部にある。この目的は関節臼をより深め、関節の正常な陰圧を保持するのに役立つ。この組織の断裂は、どの部位でも生じうるが、最も一般的なのは前上部であり、関節表面の損傷の可能性を高める[2]。関節唇の断裂は、変形性関節症の加速的な進行と関連する。股関節の先天性、発達性の異常は変形性関節症の早期発症の一般的な原因であり、他の潜在的な原因には関節の弛緩、寛骨臼もしくは大腿骨頸部骨折の既往、骨壊死、炎症性関節炎、生まれつきの結合組織形成異常が含まれる。

　変形性関節症は X 線学的に、骨棘の形成を伴う関節裂隙の狭小化を示す。関節裂隙の狭小化はわずかであるかもしれないが、影響を受けていない側と比較することによって関節におけるわずかな変化を検出できる。関節裂隙の狭小化は一般的に、股関節の上外側に生じる。関節裂隙の狭小化は一般的に骨盤の前後像によって、十分に確認できるが、側面像による評価も行うべきである（**図 5.8**）。後方の関節裂隙の狭小化は不良な臨床的予後と関連するため、臼蓋の faux 像を見落とすべきではない[13]。

　関節の異常な形態、例えば、前述した SCFE、小児期の突発性 AVN（Legg-Calvé-Perthes 病）、もしくは発達性の臼蓋形成不全は、変性疾患の進行を加速

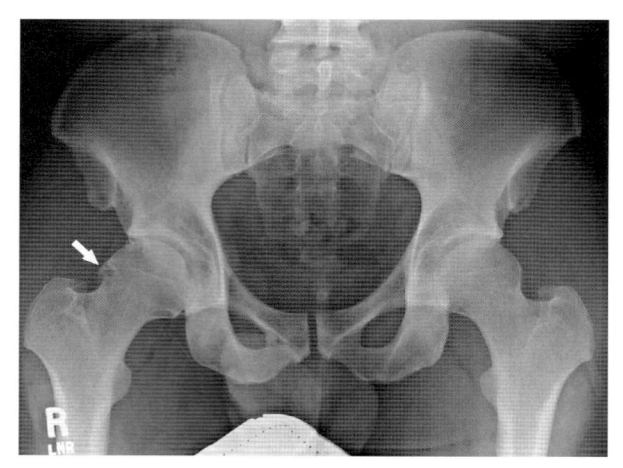

図 5.8 右股関節痛と両側の変形性股関節症を有する 39 歳男性
骨盤の前後像では、右股関節の上外側の骨棘形成とともに関節裂隙狭小化がある (白矢印)。左股関節でも上外側の関節裂隙にわずかな狭小化がある。

させる可能性がある。驚くべきことに、多くのこのような状態が、小児期には見逃され、成人になって股関節痛を訴えた際に認識されるだけである。

発達性の臼蓋形成不全

　発達性の臼蓋形成不全がある患者は、正常な患者に比べ、大腿骨頭に対する骨性の被覆が少なく、関節唇の断裂や変形性関節症の早期発症のリスクが高まる。発達性の股関節臼蓋形成不全 (DDH) は乳児期に検出されることが多いが、典型的なスクリーニング検査では捉えにくい潜在的なケースがあるかもしれない。

　DDH の X 線学的変化は非常にわずかであるかもしれないが、その変化を認識することは非常に重要である。骨頭外側の骨性被覆が不十分な場合は、X 線写真検査を判読する者はいつでも診断として DDH を考慮するべきである。DDH の X 線学的な診断を確かめるために多くの検査が発展してきたが、臨床で最も簡易に使用できる方法は、Weiberg の center-edge 角である[14]。この角度は医療用画像管理システム (PACS) による画像上で電子的に簡単に評価できる。骨頭中心を通る水平線を引く。この水平線に対して、骨頭中心から垂直線

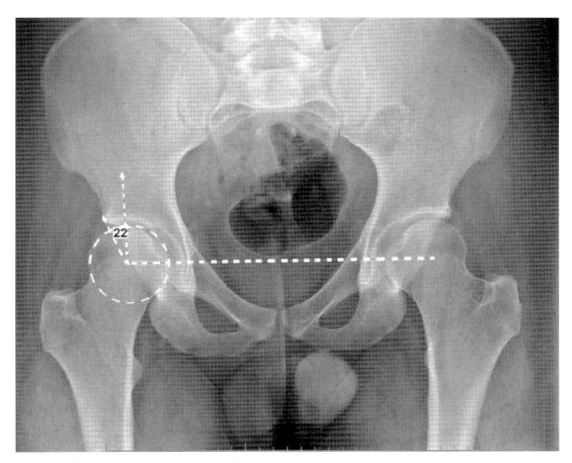

図 5.9　右股関節痛と発達性臼蓋形成不全を有する 34 歳男性
前後像では、骨頭外側の被覆の欠損があり、これは中等度の発達性股関節脱臼を疑わせる。Center-edge 角が 25 度以下で、発達性股関節脱臼の診断が確定された。

を引く。骨頭の中心から寛骨臼の外側縁に向かって線を引く。骨頭中心を通る垂直線と寛骨臼の外側縁とのなす角度が center-edge 角とされ、正常では 25〜39 度の範囲にあるはずである[13,14]。center-edge 角が 25 度以下の場合に DDH を示す（図 5.9）。

大腿骨寛骨臼インピンジメント

　大腿骨寛骨臼インピンジメント（FAI）は股関節痛の重要な原因として最近、認識されてきた[15]。股関節の正常動作は、寛骨臼および関節唇に対する大腿骨頸部の衝突を生じさせる。この力学的な衝突は関節唇の断裂や変形性関節症を誘発する。FAI は 2 つの基本的なタイプであるカムとピンサーに分けられる。多くの患者は両方のタイプの混合型である。カムインピンジメントは、非球形の大腿骨頭および頸部の接触によって起こる。ピンサーインピンジメントは、大腿骨頭に対する寛骨臼の過度な被覆により引き起こされる。

　FAI の評価は X 線写真から始める。初回の診断時には、適切な肢位での骨盤の前後像とクロステーブル側面像が初期評価として使用される[14]。これらの画像では、非球型の大腿骨頭と頸部の接触、寛骨臼の過度な被覆、寛骨臼リム現

象の徴候が評価される。

　カムタイプのインピンジメントの典型的な徴候は、大腿骨の骨頭と頸部の接合部における過剰な骨形成であり、前後X線写真での大腿骨頸部上外側部輪郭の平坦化や、側面像での前上方部の平坦化によって評価されうる。大腿骨頭と頸部の接合部の形は、非球型でピストルのグリップのような形状とされている。α角は、クロステーブル側面像上で非球型性を測定するために使用される値であり、PACSワークステーションにより最も良い状態で検査される。骨頭のまわりに円を描き、大腿骨頸部の中心線を引くと、これは円の中心を通る。2番目の線を、前方の大腿骨頸部接合部の皮質と円中心を通るように引く。正常な患者ではこの角度は50度以下となるはずである（図 5.10）。同じ現象の他の発現は大腿オフセットであるこれについてもクロステーブル側面像から評価される。

　大腿骨頭の骨性の被覆はFAIのピンサータイプに反応する。過度な被覆を評価するための多くの測定方法が考案されてきた。最も単純な測定は39度より大きいcenter-edge角である（図 5.11）。わずかなピンサーインピンジメントは特に、寛骨臼の前外側縁で生じうる。寛骨臼の前外側部の「クロスオーバーサイン」をみるために、すべての骨盤前後像が評価されるべきである。適切な肢位でのX線前後像では臼蓋の前壁は後壁を越えて投影されるものではない。もしそうであれば、それは寛骨臼前外側の過度の成長を示し、インピンジメントを引き起こす可能性がある（図 5.12）。しかし、クロスオーバーサイン陽性と判断する前に、X線写真が適切な肢位で撮影されたかを確かめる必要がある[14]。仙骨中心は、恥骨結合を向いているはずであり、混乱させるような過度な骨盤の回旋がないことを確認する。付け加えて、寛骨臼の過度な被覆を正しく評価するためには、恥骨結合の上部からの距離が男性で3.2 cm以下、女性で4.7 cm以下となっているべきである。もし骨盤が過度に前傾していると、この距離は延長し、クロスオーバーサインが偽陽性となる。

　FAIはX線写真で確認できる他の所見を生じるかもしれず、これには正常範囲の変異とされ最近まで無視されてきたものが含まれる。慢性的な衝撃は寛骨臼縁の分離を引き起こし、昔から述べられてきた寛骨臼骨片を生じさせる（図 5.13)[16]。衝突力はまた、大腿骨頸部の骨頭下に透過性を生じさせることもある

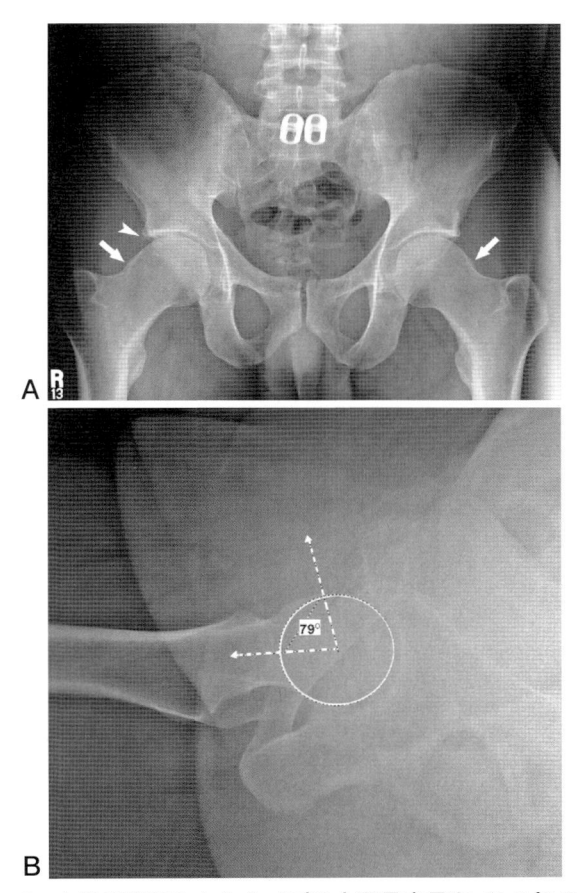

図 5.10　左股関節痛とカムタイプの大腿骨寛骨臼インピンジメント（FAI）を有する 41 歳男性
A：骨盤の前後像で、両側の大腿骨頸部の上外側に骨形成を認める（白矢印）。右の寛骨臼の関節唇に骨化を認める（白矢頭）。
B：左股関節のクロステーブル側面像では、異常に拡大した α 角を伴う骨頭の非球型性を認め、これは大腿骨寛骨臼インピンジメントのカムタイプのメカニズムにみられる。

（図 5.14）。この関節内の囊胞は滑膜ヘルニアと呼ばれてきており、新生物との混同を避けるために、はじめは正常範囲での変異であると述べられていた。この関節内の囊胞は、現在では、特に大腿骨頸部の前上側に存在する場合に FAI

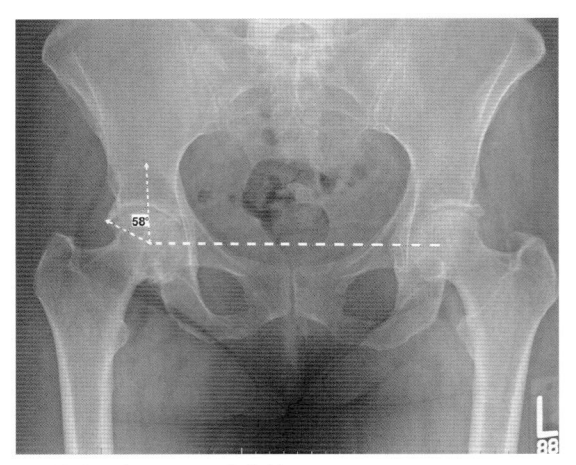

図 5.11　股関節痛を有する 48 歳女性
辺縁の骨棘と寛骨臼突出による変性変化が、ピンサータイプの大腿骨寛骨臼インピンジメントを誘発する。ピンサータイプの FAI では、寛骨臼の過度の被覆が関節可動域を制限し、寛骨臼と大腿骨の衝突を引き起こす。

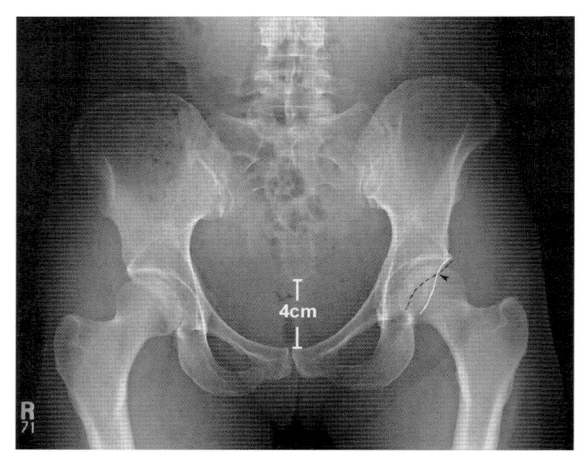

図 5.12　限局的な寛骨臼の過度な被覆とピンサータイプの大腿骨寛骨臼インピンジメントを有する 36 歳女性
骨盤前後像では、寛骨臼の前壁（黒点線）が後壁（白実線）と上外側で交わっている。交差している点は黒矢頭で示してある。これが異常なクロスオーバーサインであり、限局的な寛骨臼の過度の被覆を示す。

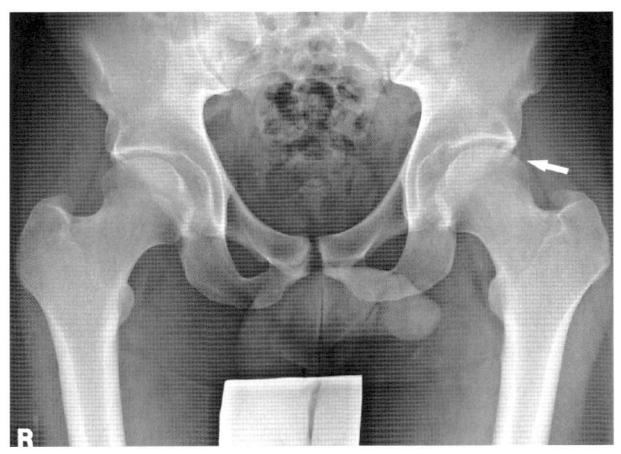

図 5.13　左股関節痛と寛骨臼骨片を有する 29 歳男性
骨盤前後像では、左の寛骨臼前外側に隣接する小骨（白矢印）を認め、これは大腿骨寛骨臼インピンジメントの二次的な徴候である。

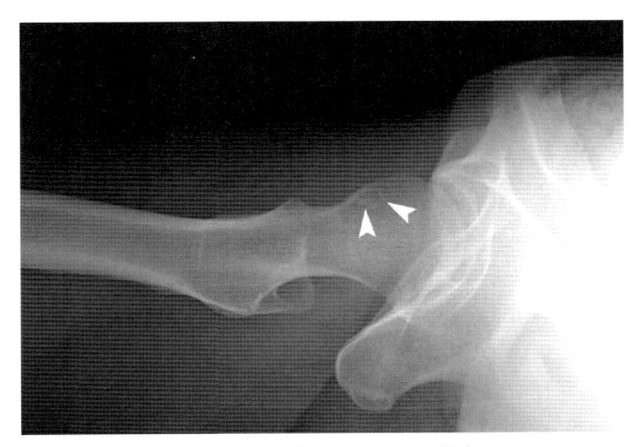

図 5.14　股関節痛と滑膜ヘルニア穴を有する 26 歳女性
クロステーブル側面像では、大腿骨頸部前外側の皮質下に透過性（白矢頭）を認め、これは大腿骨寛骨臼インピンジメントの二次的な徴候を示す。

の特徴として認識されてきている[17]。最後に、慢性的な衝突は関節唇自体の骨化を引き起こす可能性がある[18]。この骨化パターンは寛骨臼の骨化とは異なるが、どちらの骨化も FAI に関連しているためその違いはさほど重要ではない。

関節唇断裂

関節唇断裂はアスリートにおいて、股関節痛の潜在的な原因であることが現在では広く認識されている。患者はクリッキングやロッキングに関連する、もしくはしない股関節痛を訴える。DDH を有する患者では関節唇断裂に進行するリスクが高い。

CT 関節造影によって診断が確定されるかもしれないが、関節唇断裂は高画質の MRA[2]の使用によって最もよく診断される。MRA は筋、腱などの周囲組織の優れた評価を可能にし、CT では得ることができない重要な付加的情報を与える。患者に対して負担の繰り返しや、不要な画像検査を避けるために、股関節鏡視下術の経験豊かな外科医に潜在的な股関節病変に対する適切な評価について相談することは重要である。

関節唇の病理学変化は、MRA では異常な形態、異常な内部シグナル、分離のようなさまざまな所見として現れる。傍関節唇嚢腫（paralabral cyst）は、関節唇の欠損した部分を通して関節液が押し出されることによって生じることから、隣接する関節唇病変の重要な指標である。

股関節の靱帯

靱帯と関節包の傷害や異常は肩関節でよく認識されているが、生まれつき安定性がある股関節では実際にはあまり知られていない。しかし、股関節の亜脱臼はアスリートでも起こり、股関節の関節包と靱帯が損傷する可能性はある[2]。亜脱臼によって円靱帯が断裂することもある。靱帯は肥厚することや断裂することがあり、その結果として痛みが生じる。関節包や靱帯の病理学的変化は MR によって最良な診断が可能である。急性期では、関節包や靱帯の明らかな断裂を観察することができる。

関節包の肥厚は MRI 上で確認されるかもしれないが、現時点ではこの診断基準は広く認められてはいない。関節包が肥厚する原因は明らかになっていな

いが、この所見は変形性関節症患者においてより一般的にみられる。股関節において、関節包の肥厚と癒着性関節包炎の関係は明らかにされていないが、肩関節でよく言われていることを考慮すると、これらの所見が関係しやすいことを疑う必要がある。

腱

多くの腱が股関節周囲には存在し、これらは慢性もしくは急性の股関節痛の原因となりうる。一般的には、腱の疾患はX線学的所見とは関連しない。重要な例外は石灰沈着性腱炎である。この存在はハイドロキシアパタイト沈着症（HADD）としても知られており、肩にみられやすい突発性の病態である。しかし、股関節においても腱へのハイドロキシアパタイト結晶の沈着は確認することができ、股関節痛に関連するかもしれない（**図5.15**）。股関節の近くでHADDがよく観察される部位は、大転子（股関節外転筋群）の外側や上方の軟部組織と、粗線（大殿筋）後方の軟部組織である。

股関節や鼠径部における腱の変性もしくは断裂はMRI上で最もよく評価できる。腱の病理学的変化のMRI上での所見は疾患の程度による。正常ではすべての画像で、腱は黒色で、骨への停止部も黒色である。腱の急性の剝離や断裂は流体高感度法（T2強調画像もしくはSTIR画像など）で容易に観察でき、腱と骨の結合部に増強した信号（白）として現れる。増強した信号は、隣接する骨にも現れるかもしれない。腱の慢性の剝離や断裂は画像上ではわずかに見える程度であるが、もし傷害に異所性骨化や、関連する筋肉の退縮と萎縮を伴う場合には、判読がより容易になる。

いくつかのケースでは、腱障害としても知られている腱の退行変化が、アスリートにおける慢性痛と関連しうる。腱の慢性疾患はMRI上で拡大や、内側の信号増強として明らかとなる。腱の慢性退行変性はMRIでは容易に見逃され、大転子滑液包炎の多くのケースが、本当は、股関節外転筋群の腱障害であるとされている[19]。

▶弾撥腱

場合によっては、股関節の弾撥感として反応する可能性がある。もし、鼠径

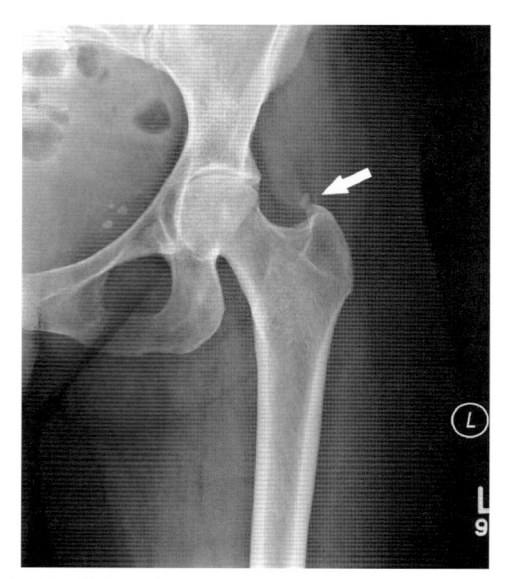

図 5. 15　左股関節痛と股関節外転筋群に石灰沈着性腱炎を生じた 42 歳女性
左股関節の前後像は、大転子のすぐ上方に股関節外転筋腱の石灰化を示している（白矢印）。

部に弾撥が生じた場合、腸腰筋腱が恥骨上行枝の骨突起部上で弾かれているのかもしれない。大腿筋膜張筋は大転子で弾かれる場合があり、外側部に徴候が生じる。両者の状態は US で容易に確かめられる[20]。腸腰筋の弾撥は、関節内視鏡下ガイドによる腸腰筋滑液包への注射で確かめたうえで、うまく治療できる[21]。

スポーツマンヘルニア
　スポーツマンヘルニアと呼ばれているものは、アスリートにおける鼠径部痛の重要な原因として最近認識されてきた[22]。患者は、痛みの急性もしくは慢性の発現を訴えることがあり、この痛みはツイスティングや腹筋運動により悪化する。スポーツマンヘルニアは、ヘルニアがこの症候群を伴う大半の患者において鼠径部痛の原因とはならないことから、誤った名称であり、多くの専門家

はこの臨床的な複雑性を表すためにアスレチックプバルジアという用語を好んで使用している。これらの患者は、恥骨の不安定性の結果として、内転筋群の起始部と（もしくは）恥骨結合上の腹直筋の停止部に断裂を生じている。恥骨の不安定性は単純 X 線写真上で恥骨骨炎の所見を示すかもしれない。恥骨骨炎は X 線写真上で侵食を伴う硬化として現れ、感染と似ている。スポーツマンヘルニア/恥骨骨炎の複雑な状態は MRI 上でよく観察できるが、この存在の所見を探そうとしない判読者は用意に見逃してしまう。内転筋群の起始部または腹直筋の停止部の剥離では、T2 強調画像で恥骨結合のレベルの信号が増強する特徴がある[23,24]（図 5.16）。症状のない者に陽性結果は起こりうるので、すべての画像所見と同様に、X 線写真または MRI による結果を身体的検査所見と合わせて解釈するべきである。

▶筋　肉

　下肢の筋傷害はとても生じやすい。これらの傷害の画像は確定診断だけでなく、治療と予後を決定するうえで必要となる。筋傷害は研究目的では異なる段階に分類されているが、臨床的な見方では、傷害は最小限の安静を要する稀な場合と、大多数のより長い回復期間を要する場合に分けられる[25,26]。

　筋傷害は通常は X 線写真では観察できない。異所性骨化は軟部組織傷害の後遺症であり、単純 X 線写真で観察できる。X 線写真上で異所性骨化を認識するのは、腫瘍との混乱を避けるためにとても重要である[27]。多くの患者は鈍的な傷害と、これに続発した重度の痛みと腫脹の既往を報告する。初期の X 線写真は異常を示さないかもしれない、もしくは所見はわずかで特色のはっきりしない密度に限定されるかもしれない。この状態は数週間で帯状の骨化という典型的なパターンに急に進行し、これによって X 線学的に本疾患と腫瘍が区別される（図 5.17）。

　急性の筋傷害は、経験のある者が検査を行えば、US により迅速に評価できる。US による傷害の徴候には筋線維断裂と血腫が含まれる[28]。血腫の存在は重度の傷害の指標である。筋の慢性傷害は US 上では、古い傷害を示唆する局所的な萎縮と筋腱接合部の肥厚を伴うようなわずかな所見であるかもしれない。MRI では筋、腱、骨の全体な評価が可能であるため、筋傷害は MRI の画像で最

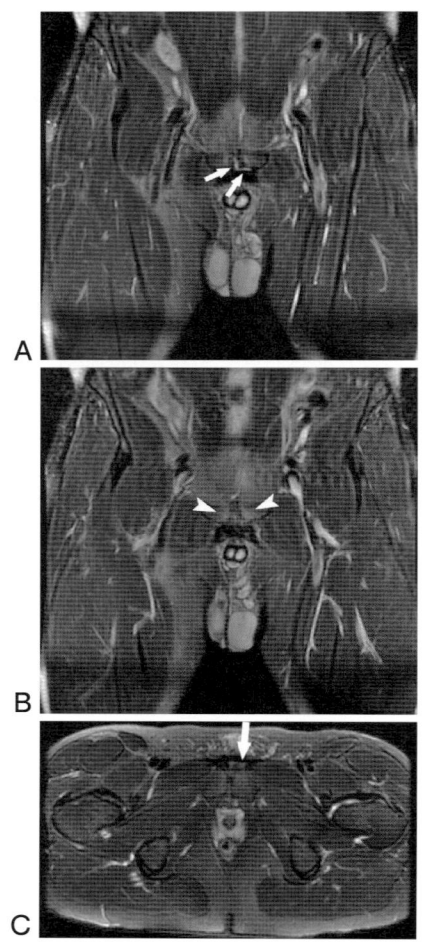

図 5.16 左鼠径部痛、恥骨骨炎、長内転筋剥離を有する 38 歳男性

A：骨盤の冠断面脂肪抑制 T2 強調画像では高 T2 信号（白矢印）の直線的な裂溝を認め、これは内転筋腱起始部の断裂を意味する。
B：骨盤の冠断面脂肪抑制 T2 強調画像では、恥骨結合内の骨髄腫脹（白矢頭）を認め、これは恥骨骨炎を示す。
C：骨盤の横断面脂肪抑制 T2 強調画像では、左の長内転筋起始部の正常な黒い部分に置き換わって、高信号（白矢印）を認め、これは断裂を示す。

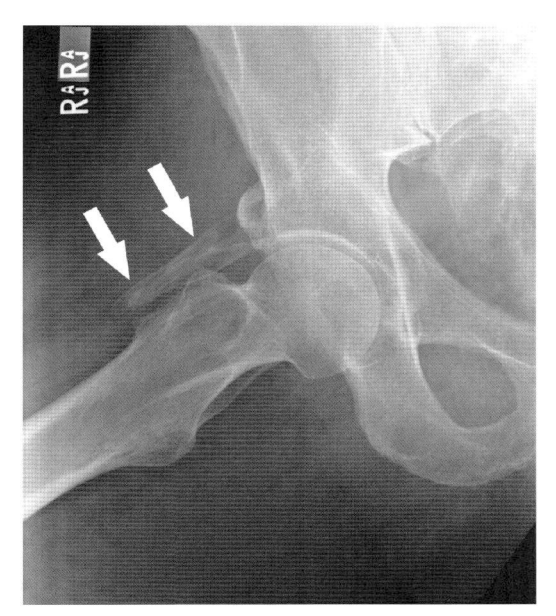

図 5.17 右の股関節痛と骨化性筋炎を有する 44 歳男性
右股関節のフロッグレッグ側面像は、大腿骨頸部の後外側部の軟部組織における異所性骨化を示している（白矢印）。

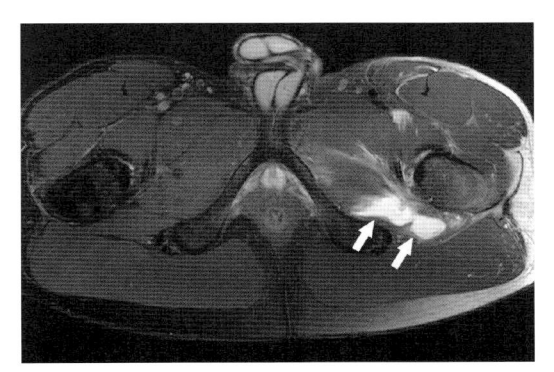

図 5.18 フットボール競技中にポップ音と左鼠径部の急性痛で発症し、筋断裂を生じた 19 歳クォーターバック選手
左股関節の脂肪抑制 T2 強調横断画像では、内転筋実質に重度の断裂を示唆する血腫（白矢印）を認める。

もよく捉えられる。MRIは急性期および慢性期の傷害を正確に評価し、特徴を捉えることが可能である[29,30]。2カ所以上に同時に生じる傷害は非常によくみられるため、筋傷害が臨床的に懸念される場合には、四肢全体と骨盤の画像を取るべきである。T2強調画像での筋内の信号の増強は急性断裂の指標であるが、挫傷、遅発性筋肉痛、脱神経のような他の原因でも同様のMRI所見を示す。血腫の存在は重度の外傷の視標である（**図5．18**）。

文　献

1. Anderson K, Strickland SM, Warren R. Hip and groin injuries in athletes. Am J Sports Med 2001；29：521-531.
2. Armfield DR, Towers JD, Robertson DD. Radiographic imaging of the athletic hip. Clin Sports Med 2006；25：211-239.
3. Valimaki VV, Alfthan H, Lehmuskallio E, et al. Risk factors for clinical stress fractures in male military recruits：a prospective cohort study. Bone 2005；37：267-273.
4. Mattila VM, Niva M, Kiuru M, Pihlajamaki H. Risk factors for bone stress injuries：a follow-up study of 102,515 person-years. Med Sci Sports Exerc 2007；39：1061-1066.
5. Kiuru MJ, Pihlajamaki HK, Ahovuo JA. Fatigue stress injuries of the pelvic bones and proximal femur：evaluation with MR imaging. Eur Radiol. 2003；13：605-611.
6. Anderson MW, Kaplan PA, Dussault RG. Adductor insertion avulsion syndrome（thigh splints）：spectrum of MR imaging features. AJR 2001；177：673-675.
7. Song WS, Yoo JJ, Koo KH, et al. Subchondral fatigue fracture of the femoral head in military recruits. J Bone Joint Surg Am 2004；86A：1917-1924.
8. Dorne HL, Lander PH. Spontaneous stress fractures of the femoral neck. AJR 1985；144：343-347.
9. Lee JK, Yao L. Stress fractures：MR imaging. Radiology 1988；169：217-220.
10. Kocher MS, Tucker R. Pediatric athlete hip disorders. Clin Sports Med 2006；25：241-253.
11. Ozonoff MB. Pediatric Orthopedic Radiology, 2nd ed. Philadelphia：WB Saunders Co；1992.
12. Bencardino JT, Palmer WE. Imaging of hip disorders in athletes. Radiol Clin North Am 2002；40：267-287.
13. Tannast M, Siebenrock KA, Anderson SE. Femoroacetabular impingement：radiographic diagnosis- what the radiologist should know. AJR 2007；188：1540-1552.
14. Delaunay S, Dussault RG, Kaplan PA, Alford BA. Radiographic measurements of dysplastic adult hips. Skeletal Radiol 1997；26：75-81.
15. Ganz R, Parvizi J, Beck M, et al. Femoroacetabular impingement：a cause for osteoarthritis of the hip. Clin Orthop Relat Res 2003；417：112-120.
16. Reynolds D, Lucac J, Klaue K. Retroversion of the acetabulum：a cause of hip pain. J Bone Joint Surg 1999；81B：281-288.
17. Leunig M, Beck M, Kalhor M, et al. Fibrocystic changes at anterosuperior femoral neck：prevalence in hips with femoroacetabular impingement. Radiology 2005；236：237-246.
18. Ito K, Leunig M, Ganz R. Histopathologic features of the acetabular labrum in femoroacetabular impingement. Clin Orthop Relat Res 2004；429：262-271.
19. Kingzett-Taylor A, Tirman PF, Feller J, et al. Tendinosis and tears of gluteus medius and

minimus muscles as a cause of hip pain : MR imaging findings. AJR Am J Roentgenol 1999 ; 173 : 1123-1126.
20. Cardinal E, Buckwalter KA, Capello WN, Duval N. US of the snapping iliopsoas tendon. Radiology 1996 ; 198 : 521-522.
21. Vaccaro JP, Sauser DD, Beals RK. Iliopsoas bursa imaging : efficacy in depicting abnormal iliopsoas tendon motion in patients with internal snapping hip syndrome. Radiology 1995 ; 197 : 853-856.
22. Kemp S, Batt ME. The "sports hernia" : a complex cause of groin pain. Phys Sports Med 1998 ; 26 : 59-65.
23. Robinson P, Barron DA, Parsons W, et al. Adductor-related groin pain in athletes : correlation of MR imaging with clinical findings. Skeletal Radiol 2004 ; 33 : 451-457.
24. Cunningham PM, Brennan D, O'Connell M, et al. Patterns of bone and soft-tissue injury at the symphysis pubis in soccer players : observations at MRI. AJR 2007 ; 188 : W291-W296.
25. Connell DA, Schneider-Kolsky ME, Hoving JL, et al. Longitudinal study comparing sonographic and MRI assessments of acute and healing hamstring injuries. AJR 2004 ; 183 : 975-984.
26. Slavotinek JP, Verrall GM, Fon GT. Hamstring injury in athletes : using MR imaging measurements to compare extent of muscle injury with amount of time lost from competition. AJR 2002 ; 179 : 1621-1628.
27. McCarthy EF, Sundaram M. Heterotopic ossification : a review. Skeletal Radiol 2005 ; 34 : 609-619.
28. Peetrons P. Ultrasound of muscles. Eur Radiol 2002 ; 12 : 35-43.
29. Boutin RD, Fritz RC, Steinbach LS. Imaging of sports-related muscle injuries. Radiol Clin North Am 2002 ; 40 : 333-362.
30. Bencardino JT, Mellado JM. Hamstring injuries of the hip. Magn Reson Imaging Clin N Am 2005 ; 13 : 677-690.

第6章 成人の股関節・骨盤傷害

クリニカルパール

- 股関節痛は、股関節、鼠径部、股関節周囲の筋、仙腸関節、腰椎、腹部、骨盤などが原因で生じる可能性がある。
- 股関節・骨盤を前部・側部・後部に分けることは、股関節痛の病因を調べる臨床的検査を簡略化するために有用である。
- 保存療法を行っても股関節・鼠径部・骨盤の痛みが持続するアスリートの場合、ヘルニアを考慮する必要がある。
- 機能的脚長差は股関節や骨盤周囲の筋のバランス不良によって生じ、さらに生体力学的な問題を伴う。

ケースプレゼンテーション

　29歳、男性。18カ月前から股関節に間欠的な痛みがあり、2週間前から症状が徐々に悪化したため来院した。ソフトボールと野球と5～8km程度のランニングを週に3日、ウエイトトレーニングを週に2～3日行っており、傷害歴はなし。はじめはランニングや重労働をしたときのみ痛みを感じたが、今では歩くだけでも痛みを感じるようになり、大腿外側部から膝に痛みやタイトネスが広がっている。筋力低下、刺すような痛み、弾撥感はなく、全身症状や膀胱直腸障害もなし。安静、アイシング、抗炎症薬以外の治療は行っていない。上記のような検査結果であるが、活動を再開すると症状が再発する。

▶身体的検査

　身体的検査では紅斑、浮腫、斑状出血はみられなかった。股関節可動域は正常で痛みはないが、股関節屈曲、外転、外旋の最終域で痛みが生じる。大転子、

大腿筋膜張筋（TFL）、中殿筋に圧痛を認める。ログロールテスト、股関節の屈曲・外転・外旋テスト（FABERテスト）、Gaenslenテスト、Gilletテスト、梨状筋テストは陰性であった。筋力は股関節屈曲、伸展、内転で5/5、外転は4+/5であった。感覚は正常で、神経血管系の損傷はなし。Oberテスト、Elyテスト、Thomasテストは陽性、長座位下肢長テストは正常であった。患側にTrendelenburg徴候の代償がみられるが、Stinchfieldテスト、Fulcrumテストは陰性であった。両側に軽度の扁平足がみられる。現時点では画像検査は行われていない。

はじめに

　股関節・骨盤傷害は、成人における筋骨格系疾患の5〜6％を占める。関節に大きな力が加わり、過剰な動きが生じるランニング、ジャンプ、ダンス、サッカーのような運動での発症率が高い[1]。股関節・骨盤の傷害は、アスリート、治療者の両方にフラストレーションが生じる疾患である。股関節の病変は股関節や他の部位（例、膝）に痛みを生じさせ、さらに股関節周囲構造の疾患や障害は、股関節に関連痛を引き起こす。このことは、筋骨格系疾患か否かをも含んだ広範囲に及ぶ股関節痛の鑑別診断を必要とさせる（**表6.1**）。そのうえ、さまざまな軟部組織や骨組織が傷害を受けることや、さらに急性・亜急性・慢性ということも関わってくるので、評価は困難になることが多い。本章では、股関節・骨盤痛によくみられる筋骨格系の病因と、関連する症状や治療について述べる。股関節・骨盤痛へのアプローチを簡略化するために、痛みの原因が前部・側部・後部のいずれにあるかで分類する（**表6.2**）。分類した領域に関連痛を生じさせる骨盤や股関節以外の多くの問題の詳細については、本章の範囲を超えている。賢明な治療者であれば股関節・骨盤痛の原因への関与を明らかにするために、腹部や脊柱、また適切であれば生殖器の検査を行うだろう。

股関節・骨盤の前部痛

▶内転筋の挫傷（鼠径部のつっぱり）

　股関節の内転筋には、長内転筋、大内転筋、短内転筋、恥骨筋、薄筋がある。アスリートにおいて内転筋の挫傷は鼠径部、股関節痛の最も一般的な原因であ

表 6.1　骨盤、股関節痛の鑑別診断

股関節、骨盤	大腿部
大腿骨頸部疲労骨折	筋挫傷
恥骨枝疲労骨折	長内転筋
恥骨骨炎	大腿直筋
弾撥股	腸骨筋
寛骨臼唇断裂	縫工筋
滑液包炎（腸恥包，転子包）	薄筋
阻血性壊死	大腿筋膜張筋
変形性関節症	ハムストリングス
滑膜炎もしくは被膜炎	大腿ヘルニア
股関節脱臼	リンパ節腫脹症
大腿骨寛骨臼インピンジメント	知覚異常性大腿神経痛
殿部の過緊張/挫傷	**腹　部**
梨状筋症候群	腹直筋下位腹壁の挫傷
尾骨損傷	鼠径ヘルニア
腸骨稜の挫傷	腸骨鼠径神経絞扼
腰　部	スポーツヘルニア（ホッケー選手症候群）
仙腸骨炎	腹部臓器疾患
仙腸関節機能不全	腹部大動脈瘤
坐骨神経痛	虫垂炎
神経根インピンジメント	憩室炎
椎間板の退行変性	炎症性腸疾患
腰仙部の捻挫	骨盤内炎症性疾患
	性感染症
	卵巣膿腫
	子宮外妊娠

り、長内転筋が最も受傷しやすい[2]。内転筋の挫傷は急な方向転換、短距離走、外転位にある脚に対して加わる外旋力、カッティング動作中の股関節内転時にかかる強力な外転ストレス、スケート中の振り出し脚の繰り返される外転などが原因で起こる。内転筋と内在筋のタイトネスによる筋力の差もまた、挫傷を引き起こす原因となる。内転筋の挫傷はホッケーとサッカーで最もよくみられる。鑑別診断には、阻血性壊死（AVN）、大腿骨頸部疲労骨折、腸腰筋滑液包炎/腸恥包炎、恥骨炎、変形性股関節症、骨盤疲労骨折、ヘルニア、スポーツ性恥骨痛などが含まれる。

　急性傷害では、受傷直後にさすような痛みを鼠径部に訴え、運動は続けられ

表6.2　前方、外側、後方の骨盤痛、股関節痛の概要

股関節前方の痛み	股関節外側の痛み
内転筋の挫傷	外側弾撥股
大腿四頭筋の挫傷	ヒップポインター
大腿四頭筋の打撲	大腿筋膜張筋症候群
腸腰筋の挫傷	転子包炎
腹直筋の挫傷	知覚異常性大腿神経痛
恥骨結合機能不全	**股関節後部の痛み**
恥骨骨炎	ハムストリングスの挫傷
恥骨枝疲労骨折	坐骨包炎
大腿骨頸部疲労骨折	大殿筋の挫傷/打撲
股関節脱臼	中殿筋の挫傷
阻血性大腿骨頭壊死	仙腸関節機能不全/捻挫
変形性股関節症	梨状筋症候群
寛骨臼唇断裂	尾骨損傷
大腿骨寛骨臼インピンジメント	
腸腰筋滑液包炎/腸恥包炎	
スポーツヘルニア	
内側弾撥股	

なくなり、腫脹やあざが生じる。遅発性の斑状出血や軟部組織の腫脹も起こる可能性がある。身体的評価により、恥骨枝辺縁、内転筋や腱の受傷部位に沿って圧痛が認められ、内転の抵抗運動、他動ストレッチ時に痛みが生じるだろう。

通常、診断は臨床的に下されるが、X線検査は骨折や剝離を除外するのに有用である。診断を下すのが難しいのであれば、MRIを撮ることで筋挫傷や腱の部分もしくは完全断裂を裏づけることができる。挫傷が最も頻繁に発症する部位は、長内転筋か薄筋の筋腱移行部である。

治療法は症状の重症度によって決まる。まずアイシング、コンプレッションショーツ、非ステロイド性抗炎症薬（NSAIDs）を使用し、悪化要因を1～2週間避けることで症状軽減を図る。リハビリテーションの目的は、関節可動域の改善、筋萎縮予防、筋力・柔軟性・筋持久力の再獲得である。痛みが許す限り速やかに治療は始めるべきで、初期は抵抗をかけない等尺性収縮を行い、続いて痛みのない範囲での抵抗をかけた等尺性収縮を行う。アスリートならば、炎症が軽減した後にストレッチを開始してもよい。温熱療法は筋腱線維内のコラーゲンの伸張性を増加させるので、この時点でのリハビリテーションに有益

になるだろう[3]。疼痛を悪化させない程度の有酸素運動によって、循環器系の健康状態を維持すべきである。生体力学的な要因の予防や修正を、リハビリテーションプログラムに加えなければならない。痛みなく全可動域で動かせるようになり筋力の70%が回復すれば競技復帰を許可するが（SOR-C）[4]、急性傷害の場合には4～8週間かかり、慢性的な挫傷においては6カ月かかることもある[5,6]。保存療法を数カ月行っても改善しない慢性の長内転筋の挫傷を持つ場合、腱切除術後に改善することが示されていることから、スポーツ整形外科医に紹介することを考慮すべきである。腱付着部の完全断裂は比較的稀であるが、外科的な修復をすることにより一般に予後は良好である（SOR-C）[7,8]。

▶大腿直筋/大腿四頭筋の挫傷

大腿直筋はジャンプ、ランニング、スケート、サイクリングなどで非常に強く働き、オーバーユースになることが多い。大腿直筋は、① 下前腸骨棘（AIIS）からの前方の腱と ② 寛骨臼上縁からの後方の腱、の2つの起始部を持ち、これらは膝蓋腱として結合し脛骨粗面に付着する。大腿直筋の主な動きは股関節の屈曲と膝関節の伸展である。一般的に、筋腱移行部に強い遠心性の負荷がかかり損傷する[9]。

アスリートは大腿前面に「引っ張られる」感じや疼痛を訴え、その痛みは、しばしば大腿や鼠径部に放散する。身体的検査によって股関節屈曲や膝関節伸展に抵抗を加えると痛みが再現され、触診により圧痛や陥凹もしくは腫瘤が認められるだろう。通常、大腿直筋の挫傷は臨床にて診断が下されるが、下前腸骨棘からの剥離が疑わしい場合はX線写真を撮るべきである。

初期治療は、安静、アイシング、圧迫、免荷、愛護的な可動域エクササイズやクアドセッティングを行う。アイスマッサージから超音波へと治療を進めていき、リハビリテーションプログラムの早い段階から交代浴も行うようにする（SOR-C）[10]。筋の急性傷害にNSAIDsを使用することは、48時間以内の場合には抗血小板物質の作用の点から意見の分かれるところだが、48時間以降においては疼痛管理のために使用することが推奨されている（SOR-B）[11-13]。リハビリテーションの目標は、ランニングを再開する前に、筋力、可動域、スポーツ特有のスキルを再獲得することである。筋力トレーニングは、まず求心性収縮で

行い、遠心性収縮に進めていく。求心性のエクササイズは、後ろ向きに歩いたり走ったりすることから始め、前方へのランニングに進めていくと効果的である。膝関節可動域が健側の80％まで回復すれば、ランニングを開始して問題ない（SOR-C）。損傷の重症度にもよるが、試合に復帰するには大抵2～6週かかる。筋力、柔軟性、持久力が完全に回復しないうちにランニングを再開させることは、パフォーマンスの低下や再損傷を引き起こす危険性がある[14]。

大腿四頭筋の部分断裂は筋内に血腫を形成する。血腫の改善につれて、骨化性筋炎を合併する可能性がある。出血により血腫が形成され、筋内で石灰化し、柔軟性が低下する。受傷後24時間、筋を伸張位で保持することは、柔軟性の維持やタンポナーデ効果による出血の減少に効果がある。一般的な症状として、疼痛や触知可能な腫瘤、進行性の可動域制限が認められる。治療については、下記の大腿四頭筋の打撲の項で詳細を述べる。

▶大腿四頭筋の打撲

大腿四頭筋の打撲はコンタクトスポーツにおいてよくみられる傷害で、大腿への直接的な打撃により大腿四頭筋が大腿骨に押し付けられることで生じる。検査により大腿前面に圧痛、腫脹、血腫がみられることが多く、また膝関節屈曲可動域の減少も認められることが多い。大腿直筋/大腿四頭筋の挫傷と同様に骨化性筋炎が合併することもあるが、早期に治療を始めることにより発症を抑えることができる。骨化性筋炎の発症率は9～20％である[15]。

大腿骨骨折を除外するために、X線写真を撮る必要がある。骨スキャンは骨化性筋炎を見つけ出し、病変が進行しているか、十分に成熟（石灰化の休止）したかを判断するために使用する[16]。受傷後数週間は骨化性筋炎による石灰化を裏づけるX線像を示さない可能性があるため、良好な経過を示さない重度な打撲には骨化性筋炎の推定診断がよく下される。肉腫からの遅発性骨化性筋炎を鑑別するために、コンピュータ断層撮影（CT）がよく用いられる。

初期治療は基本的には、大腿直筋/大腿四頭筋の挫傷と同じである。受傷直後から、包帯で圧迫しながらのアイシングを睡眠時を除いて1時間あたり10分間行うことを3～5日間続ける。膝関節の自動屈曲はわずかな不快感が出るところまで、もしくは膝窩に枕を挟んで耐えられる範囲までは維持するべきであ

る。耐えられる範囲での荷重は、痛みのない範囲での自動運動とともに許可する。筋の出血を増加させる可能性がある深部マッサージ、他動的ストレッチ、超音波は避けなければならない。自動屈曲は勧めるべきだし、継続しなければならない。温熱療法や交代浴や筋力トレーニングは腫脹が減少した後に始める。大腿四頭筋の筋長と筋力が健側の90％を獲得できたら競技復帰を許可してもよい（SOR-C）。

骨化性筋炎の治療は大腿四頭筋の挫傷と同様で、診断が下された後の短期間は杖による免荷を行い安静にする。急性期を過ぎると筋機能の制限による股関節の可動域制限が生じる可能性があるため、リハビリテーションの早い段階から自動ストレッチと筋力トレーニングを行うべきである。強いマッサージやマニピュレーションは、血腫や石灰塊の形成を助長させる可能性がある。通常、外科的な治療は適応とならないが、腫瘤が成熟するまでに6～12カ月間経過している場合に適応となる（SOR-C）[17]。競技復帰には必ずしもX線画像上の問題を解決している必要はないが、リハビリテーションでは正常な筋力、柔軟性を獲得することが必須である。患部に保護パッドを装着することも考慮すべきである。

▶腸腰筋/股関節屈群の挫傷

腸腰筋は強力な股関節屈筋群で、股関節が強制的に伸展されたり股関節屈曲中にブロックされたりすることで損傷を受ける可能性がある。このような損傷は、脚を伸ばしてボールを蹴るために衝撃を受けるサッカー選手に生じやすく、ウエイトリフティングや登り坂のランニング、腹筋運動でも生じる。

アスリートは鼠径部に鋭い深部痛を訴え、身体的検査では股関節屈曲の自動抵抗運動、他動的外旋、伸展により痛みが悪化することが多い。初期治療は安静と保護を行い、次に疼痛のない範囲でのリハビリテーションへと進めていく。成人においては、筋腱移行部が部分的もしくは完全に断裂することもある。断裂している場合、競技復帰までに4～6週間かかるだろう[18]。

▶腹直筋の挫傷

腹直筋の起始は恥骨にあり長内転筋の起始に近接しているため、内転筋の損

傷と混同されやすく、合併していることもある。過度の腹筋運動やウエイトトレーニングによって生じることが多く、このような活動時に鼠径部の深部痛が悪化すると訴えることが大半である。鑑別診断には、腹部の病変、性感染症、鼠径ヘルニア、内転筋の挫傷、恥骨骨炎が含まれる。

身体的検査では、恥骨枝上部の触診により再現される痛みと背臥位での両側SLRにより悪化する痛みが示される。治療は相対的な安静、痛みが軽減するまでの症状を誘発させる活動の回避、コアスタビライゼーションを含む理学療法プログラムなどを行う。

▶恥骨結合機能不全

恥骨結合機能不全は、恥骨痛の原因として正しく評価されていない。高速のカッティング動作で傷害を受けることが大半で、内転筋の挫傷を併発することが多い。稀ではあるが妊娠期にもみられることがあり、これは出産時に胎児が骨盤を通る際に骨盤の関節が拡張するためである[19]。また、骨盤の傷害や下肢に対する軸方向への著しい負荷なども機能不全を引き起こす可能性がある[20]。恥骨結合部痛の鑑別診断におけるその他の病因として、恥骨骨炎、恥骨枝疲労骨折が挙げられる。恥骨上部の痛み、圧痛、腫脹、排尿時の恥骨上部の痛み、鼠径部への放散痛、歩行時、階段昇降時、寝返り時、椅子からの立ち上がり時、リフティング時に症状が悪化するなどを訴えるだろう。この痛みにはコツンと音が鳴る感覚（クリック感）を伴うこともある[20]。

身体的検査では、恥骨結節辺縁を触診して前額面上の左右差を評価する。もし恥骨の高さの違いや鼠径靭帯の緊張に左右差があれば、恥骨結合機能不全を示している。ラテラルコンプレッションテストで疼痛が誘発され、稀に結節の高さで触診可能な溝がみられることがある。X線画像のフラミンゴ像は有用であり、左右の荷重像に恥骨結合のずれが少なくとも2mmあれば陽性とみなされる[20]。

高位恥骨もしくは低位恥骨は「アダクタースクイーズ」によって修正できる可能性がある。アダクタースクイーズとは、屈曲した背臥位で股関節を屈曲・外転してもらい、検者は前腕を膝関節の間に置き、もう一方の手で対側の膝をつかむ。膝を5秒間外側に広げることを3回繰り返させ、次に全力で5秒間膝

を内側に閉じさせる。「ポン」という音が聞こえれば、修正されたことを意味する[21]。

もし非対称性が認められなければ、短期間の安静臥床、装具、ガードルやコンプレッションショーツでの骨盤の支持、歩行器や杖を使用した歩行補助、骨盤のスタビライゼーションを含む段階的なエクササイズなどの保存的な治療を行う。NSAIDsは疼痛の管理に有効であり、保存療法に加えて鍼治療や結合部への注射を行うと疼痛が緩和することが示されている[19,20]。

▶恥骨骨炎

恥骨骨面子炎は痛みを伴う疾患で、恥骨結合や周囲の腱付着部に影響を及ぼす。恥骨骨炎は慢性的な炎症状態にある疾患で、カッティング動作、ツイスト動作、片脚でのピボット動作、過剰な左右への動き、頻繁に加速と減速を行う多方向への動きなどが要求されるスポーツでよくみられ、特にランニング、ラグビー、アイスホッケー、陸上ホッケー、フットボール、バスケットボール、サッカーなどに多い[22]。また運動をしている妊婦や出産後の女性にも多くみられ、これは関節がレラキシンホルモンの影響により不安定になるためである[3]。恥骨骨炎の発症には多くの因子が考えられており、仙腸関節の不安定性、恥骨枝の起始部における内転筋による頻回な牽引、ランニングやキック動作に伴う筋のオーバーユースや微細損傷、骨盤の過度な前方もしくは上下の動き、そして股関節可動域の制限などがある[22]。鑑別診断には、恥骨枝疲労骨折、恥骨結合機能不全、ヘルニア、骨髄炎が含まれる。

痛みは恥骨周辺に徐々に始まり、放散痛が会陰部、恥骨上部・前部のみならず、股関節、鼠径部、腹部、大腿近位内側、睾丸、陰嚢にも及ぶことがある。鋭く突き刺すような、焼けるような痛みを訴えることが大半で、大きくまたぐ、ピボット動作（特に片脚で）、ツイスト動作、階段を上る、キック動作、腹筋運動、レッグレイズ、もしくはValsalva法で増悪する可能性がある。特定の活動により、触知可能で音も聞こえるクリック感が結合部にあるとの訴えがあるかもしれない[22]。

身体的検査により、恥骨結合部・恥骨下枝の内転筋起始部の圧痛、周囲筋である内転筋のスパズムによる回旋の制限や骨盤の傾き、股関節の他動的外転、

股関節の自動屈曲・内転で症状が悪化する。ラテラルペルビックコンプレッションや、クロスレッグテストは陽性になることが多い。Trendelenburg は陽性であることが多く外転筋力の弱化を示し、重篤なケースでは股関節と膝関節を屈曲させ疼痛回避性の跛行を示すことがある[22]。

骨盤の X 線前後像と外側像は撮るべきだが、X 線所見が臨床症状よりも 4 週間程度遅れる可能性があることに注意しなくてはならない。病状が進行するにつれ、恥骨の隣接部位の反応性骨硬化、恥骨結合縁の浸食と吸収、そして関節腔の拡大が X 線像に現れるだろう[22]。もし痛みが長期にわたるようならば骨スキャンや MRI を撮るべきで[23]、左右対称の恥骨骨炎の関与が明らかになることが多く、腫脹、腱炎、挫傷、骨盤骨折とは対照的である。不安定性が疑われる場合は片脚立位フラミンゴ像を撮るとよく、恥骨上枝の高さの違いが 2 mm を超えるものを不安定性があると定義している[22]。

さまざまな治療の選択肢が提唱されているが、最初はトレーニングを修正し、炎症の抑制と誘発する行動を避けることから始める。修正トレーニングでは、走行距離の減少、ストライドを大きくしすぎない、下り坂のランニングを行わないようにする。症状の軽減のために NSAIDs とアイシングは使用すべきである。炎症による疼痛が強いようであれば、経口コルチコステロイド剤を使うこともある[22]。恥骨結合周囲へのコルチコステロイド注射は難治性の症状であれば考慮してもよいが[24]、骨髄炎である可能性もあるため、注射の前に血液検査で白血球増加の評価を行わなければならない（SOR-C）[3]。

痛みと炎症が減少したら、計画的なリハビリテーションプログラムを始める。超音波療法や音波泳動法などは疼痛管理に有効だろう。脚長差がもし見つかれば修正すべきである。受傷前レベルへの復帰という目標のため段階的なエクササイズプログラムを活用するべきであるが、治癒には 3〜6 カ月かそれ以上かかるので忍耐力も必要になる。

▶恥骨枝疲労骨折

アスリートが経験する疲労骨折のうち、恥骨枝疲労骨折の割合は少ない。病因は究明されていないが、一般的な見解の 1 つに骨盤の内転筋起始部において筋の張力により骨膜が反応し発症すると言われている。このタイプの疲労骨折

は、距離やスピードの急激な変更を行った長距離ランナーにみられることが多い。潜行性に痛みが発症し、活動すると悪化、休むと軽減すると訴える。痛みは、鼠径部、脛骨部、内転筋部に限局されている[12,25]。

　身体的検査により、恥骨下縁の圧痛、疼痛性跛行、スタンディングサイン（明らかな痛み、もしくは健側の支えなしでは立位がとれない）の陽性が示されるが、股関節の関節可動域は正常であることが多い。受傷後数週間はX線画像で陽性を示さない可能性があり、治癒期の終盤には豊富な仮骨が示され悪性腫瘍と混同されやすい[12]。X線画像が陰性でもなお疲労骨折が疑われる場合にはより高度な画像処理が求められ、骨スキャンやMRIは疲労骨折の早期診断に最も感度が高い検査である[26]。治療は痛みを引き起こす動作を4～6週間回避させる。アスリートは非荷重での活動と内転筋群と股関節包のストレッチを重点的に行い、段階的な機能活動へと進める。3～5カ月で大部分のアスリートが治療に対する反応を示すだろう。さらに栄養摂取量、エストロゲン状態の評価を行い、トレーニングプログラムが許可される。

▶大腿骨頸部疲労骨折

　大腿骨頸部疲労骨折の診断が遅れたり誤ったりすると、阻血性壊死、骨癒合不全、内反変形などの深刻な合併症を伴う、競技人生に関わるような障害になる可能性がある。そのため、この障害を疑うための高度な指標を維持する必要がある。このタイプの骨折は距離や強度の変更を行った長距離ランナーに頻発し、オーバーユース、骨代謝の異常、筋疲労による衝撃吸収能の低下によっても発症する。その他のリスクファクターとして、誤ったトレーニング、不適切な靴の使用、不整地でのランニング、内反股などが含まれる[27,28]。鑑別診断には、阻血性壊死、股関節屈筋腱炎、滑液包炎、ヘルニア、恥骨骨炎が挙げられる。

　訴えとして、活動中止後まもなく寛解する鼠径部・股関節痛、うずくような大腿・膝関節の痛みがあり、夜間痛も頻発する。痛みは高い頻度で、激しい活動や体重負荷と関連している。痛みのため活動が徐々に制限されることが多い。

　身体的検査により、内旋やジャンプしたときの痛み、局所的な筋性防御による二次的な股関節の可動域制限、長軸方向の圧迫での痛み、大転子部の叩打痛、ログロールテスト陽性、FABERテストに伴う痛み、そして疼痛回避性跛行、

疼痛性 Trendelenburg 跛行がみられ、また股関節の最終可動域でも痛みが生じる。完全骨折の恐れがあるため、大腿骨頸部疲労骨折の疑いがある患者には片脚立位ジャンプテストを行うべきではないという考えが多い（SOR-C）。

　もし大腿骨頸部骨折の疑いがあり身体的検査所見からも骨折が示唆されるのであれば、他の障害が立証されない限り骨折は存在するものと見なすべきである。明確な X 線所見は受傷後 2～4 週後までは発現しない可能性がある。骨スキャンは早期診断に最も感度の高い検査であり、痛みが 3 週間未満のものであっても、兆候を示すことが可能である。しかしながら骨スキャンは特異度が低く、陽性適中率はたかだか 68％しかない[29]。MRI は、より高い局在診断、傷害の深刻度の評価、他の部位の疲労骨折、軟部組織疾患の鑑別という点において優れており[12]、そのうえ、大腿骨頸部疲労骨折の診断において感度・特異度の両方で 100％であることが研究によって報告されている[29,30]。

　大腿骨頸部疲労骨折は、伸張、圧迫、転位の骨折に分類できる。離解骨折としても知られる伸張骨折は高齢者に多くみられ、上外側に起こり持続的なストレスで転位が起こる可能性が高いため、すぐに整形外科医に照会しなければならない。

　圧迫骨折は若い世代に多くみられ、大腿骨頸部の下内側部もしくは圧迫側に起こる。もし骨折が大腿骨頸部の幅の 50％未満であれば転位の危険性は低い。痛みがなくなるまで長期の完全免荷を行うことで治療が可能であるが、短期の安静臥床を要することもある。X 線像所見で回復がみられなければ、杖による完全免荷を維持するべきである。X 線写真は毎週撮影し、完全に治癒が立証されるまで続けるべきである。その後、監督下で段階的な活動を再開する。痛みが再発したら 2～3 日の安静をとり、それから許容範囲での活動を再開する。骨折の進行はすぐに整形外科へ照会する目安である[12]。

　転位骨折は伸張骨折と圧迫骨折の組み合わせで、大腿骨頭の転位を引き起こす。このタイプの大腿骨頸部疲労骨折は整形外科的に緊急な事態で、即時の外科的な整復や内固定が必要となる。術後 6 週間の完全免荷を保ち、その後 6 週間の部分荷重を行い、段階的な活動や荷重リハビリテーションプログラムを開始する[31]。活動を再開する正確なスケジュールは、骨折の性質、使用された固定のタイプ、外科医の意向によって変わる。

大腿骨頸部疲労骨折の管理における初期目標は、早期診断と慎重な治療を通じて困難な問題になることを防ぐことである。アスリートには、競技人生に関わる可能性があるような深刻な問題であることを告げなければならない。もし疲労骨折が疑われるようであれば、疑いが晴れるまで健側の脚にて完全免荷を維持すべきである。疲労骨折後、競技復帰や普段の活動を行うまでには4～5カ月もの期間がかかる恐れがある。

▶股関節脱臼

股関節は非常に安定した関節で、外すには大きな力を要する（ただし高齢者や骨粗鬆症を併発している場合は除く）。股関節が正常な関節可動域から逸脱し、大腿骨の長軸方向へ強い力が加わることによって脱臼する。前方・後方・中心性の股関節脱臼があり、後方脱臼が90％を占め、前方脱臼はわずか8～15％である[32,33]。少なくとも後方脱臼の70％は自動車衝突事故が原因で[1,34]である。股関節脱臼が生じるためには大きな力が要求される。理由は、臨床医が大腿骨の頸部骨折、骨頭骨折、臼蓋窩の骨折などが合併しているのかを見極めるために高度な指標を維持しなければならないからである。

股関節が脱臼すると激痛を訴えすぐに動けなくなり、股関節を動かそうとすると痛みが悪化する。後方脱臼した股関節は内転・内旋・軽度屈曲位にあるという特徴があり、後方で大腿骨頭を触れることができる。

股関節脱臼は整形外科的な緊急事態である。整復をグラウンドで行うべきではないが、後方脱臼の10～14％に坐骨神経損傷がみられるため神経学的検査を行うことは極めて重要である。確定診断・治療のために、動かないように固定して緊急治療室へ搬送しなければならない[33,35]。股関節傷害の一連のX線撮影は緊急治療室で行われ、股関節の前後像・斜位像を撮影する。一刻も早い治療が必要であるためCTスキャンを整復前に撮ることは一般的ではなく、通常は整復後に行われる。

正確なテクニックによる整復が、大腿骨頭阻血性壊死、坐骨神経損傷、将来の退行変性関節疾患、軟骨融解などを含む発症率低下に最も重要な因子である。24時間後には大腿骨頭への血液の供給が最低水準に至り、24時間後の整復では骨壊死、傷害後関節炎が増加することが示されている。6時間以内に整復す

れば大腿骨頭への血管の早期治癒を増進するため、6時間以上の処置の遅れは避けなければならない（SOR-B）[36]。

股関節脱臼の復位は十分な筋の弛緩、整復に伴う傷害の軽減を図るため全身麻酔下で行われる。股関節整復の一部は、Bigelow、Stimson、Allis、Whistlerの手技が用いられている。股関節整復の詳細については、本章の範囲を超えているので割愛する。

▶大腿骨頭阻血性壊死

成人の大腿骨頭阻血性壊死（AVN）は骨壊死や骨棘形成を引き起こす、大腿骨頭の血液循環が乱れる病態についてまだ明らかになっていない疾患である。血液の供給が失われた部分は、圧潰や進行性の股関節炎が生じることが多い大腿骨頭阻血性壊死の原因は外傷性と非外傷性があり、外傷性の原因は大腿骨頸部の転位骨折や股関節脱臼などが挙げられる。非外傷性の原因は明らかにされていないが、基本的な因子には全身性コルチコステロイドの使用（一般的に高用量）やアルコールの過剰摂取があり、後方視的な評価では本症例の80％に認められる[37]。

通常、荷重や非特異的な股関節の動きなどで悪化する非特異性の鼠径部・股関節痛があり、安静時痛や夜間時痛も起こる。病態が進行していなければ、股関節の可動域や歩容は正常である。両股関節のX線前後像・外側像が最も重要であるが、受傷時の写真は骨折が存在しない限り正常であり、X線上の最初の変化は受傷から3カ月経過しなければ現れない。初期のX線所見は、斑状の硬化像と暗部から構成される、大腿骨頭前後像の骨の減少もしくはモトルの出現である。損傷が進むにつれて病巣部分に圧潰が生じ、退行変性や関節炎が起こる。X線像は正常だとしてもこの疾患の疑いがあれば、阻血性壊死診断検査のゴールドスタンダードに従いMRIや骨スキャンを撮らなければならない[38,39]。MRIは90％以上の感度を有し、特異度も同様に高い。ガドリニウムの使用は病状経過の初期に発見する可能性を高める。これとは対照的に、X線核種スキャンは早期の診断や両側性の疾患では感度が低い（SOR-B）[38]。

管理は疾患の段階にもよるが、外科医と連携を取り組織的に行わなければならない。阻血性壊死の診断には、高度な指標と誘発因子の既往を認識すること

が最も重要な要素である。

▶変形性股関節症

変形性股関節症はさまざまな疾患の末期段階である。50歳以上の患者における股関節前部痛の主な原因になっており[40]、ランナーの股関節痛の原因にもなりうる。変形性股関節症の詳細については第14章で述べる。

▶寛骨臼唇断裂

股関節は肩関節と同様に、臼蓋窩を深める役割を持つ線維軟骨性の関節唇を有している。寛骨臼唇の断裂は通常、滑ったり、捻ったり、脱臼したりするような傷害後に起こり、変形性股関節症と関連することがある。鑑別診断には外側性と内側性の弾撥股、骨壊死、滑膜骨軟骨腫症が含まれる。

典型的症状は、有痛性の引っかかり感・クリック感、ピボット動作やツイスト動作で誘発される鋭い痛み、伸展で悪化する痛み、股関節の脱力感である。身体的検査では、トーマス肢位にて屈曲位から伸展させるとクリック感を触知することができ、関節鏡下での寛骨臼唇断裂の所見と関連していることが多い(SOR-B)[41]。股関節を最大屈曲・外転・外旋させ、内旋・内転を加えながら伸展させることは寛骨臼唇前方損傷の診断に有用であり、また股関節最大屈曲・内転・内旋位から、外転・外旋を加えながら伸展させることは寛骨臼唇後方損傷の検査に有用であることが一部の専門家により報告されている。しかし、Browderらは、この検査の検者間信頼性はわずか48%にすぎないと報告している(SOR-B)[42]。

単純X線写真は、症状の原因となる関節内の他の疾患を示すことができるという点で重要である。MRIは骨壊死、滑膜骨軟骨腫症などを入念にスクリーニングするのに有用である。フルオロスコープ下で行う局所麻酔の関節内注射も寛骨臼唇断裂の診断に有用であり、注射後に症状が改善したら関節内に病因がある可能性が非常に高い(SOR-C)[43]。関節鏡検査や磁気共鳴関節造影(MRA)は寛骨臼唇断裂の診断に最適であり、MRAの感度は90%以上であると報告されている(SOR-B)[44]。

抗炎症薬を用いた保存的治療やリハビリテーションは効果的である。著者の

一部は診断が下った時点で4週間の免荷を推奨しているが、この治療によって症状が改善したのは患者のおよそ13％にすぎない[43]。保存的治療で効果がなかった場合、関節鏡による外科的な治療介入を行うべきである。これも、多くの専門家たちがよく用いる治療方法である（SOR-C）[45]。

▶大腿骨寛骨臼インピンジメント

大腿骨寛骨臼インピンジメント（FAI）は、大腿骨頭頸部の移行部前部と隣接する寛骨臼唇上前部の衝突によって生じる。臨床所見や画像所見からFAIを正しく評価するのは困難かもしれない。しかし、解剖学的に正常で関節内圧に異常がないにもかかわらず、若年層における変形性股関節症の原因になると考えられているため、この疾患に精通しておくことは重要である[46,47]。臨床的には鼠径部痛や大転子部痛[46]のほかに擦れるような感じや弾撥感があり、股関節の屈曲や内旋、長時間の座位で痛みを訴える。検査では、股関節内旋の可動域制限が他の関節可動域と比較して顕著に認められる。股関節を90度屈曲・内転・内旋させて症状を誘発するインピンジメントテストを行うと、ほとんどの場合陽性となる（SOR-C）[47]。

FAIの画像所見は、単純X線写真、CTスキャン、MRI、MRAで見ることができる。異常な点をいくつか挙げると、大腿骨頸部外側の衝突による大腿骨頭頸部外側の異常、寛骨臼縁に存在する小骨、滑液包ヘルニアのくぼみ、寛骨臼の過被覆、硝子軟骨の異常、寛骨臼唇断裂である。ある研究では、FAIの患者の100％に寛骨臼唇の病変の兆候があると報告している（SOR-C）[48]。FAIは従来から外科的に治療されている[49]。

▶腸腰筋／腸恥包滑液包炎

滑液包炎は関節や骨性の隆起と結びついた包状の空洞の炎症である。一般的に、股関節・骨盤、坐骨包・腸恥包・転子包において発症することが多い。坐骨包、転子包炎は股関節後方の痛み、外側の痛みの項で各々述べる。股関節の滑液包炎は、ほとんどの場合過剰な摩擦による炎症（最も一般的）と傷害後の損傷の2つのメカニズムに分けられる。直接的な打撃や打撲は滑液包内に出血を引き起こし、その結果血腫を形成する。腸腰筋滑液包／腸恥包は人体で最大の

滑液包で、アスリートの15%が股関節腔とつながっている[50]。滑液包炎は股関節屈筋群の活動を多く求められるスポーツ（サッカー、バレエ、アップヒルランニング、ハードル走、ジャンプなど）と関連し、アスリートにとって著しい障害となる。

　鼠径部に急性の強い深部痛が生じ、股関節・大腿の前方にまで広がることがある。正常に歩行できないほどの痛みのため、脚を引きずり、弾撥感を伴うことも少なくないが、股関節屈曲・外旋位をとることで症状が軽減する[51]。痛みは、腸腰筋腱が腸恥隆起に引っかかることと関連していることが多い。股関節の伸展（腸腰筋のストレッチ）や、背臥位で踵を床から約15度挙上して腸腰筋を分離することで症状が悪化する[52]。大腿三角の深部にある腸腰筋の筋腱移行部を触診することで疼痛が誘発される[50]。MRIでは、腸腰筋/腸恥包滑液包炎を伴う筋に沿って、貯留液が認められる[53]。

　ほとんどの場合、手術は行わずに安静、アイシング、NSAIDs、腸腰筋のストレッチなどを行う、保存療法で良好な結果が得られない場合は、コルチコステロイド注射や、腸恥包が付着する小転子に隣接した、腸腰筋腱や滑液包の切除が必要になるだろう[50]。

▶スポーツ性恥骨痛（スポーツヘルニア）

　スポーツ性恥骨痛については意見が分かれており、ホッケー選手症候群、Gilmoreグローイン、スポーツヘルニア、スポーツ性恥骨痛などと呼ばれているが、本章では簡便にするためにそれらすべてをスポーツヘルニアとして分類する。スポーツヘルニアは鼠径管の後壁の損傷を伴い、腹横筋や結合した腱（内腹斜筋と腹横筋の腱付着部）の断裂により発症する。内鼠径壁である内腹斜筋と外腹斜筋の腱膜も損傷する可能性がある[3,54-56]。これは女性よりも男性に起こることが多く、概して、サッカー、フットボール、ラグビー、アイスホッケーなどのようなツイスト動作やターン動作など素早い動きが求められるスポーツで起こる。スポーツヘルニアは腹壁後部を損傷するだけなので、より一般的な鼠径ヘルニアとは異なり、臨床的にみられる脱腸は伴わない。鑑別診断には、内転筋損傷、恥骨骨炎、もしくは真の鼠径ヘルニア、大腿ヘルニアが含まれる。

　片側の鼠径部に痛みが生じ、運動によって悪化する。慢性的な例では日常生

活動作で痛むこともある。通常は潜行性に発症し痛みが股関節に放散することもある。急激な動きや腹筋運動で腹腔内圧を増加させることでも疼痛が悪化する。検査は通常、陰嚢の皮膚を指で反転させ、結合腱、恥骨結節、鼠径部中央部を触診して痛みを診ることで行われる。X線撮影は他の疾患を除外するために重要である[3]。

この疾患群の治療は意見の分かれるところである。最も基本的な初期治療は安静で、続いて監視下でコア/骨盤スタビライゼーションや筋力トレーニング、柔軟体操などの理学療法を行い、身体活動の緩やかな回復を図る。アスリートは、急激な鋭いカッティング動作を避けなければならない。運動を休むことができない場合は、治癒にかなりの日数を要する。NSAIDsを補助的に使用することや、アイスパックを20～30分間、1日に3～4回、当てることも大事である（SOR-C）。保存療法の効果がない場合は、検査のために外科医に紹介すべきである[57-59]。

▶内側性弾撥股

弾撥股症候群の病態は、股関節屈曲・伸展時の弾撥感や疼痛である。弾撥股が起きる原因は外側性と内側性に分けることができ、内側性はさらに関節外と関節内に分けることができる。ダンスやランニング（特にハードル）をしており、明確な傷害歴のない10代後半から20代に好発する[60]。外側性の弾撥股は、**股関節外側と骨盤の痛み**の項で述べる。

通常、関節外の内側性弾撥股は腸腰筋腱に関連した病変を伴う。腸腰筋は腸骨と仙骨翼を主な起始とする腸骨筋と、T12からL5の椎骨と椎間板を起始とする腰筋との集合体である。腸腰筋の一部の腱は、骨盤上の下前腸骨棘（AIIS）の外側縁や腸恥隆起の内側縁の溝を通る。小転子に隣接した前中央部の骨性隆起上を、小転子に付着する前の腸腰筋腱の一部が通る。腸腰筋滑液包は股関節包前部と腸腰筋腱の一部の深層に位置する[61-63]。股関節を屈曲・外転・外旋位にした際に、腱の一部が大腿骨頭の前面外側、股関節包の外側部に位置する。股関節を伸展・内転・内旋するに伴い、腱の一部が大腿骨頭と関節包の内側を通ることで弾撥感を引き起こす[60]。その他の原因として、腸恥隆起や小転子の骨稜上での腸腰筋腱の弾撥、股関節包前部上での腸骨大腿靭帯の動き、坐骨上で

の大腿二頭筋長頭の起始部の動きなどが挙げられる。腸腰筋滑液包炎もまた、有痛性の弾撥股を引き起こす可能性がある。

関節内の弾撥股は、寛骨臼唇疾患で生じる遊離体、寛骨臼や大腿骨頭の軟骨の病変、突発性・再発性の亜脱臼、そして滑膜骨軟骨腫症で生じやすい[61]。

音がしてたびたび痛み、股関節の動きに伴い弾撥感がすると訴える。内側性のタイプでは鼠径部や股関節前部で弾撥が生じる。通常関節外の弾撥股は、潜行性に発症したり腸腰筋の滑液包炎で引き起こされたりする。ほとんどは、特定の股関節の動きで弾撥を自発的に再現することができる。パフォーマンスが低下することは稀であり、関節内のタイプとは対照的である。傷害後に弾撥感や雑音が突然出現し、弾撥感よりも雑音が出るという訴えが多い。弾撥の再現は比較的困難で、パフォーマンスは制約を受けることも受けないこともある。

内側性弾撥股の身体的検査では、背臥位にて屈曲・外旋・外転位から他動的に伸展・内旋・内転させ、腸腰筋腱が大腿骨頭や関節包の外側から内側へ通ることで弾撥が生じることを明らかにする。もし原因が関節外であれば、腸腰筋腱や股関節前部をしっかりと圧迫することで弾撥を防ぐことができるだろう[61,64,65]。関節内の弾撥はスカーテストにて明らかにされるだろう。

単純X線撮影には前後像、フロッグレッグ像、外側像が含まれ、弾撥股が認められるアスリートでも正常なことが多いが、骨折や、遊離体、異形症、滑膜骨軟骨腫症などの稀有な病因を除外するために必ず行わなければならない。関節内コントラストを伴うMRIは、寛骨臼唇損傷、骨軟骨骨折、遊離体などを含む関節内因性の弾撥股を評価するために用いられる。関節外因性弾撥股では、MRI（関節内コントラストを伴わない）は腸腰筋腱の肥厚と腸腰筋滑液包の炎症を示すだろう。静的または動的超音波検査もまた、内側性の弾撥股の診断に有益である。静的超音波検査では、腸腰筋腱の肥厚、肥大した滑液包、腱周膜に液貯留を示し、動的超音波検査では、痛みや弾撥に応じた急激な腱の異常な動きを明らかにする[66,67]。バルソグラフィーやテノグラフィーもまた内側性・外側性の弾撥股の診断に用いられるが、検査技師によるところがあるためあまり用いられることはない[61]。

関節外因性内側性弾撥股の治療は手術を行わず、安静、活動修正、NSAIDs、リハビリテーションなどが中心となる。股関節屈筋のストレッチや筋力トレー

ニング、骨盤や骨盤周囲のモビライゼーション、アライメントエクササイズなどを行うことは痛みを緩和するために有効である。また、股関節屈筋腱のタイトネスが骨盤の前傾によって引き起こされる可能性があるので、コアスタビライゼーションやペルビックティルトを行うべきである[61]。他の方法としては、滑液包へのコルチコステロイド注射、反復性の弾撥股を回避する方法をバイオフィードバックにて指導するなどが挙げられる。保存療法で症状が改善しない場合は、外科的治療も必要になるだろう。関節外因性内側性弾撥股に対する外科的治療は腸腰筋腱の切除と延長術であり、関節内因性のものについては関節鏡下での断裂した寛骨臼唇の切除、遊離体の除去、異常な軟骨の修復が行われる[68,69]。

股関節・骨盤の外側の痛み

▶外側性弾撥股

内側性の弾撥股と同様に、外側性弾撥股も外傷歴のない10代から20代のランナーやダンサーに好発する。病因は不明だが、一般的には大転子上での腸脛靭帯（ITB）、大殿筋前縁、TFLの後縁の摩擦によって生じる。

腸脛靭帯が最も一般的な原因であると考えられている。腸脛靭帯は大殿筋とTFLから起こり、大半が脛骨外側面近位のGerdy結節に停止するが、線維の一部は大腿骨外側顆や膝蓋骨外側を含む膝関節遠位の外側面に停止する。大転子と腸脛靭帯を隔てる大きな滑液包が、大転子上にある。腸脛靭帯は通常股関節の全可動域で緊張しており、股関節伸展で大転子の後方に位置し、股関節屈曲に伴い前方に移動する。下部の滑液包の助けにより大転子上をスムーズに動くが、腸脛靭帯の後面もしくは大転子の前面が肥厚していれば大転子上で擦れて弾撥が生じる。滑液包も疼痛や炎症を伴う可能性がある。外側性弾撥股を引き起こす他の原因として、股関節メカニズムの変化との関連が提唱されており、大腿骨頸体角の減少（内反股）、筋内注射や人工股関節全置換術後に生じる線維性瘢痕組織、両腸骨幅の狭さ、大転子間距離の増加、大転子の突出、そして膝蓋骨外側リリースなどがある[61,70,71]。

可聴性でたいていは痛みのある弾撥感が、股関節の動きに伴い大転子上に生じると訴えるだろう。ほとんどの場合、自発的に弾撥を再現できる。身体的検

査での Ober テストの際に、患側の下肢を完全伸展位から 90 度屈曲させたときに弾撥が起こるだろう。弾撥を感じるために、検者の手は大転子後方に置いておくべきである。大転子部に十分な力を加えて腸脛靱帯を大転子後方に保持できれば、弾撥は生じないだろう[61]。

単純 X 線像は概ね正常であるが、MRI（関節内コントラストを伴わない）では転子包の炎症や、腸脛靱帯や大殿筋の肥厚が示されるだろう。超音波検査も腸脛靱帯や大殿筋が大転子上で弾撥するのを視覚化するために用いられる。外側性弾撥股の治療は手術を行わず、安静、活動修正、NSAIDs、リハビリテーションなどが中心に行われる。リハビリテーションに腸脛靱帯のストレッチ、コアスタビライゼーション、機能的な骨盤傾斜の修正は必須である。これらの手段で成功しない場合は、転子包へのコルチコステロイド注射が行われる可能性がある。さらに保存療法で症状を緩和することができなければ、外科的治療が必要になるだろう。外科的治療では、転子包の切除や腸脛靱帯の部分切除が行われる[60,70,71]。

▶ ヒップポインター（腸骨稜の打撲）

ヒップポインターは、一般的にコンタクトスポーツでの腸骨稜への直接的な打撃で発症する。これには打撲、筋が強く収縮することによる剥離、腹筋が繰り返し収縮することによって生じる骨膜炎などがある。「ヒップポインター」という言葉は、骨膜下血腫を合併する腸骨稜の打撲を表現するのに用いられる[37,71]。

患側と反対側への側屈と回旋に伴う痛みと、股関節・殿部外側の感覚消失や感覚鈍麻を訴える。身体的検査により、腫脹、斑状出血、腸骨稜から上方にかけて、さらに外腹斜筋・内腹斜筋にわたる圧痛が認められるだろう。触知可能な欠損部はおそらく剥離であろう。殿部、股関節外側部の感覚消失と感覚鈍麻は、皮神経枝（T12〜L3）の損傷を示している。診断に X 線撮影はほとんどの場合必要ないが、症状が長引いたり悪化したりしているアスリートの場合は、前後像と斜位像を撮ることで剥離骨折、骨膜炎、腸骨翼の急性骨折などを除外するための助けとなる。

治療は、腫脹が軽減するまで 1〜2 時間ごとに 20 分のアイスパックからはじ

め、3〜4日後に湿熱療法を10分間行い、その後アイスパックを行う（SOR-C）。腹筋、腰部、側腹部のストレッチや筋力強化は無理のない範囲で行う。超音波療法、局所麻酔/コルチコステロイド注射などの局所的治療は、疼痛緩和やエクササイズへの耐性を高めるために用いられ、その結果として競技復帰を早めることになる（SOR-C）[71-73]。体幹は痛みのない範囲で動かし、コンタクトスポーツに復帰する場合には適切なパッドを使用するべきである（SOR-C）。

▶大腿筋膜張筋症候群

　大腿筋膜張筋（TFL）症候群はランナーやサイクリストに頻発し、大転子上を通過する際のTFLの炎症によって生じる。通常トレーニングプログラムを変更したときに股関節前外側部痛が徐々に出現し、股関節の屈伸時に「弾撥」が感じられると訴える。その他のリスクファクターとして、脚長差（長い側に起こりやすい）、サイクリストにおけるシートや靴などの不適切調整などが挙げられる。鑑別診断には、大腿骨頸部疲労骨折、転子包炎、弾撥股が含まれる[74,75]。

　身体的検査では、TFLの圧痛、Ober テスト陽性、股関節屈曲伸展に伴う大転子上での触知可能な弾撥が示される。大腿骨頸部疲労骨折が疑われる場合には、X線写真、骨スキャン画像、MRI画像を入手すべきであるが、そうでなければトレーニング内容の修正（距離の減少、速度の減少、坂道の廃止）、NSAIDsの短期使用、炎症を抑えるための音波泳動法を併用した温冷療法などの治療から始めなければならない（SOR-C）。TFLのストレッチ、股関節外転筋の筋力強化は実施するべきである。脚長差やその他の生体力学的な左右差は、再発を防ぐためにも修正する必要がある。

▶転子包炎

　転子包炎はTFL症候群と鑑別することが困難であることが多く、大転子のより後方に痛みを感じ、しばしば殿部外側へ放散する。転子包を覆っているタイトな腸脛靭帯による刺激、幅の広い骨盤、脚長差、足の過回内は転子包炎発症のリスクファクターである[76]。アスリートは長時間の立位、同側の側臥位、階段を上る、ランニングなどでの痛みを訴える。直接的な傷害というよりはむしろ、オーバーユースの結果生じるのが一般的である。鑑別診断には仙腸関節

からの放散痛と腰神経因性の神経根症状が含まれる。

身体的検査では股関節外転の抵抗のみならず、外旋、内転、外転による疼痛の悪化が認められる。股関節外転筋群に筋力低下がたびたびみられ、腸脛靭帯はタイトで、Patrickテスト（FABERテスト）では股関節外側に痛みを生じ、大転子の触診でも痛みが生じる。初期治療はアイスマッサージや温冷療法を行い、局所の炎症のコントロールのためにはNSAIDsや音波泳動法のような局所治療が有効である。TFLや腸脛靭帯の柔軟性と同様に殿筋や股関節外転筋力の強化、そしてコアエクササイズもリハビリテーションプログラムに組み込むべきである。保存療法で反応のないケースにおいては、局所コルチコステロイド注射が必要になるだろう（SOR-C）[76]。上記の手段でも改善しない場合は、手術による腸脛靭帯や滑液包の切除術も必要となるだろう[71]。

▶知覚異常性大腿神経痛（大腿外側皮神経絞扼）

知覚異常性大腿神経痛は大腿外側皮神経の絞扼で、腸骨稜の骨移植術や、虫垂切除術、骨盤骨切り術、腹式子宮全摘出術などの外科的治療後に起こるものであると最初に報告された[37]。また糖尿病患者や肥満体の方、またはきついズボンやベルト、ガードルなどを履いている人にもみられる[76]。

大半は痛み、感覚消失、しびれ感や灼熱痛を大腿前外側部に訴える。最近の体重増加や外科手術歴のような重要な誘発因子は知っておくべきである。アスリートにおいて長時間の屈曲位（射手）、筋肉量の増加（重量挙げ選手）もしくは締め付けの強い服が症状を誘発するが、スポーツ選手における発症原因は特定できないことも珍しくない[76]。診断は、大腿外側皮神経支配領域の感覚症状に基づく。身体的検査では、上前腸骨棘（ASIS）の下内側1 cmにTinel徴候が出現することが多い。股関節や骨盤のX線やMRIは、骨盤内における神経圧迫や関節内障害の有無を確認するために用いられる。神経伝導研究において、潜時の延長や伝導速度の減少と神経の圧迫が一致することが立証されている[37]。

治療は主に非手術的に行う。局所神経ブロックは一時的に症状を緩和し、診断ツールとしても有益で減圧術の有効性の予測にも優れている（SOR-C）[77]。温熱療法、リハビリテーション、局所ステロイド注射、NSAIDsは効果があるこ

とが示されている。しかし、症状がなかなか改善しなかったり保存療法で効果がなかったりする場合は神経減圧術による外科的治療が必要となる可能性がある。その他の外科的治療として神経切断術があるが、多くの場合感覚鈍麻や神経腫の助長などの結果をもたらしてしまう[37,76,77]。

股関節・骨盤の後面の痛み

▶ ハムストリングスの挫傷

ハムストリングスは半腱様筋、半膜様筋、大腿二頭筋長頭によって構成されており、坐骨結節に共通の起始を持つ。また2つの関節にわたるため非常に損傷を受けやすく、その中でも大腿二頭筋はハムストリングス筋群の中で最も損傷を受けやすい。ハムストリングスの挫傷は単一の横断面上で起こるというよりはむしろ、筋内で長軸方向に伸張されて受傷し、ハムストリングスが遠心性に働く遊脚相やジャンプや短距離走のような爆発的に求心性収縮が求められる立脚相初期で受傷するのが一般的である[78]。完全断裂は稀であるが、水上スキーヤー、ランナー、ダンサー、重量挙げ選手においては報告されている[79]。リスクファクターとして、脚長差、筋のバランス不良、柔軟性の低下、運動前の不十分なストレッチ、ハムストリングス受傷歴、テクニックの拙さがある。鑑別診断には、腰神経因性の神経根性疼痛、仙腸関節からの関連痛、坐骨結節の剝離骨折が含まれる。

ほとんどのアスリートは、受傷した瞬間にハムストリングスの損傷だと自己診断し、大腿後面に「ポン」という弾けるような音や引っ張れるような感覚が現れたと説明する。身体的検査では、浮腫と斑状出血がそれぞれ2時間以内と48時間以内に損傷を受けた筋腹上に現れる。検者は坐骨結節を触診し、筋を下方へ辿り最大の圧痛点を探し、触知可能な筋の受傷部分があるかどうかを見つけ出す。坐骨結節部に激しい圧痛があれば、剝離骨折を疑うべきである。一般的に症状は膝関節屈曲の抵抗運動で悪化し、遊脚相終末に膝関節をまっすぐに伸ばすことができないことが多い。膝関節屈曲の筋力低下とともに付随する重度な腫脹と斑状出血は、完全断裂の可能性がある[14]。

坐骨結節剝離骨折の疑いのあるアスリートには、X線写真を撮るよう要請しなければならない。MRIは医師が完全断裂を疑わない限りは必要ない。VerrallらがMRIの偽陰性率が18%であると報告していることから、診断はまず臨床的に行う[80]。

ハムストリングスの挫傷に対しエビデンスに基づいた治療方針はないので、ここでは熟練者の見解や個人の経験に基づき述べる。初期治療はアイスパックやアイスマッサージ、圧迫包帯、場合により免荷を行い、続いて痛みのない範囲でのハムストリングスストレッチを行い、それからアイスマッサージを行う。症状が改善するにつれ、自動運動による股関節、膝関節可動域エクササイズ、ハムストリングスのコントラクト−リラックステクニックに進み、続いてハムストリングスの等尺性収縮を行う。リハビリテーションの最終段階では、遠心性収縮やスピードに重点を置いた筋力強化を行う。スピードトレーニングの一部として、ハムストリングスをストレッチする後方へのランニングを提唱する人もいる[81,82]。実際のところ、競技復帰の準備として適している遠心性トレーニングや短距離走とは対照的に、求心性トレーニングは弊害をもたらす可能性があることが示唆されている[14]。

▶坐骨包炎

坐骨包炎は坐骨結節への直接的な打撃や打撲の後に起こり、坐骨結節に付着するハムストリングスの損傷を合併する可能性がある。痛みや圧痛を伴う坐骨包の炎症は、瘢痕や血腫の形成の結果として生じる。坐位での痛みを訴え[83]、身体的検査では局所的な圧痛が認められるだろう。超音波検査やMRIは、診断を裏づけるために用いることができる[53]。治療は安静、アイシング、NSAIDs、ハムストリングスのストレッチと筋力強化、そして患部の保護(ドーナツ型のクッションで座位での痛みを緩和する)を行う。困難なケースでは、滑液包の吸引やコルチコステロイド注射を検討すべきである(SOR-C)。保存的療法を行っているにもかかわらず持続性の痛みや能力低下を呈している場合は、滑液包の切除術が示唆される[84]。

▶大殿筋の挫傷

ハムストリングスの損傷と比較すると大殿筋単独の挫傷は稀であるが、スプリンターには起こる可能性がある。大殿筋は直接的な傷害から損傷することが

多い[85]。殿部痛を訴える場合には股関節、腰椎、仙腸関節の検査を行わなければならないが、これらのどの領域にも圧痛がなければ大殿筋の挫傷を疑う。急激にスピードを上げたときや方向を変えた際に、鋭い殿部痛を訴える。もし仙腸関節や腰椎などが関連していれば、その領域に対するリハビリテーションプログラムを実施するべきである。しかし、そうでなければ痛みと炎症を抑えるために安静、アイシング、圧迫を行い、関節可動域が正常化してから、筋力トレーニングを行う[72,73]。痛みがなくなりスポーツ特有の動きができるようになれば、完全復帰することができる（SOR-C）。

▶中殿筋の挫傷

中殿筋は股関節の外転筋として機能している。この筋の損傷はランナーによくみられ、大腿外側の大転子に近い部分に痛みを訴えることが多く、転子包炎と間違えることがよくある。大転子に付着する腱の直近位や[72]筋腹の触診で痛みが再現され、股関節外転の抵抗でも痛みが誘発されるだろう。治療は大殿筋の挫傷の治療に従い、さらにコアの強化に重点を置く[71]。

▶仙腸関節機能不全/仙腸捻挫

仙腸関節の機能不全/捻挫は意見が分かれ議論の余地がある診断であるため、仙腸関節の痛みや損傷は見落とされることが多い。仙腸関節は仙骨と腸骨で形成され、滑液腔で隔てられている。仙腸骨の骨間にある前・後仙腸関節と仙結節靱帯は、この関節を支持する主要な靱帯であるが、比較的稀にこれらの靱帯のいずれかが痛みを伴う裂傷や伸張を起こす可能性がある。ハムストリングスや腹筋の急激な強い収縮、急激な捻転、殿部への直接的な強い打撃、屈んだ姿勢からの強引な立ち上がりなどで、これらの靱帯を十分に損傷する力が加わる。骨盤に対する単方向性の剪断力や捻転力が繰り返し加わるスポーツ（例：スケート、体操競技、ボウリング）でも、仙腸関節機能不全が生じる危険がある[86]。仙骨と腸骨の間で起こる動きは、回旋運動、並進運動、もしくはその両方の組み合わせである。仙腸関節の動きの低下やその上を覆っている筋肉の持続的な収縮は、痛みを引き起こす可能性がある。仙腸関節機能不全は腰痛や胸部痛、さらには頸部痛すらも引き起こしてしまう[87]。鑑別診断には、神経根性疼痛、梨状

筋症候群、中殿筋の挫傷、強直性脊椎炎、Reiter症候群、脊椎関節炎などが含まれる。

　一般的に、一側の仙腸関節上に外傷性もしくは潜行性の痛みが生じる。痛みは腰部、鼠径部、股関節、大腿部の後外側に放散し、痛みのパターンは、髄核ヘルニアや脊椎外側の狭窄による神経根痛に類似している。神経根テンションサインが認められず、筋力・反射・感覚の低下がみられないことは、仙腸関節機能不全と神経根圧迫障害とを鑑別するのに役立つ。

　身体的検査では、患側の上後腸骨棘（PSIS）上と仙骨溝に沿った圧痛が認められる。FABERテスト、梨状筋テスト、Gaenslenテストで陽性になるだろう。膝関節伸展位での体幹屈曲でも痛みが悪化する。片側コウノトリ脚検査（Gilletテスト）の陽性は、患側の可動性の低下を示す。上後腸骨棘の内側から仙骨を圧迫すると、しばしば限局した痛みを引き起こす。また脚長差も検査しなければならない[87]。

　治療は正常な動きの再獲得を目標とし、アイシング、NSAIDs、アイスマッサージ、温熱療法を行う。急性期を過ぎれば、伸縮素材のコルセットや仙腸関節ベルトで症状は緩和するだろう。治癒が起こるまで、5〜6週間の段階的な保護動作が必要になる。治療は骨盤スタビライゼーションエクササイズ、ストレッチエクササイズ、梨状筋の筋力強化を行う（SOR-C）。

　仙腸関節では多様な機能障害が認められている。最も一般的なものは、前方寛骨機能不全と後方寛骨機能不全である。Gilletテストが陽性で、上前腸骨棘が対側の上前腸骨棘より相対的に下方にあると前方寛骨機能不全と診断され、Gilletテストが陽性で、患側において上前腸骨棘が上方にあれば後方寛骨機能不全と診断される。前方および後方寛骨機能不全の治療は、徒手による治療に熟練した治療者が行うべきである。このトピックについての詳細は第11章で述べる。

▶梨状筋症候群

　梨状筋は仙骨の前外側面から起始し大腿骨と大転子の上縁に停止しており、大殿筋の深部に位置する。梨状筋のスパズムは片脚立位での捻りによる損傷によって引き起こされ、ランナーに多くみられる。鑑別診断には、股関節疾患、

仙腸関節機能不全、神経根炎症、椎間孔狭窄、腰椎髄核ヘルニアが含まれる。

　通常、殿部や仙腸部の鈍的傷害の既往がある。仙腸関節下部、大坐骨切痕部、梨状筋から殿部、股関節、大腿後面への放散痛を訴え、ハムストリングスが引きつるような、もしくは緊張している感じだと表現するだろう。前屈動作やリフティング動作では疼痛が悪化することが多い。

　検査において、梨状筋の圧痛と触知可能な膨隆、筋腹の圧痛点、股関節屈曲や他動的内旋で増悪する殿部痛がみられるだろう。下肢伸展挙上では陽性になることがあり、大腿から下腿後面への放散痛を伴うことがある。症状が股関節外転、外旋への抵抗で増悪し、他動的股関節伸展で寛解する。また、股関節内旋角度の減少がみられることがある[86]。しばしば梨状筋テスト、Gaenslen テストで陽性になる。FAIR テスト（F：屈曲、A：外転、IR：内旋）は 88％の感度と 83％の特異度を持つことが示されている（SOR-B）[88]。X 線写真、MRI、CT スキャンからはわずかな情報しか得られないので、その段階で診断を下す必要はない。神経生理学的検査は診断を裏づけるために効果的であることが示されている[86,89,90]。

　梨状筋症候群の治療は、アイスマッサージ、超音波療法や電気刺激法、梨状筋のマッサージやストレッチなどのリハビリテーション、NSAIDs、筋弛緩剤、局部麻酔薬、ステロイドの注射などを行う[86,91]。また、オステオパシー療法も有益であることが示されている[92]。アスリート自身も背臥位にて患側の膝を対側の肩に向かって引きよせることで、梨状筋のストレッチを行うことができる。再発を防ぐため、腰仙椎部の機能不全や周囲の筋のバランス不良も同時に治療しなくてはならない。保存療法が成功せずに終わるか、下垂足が出現するか、殿筋の萎縮が生じたりした場合は、線維帯あるいは血管の圧迫に対する梨状筋切除の手術を行うため、整形外科医への照会を考慮する[86,91]。

▶尾骨損傷

　尾骨は軟骨によって仙骨と接合し、軟骨結合を形成する。殿部から落下したり、後方から衝撃を受けたり、経腟出産での難産時などに損傷を受けやすい。身体的検査では、局所の圧痛、尾骨部の痛み（尾骨痛）、局所の腫脹もしくは斑状出血、座位による疼痛の悪化が示される。X 線撮影は、仙骨下部の骨折や尾

骨の脱臼もしくは転位があるかどうかを特定するために必要である。外傷歴がなければ、直腸検査や下部消化管の検査を行う。議論の余地があるが、潤滑した人差し指を直腸に挿入し手掌面を尾骨の前面に当て、尾骨の後面を外部から触れ、尾骨を穏やかに牽引し正常な位置に滑らせることで尾骨の脱臼や転位を修復することが可能である。成功したならば通常すぐに痛みが緩和するが、このアプローチの有効性に関するエビデンスはない。慢性的な尾骨痛に対する効果的な治療法は、骨盤のリラクゼーションエクササイズ、骨盤底筋群の筋力強化、バイオフィードバック、局所へのコルチコステロイド注射、ボツリヌス毒素注射、尾骨切除術である[93-96]。

▶その他

脚長差

　骨盤・腰部・股関節部を起因とした痛みは、脚長差から生じたり増悪したりする可能性がある。非外傷性や急性期を過ぎた外傷性の股関節・骨盤の痛みの検査では、必ず脚長差検査を行うべきである（SOR-C）[97-99]。脚長差には、真の脚長差と機能的（もしくは見かけの）脚長差の2種類がある。真の脚長差は、大腿骨頭から足底面までの測定で両側の下肢の実際の長さが異なることである。機能的脚長差は実際には両側の下肢の長さは同じであるが、骨盤の傾斜により見かけ上の差が生じていることである。真の脚長差は一側の下肢の骨が反対側よりも実際に短いか長いかによって生じ[97]、大腿頸部の内反もしくは外反変形や大腿骨・脛骨の先天性奇形や成長障害の結果起こりうる。機能的脚長差の原因として考えられるものに、側彎に起因する腰仙移行部の拘縮、骨盤の傷害後変形、骨盤や仙腸関節の体性機能不全、股関節や膝関節における筋の拘縮などが挙げられる。脚長の評価についての詳細は、身体的検査とオステオパシーの章で述べる。

　より正確な脚長の測定は骨盤から足部までのX線立位前後像によって得られ、腰椎と大腿骨頭が含まれなければならず、撮影時には足を肩幅に広げ体重を均等にかけて立つ。X線画像上に両仙骨翼上部に線を引いて仙骨底を形成し、両大腿骨頭上縁に線を引き、次に仙骨底と大腿骨頭から写真の底辺へ線を引く。立位での測定が正確でない場合、この方法が推奨される。単純X線の代

わりに、いくつかの施設では上位腰椎から足部までの CT スキャンを用いて両側の内果から大腿骨頭上縁までを測定している。

ケースのまとめ

　この患者は転子包炎と腸脛靭帯症候群と診断され、NSAIDs を 1 日 2 回、食事とともに 1 週間服用し、その後必要に応じて服用するように指示された。またリハビリテーションの照会を受け、中殿筋、大腿四頭筋、ハムストリングス、腸脛靭帯のストレッチと筋力強化を行った。必要に応じ、超音波、電気刺激療法、電気泳動法もしくは音波泳動法などの治療も同時に行った。コアスタビライゼーションに重点を置き、加えて過回内を伴う扁平足に対して市販の装具を使用するように勧めた。

文　献

1. Vitanzo PC, McShane JM. Osteitis pubis：solving a perplexing problem. Phys Sports Med 2001；29(7)：33-40.
2. Cunningham PM, Brennan D, O'Connell M, et al. Patterns of bone and soft-tissue injury at the symphysis pubis in soccer players：observations at MRI. AJR Am J Roentgenol Mar 2007；188(3)：W291-W296.
3. King JB. Treatment of osteitis pubis in athletes：results of corticosteroid injections. Am J Sports Med 1996；24(2)：248.
4. Pavlov H, Nelson TL, Warren RF, et al. Stress fractures of the pubic ramus：a report of twelve cases. J Bone Joint Surg（Am）1982；64(7)：1020-1025.
5. Deutsch AL, Coel MN, Mink JH. Imaging of stress injuries to bone：radiography, scintigraphy, and MR imaging. Clin Sports Med 1997；16(2)：275-290A.
6. Markey KL. Stress fractures. Clin Sports Med 1987；6(2)：405-425.
7. Malanga GA, Jasey NN, Solomon J. Femoral neck fracture. At：www.emedicine.com/sports/TOPIC36. HTM. Accessed 2 December 2008.
8. Shin AY, Morin WD, Gorman JD, et al. The superiority of magnetic resonance imaging in differentiating the cause of hip pain in endurance athletes. Am J Sports Med 1996；24(2)：168-176.
9. Quinn SF, McCarthy JL. Prospective evaluation of patients with suspected hip fracture and indeterminate radiographs：use of T1-weighted MR images. Radiology 1993；187(2)：469-471.
10. Fullerton LR, Snowdy HA. Femoral neck stress fractures. Am J Sports Med 1988；16：365.
11. Scudese BA. Traumatic anterior hip redislocation. Clin Orthop 1972；88：60.
12. Walsh ZT, Micheli LJ. Hip dislocation in a high school football player. Phys Sports Med 1989；17：112.
13. Wolfe MW, Brinker MR, Cary GR, et al. Posterior fracture-dislocation of the hip in a jogger. J South Orthop Assoc 1995；4：91-95.
14. Nishina T, Saito S, Ohzono K, et al. Chiari pelvic osteotomy for osteoarthritis：The

influence of the torn and detached acetabular labrum. J Bone Joint Surg Br 1990 ; 72 : 765.
15. Hougaard K, Thomsen PB. Traumatic posterior dislocation of the hip-prognostic factors influencing the incidence of avascular necrosis of the femoral head. Arch Orthop Trauma Surg 1986 ; 106 : 32-35.
16. Nuccion S, Hunter DM, Finerman GAM. Hip and pelvis : adult. In : DeLee JC, Drez D Jr, Miller MD, eds. DeLee & Drez's Orthopaedic Sports Medicine : Principles and Practice, 2nd ed. Philadelphia : WB Saunders ; 2003 : 1443-1480.
17. Imhof H, Breitenseher M, Trattnig S. Imaging of avascular necrosis of bone. Eur Radiol 1997 ; 7(2) : 180-186.
18. Tofferi JK, Gilliland W. Avascular necrosis. At：www.emedicine.com/Med/topic2924.htm. Accessed 2 December 2008.
19. Roberts WN, Williams RB. Hip pain. Prim Care 1988 ; 15 : 783-793.
20. McCarthy JC, Busconi B. The role of hip arthroscopy in the diagnosis and treatment of hip disease. Orthopedics 1995 ; 18 : 753-756.
21. Browder D, Enseki K, Fritz J. Intertester reliability of hip range of motion measurements and special tests. J Orthop Sports Phys Ther 2004 ; 34 : A1.
22. Byrd JW. Labral lesions : an elusive source of hip pain : case reports and literature review. Arthroscopy 1996 ; 12 : 603-612.
23. Czerny C, Hoffmann S, Urban M, et al. MR arthrography of the adult acetabular capsular-labral complex : Correlation with surgery and anatomy. AJR Am J Roentgenol 1999 ; 173 : 345.
24. Lage L, Patel J, Villar R. The acetabular labral tear : An arthroscopic classification. Arthroscopy 1996 ; 12(3) : 269-272.
25. Beal DP, Sweet CF, Martin HD, et al. Imaging findings of femoroacetabular impingement syndrome. Skeletal Radiol 2005 ; 34 : 691-701.
26. Ganz R, Parvizi J, Beck M, et al. Femoroacetabular impingement. A cause for osteoarthritis of the hip. Clin Orthop 2003 ; 417 : 112-120.
27. Kassarjiam A, Yoon LS, Belzile E, et al. Triad of MR arthrographic findings in patients with Cam-type femoroacetabular impingement. Radiology 2005 ; 236 : 588-592.
28. Manaster BJ, Zakel S. Imaging of femoral acetabular impingement syndrome. Clin Sports Med 2006 ; 25(4)635-657.
29. Johnston CA, Wiley JP, Lindsay DM, Wiseman DA. Iliopsoas bursitis and tendonitis. Sports Med 1998 ; 25(4) : 271-283.
30. Fricker PA. Management of groin pain in athletes. Br J Sports Med 1997 ; 31(2) : 91-101.
31. Heolmich P. Adductor-related groin pain in athletes. Sports Med Arthroscopy Rev 1997 ; 5(4) : 285-291.
32. Karlsson J, Jerre R. The use of radiography, magnetic resonance, and ultrasound in the diagnosis of hip, pelvis, and groin injuries. Sports Med Arthroscopy Rev 1997 ; 5(4) : 268-273.
33. Lacroix VJ, Kinnear DG, Mulder DS, et al. Lower abdominal pain syndrome in National Hockey League players : a report of cases. Clin J Sports Med 1988 ; 8(1) : 5-9.
34. Hackney RG. The 'sports hernia' a cause of groin pain. Br J Sports Med 1993 ; 27(1) : 58-62.
35. Kemp S, Batt ME. The 'sports hernia' : a common cause of groin pain. Phys Sportsmed 1998 ; 26(1) : 36-44.
36. Ahumada LA, Ashruf S, Espinosa-de-los-Monteros A, et al. Athletic pubalgia : definition and surgical treatment. Ann Plast Surg 2005 ; 55(4) : 393-396.
37. Meyers WC, Foley DP, Garrett WE, et al. Management of severe lower abdominal or

inguinal pain in high-performance athletes. Am J Sports Med 2000；28(1)：2-8.
38. Srinivasan A, Schuricht A. Long-term follow-up of laparoscopic preperitoneal hernia repair in professional athletes. J Lapar Adv Surg Tech 2002；12(2)：101-106.
39. Jacobson T, Allen WC. Surgical correction of the snapping iliopsoas tendon. Am J Sports Med 1990；18(5)：470-474.
40. Idjadi J, Meislin R. Symptomatic snapping hip：targeted treatment for maximum pain relief. Phys Sport Med 2004；32(1)：25-31.
41. Schaberg JE, Harper MC, Allen WC. The snapping hip syndrome. Am J Sports Med 1994；12(5)：361-365.
42. Harper MC, Schaberg JE, Allen WC. Primary iliopsoas bursography in the diagnosis of disorders of the hip. Clin Orthop 1987；221（Aug）：238-241.
43. Allen WC, Cope R. Coxa saltans：the snapping hip revisited. J Am Acad Orthop Surg 1995；3(5)：303-308.
44. Larsen E, Johansen J. Snapping hip. Acta Orthop Scand 1986；57(2)：168-170.
45. Wunderbaldinger P, Bremer C, Matuszweski L, et al. Efficient radiological assessment of the internal snapping hip syndrome. Eur Radiol 2002；11(9)：1743-1747.
46. Pelsser V, Cardinal E, Hobden R, et al. Extraarticular snapping hip：sonographic findings. AJR Am J Roentgenol 2001；176(1)：67-73.
47. Gruen GS, Scioscia TN, Lowenstein TE. The surgical treatment of internal snapping hip. Am J Sports Med 2002；30(4)：607-613.
48. Frich LH, Lauritzen J, Juhl M. Arthroscopy in diagnosis and treatment of hip disorders. Orthopedics 1989；12(3)：389-392.
49. Zoltan DJ, Clancy WG, Keene JS. A new operative approach to snapping hip and refractory trochanteric bursitis in athletes. Am J Sports Med 1986；14：201-204.
50. Farber AJ, Wilckens JH, Jarvis CG. Pelvic pain in the athlete：In：Seidenberg PH, Beutler AI, eds. The Sports Medicine Resource Manual. Philadelphia：Saunders Elsevier；2008：306-327.
51. Boyd KT, Peirce NS, Batt ME. Common hip injuries in sport. Sports Med 1997；24(4)：273-288.
52. Anderson K, Strickland SM, Warren R. Hip and groin injuries in athletes. Am J Sports Med 2001；29(4)：521-523.
53. Fredericson M, Cookingham CL, Chaudhari AM, et al. Hip abductor weakness in distance runners with iliotibial band syndrome. Clin J Sport Med 2000；10：169-175.
54. Holmes JC, Pruitt AL, Whalen NJ. Lower extremity overuse in bicycling. Clin Sports Med 1994；13：187-205.
55. Seidenberg PH, Childress MA. Managing hip pain in athletes. J Musculoskel Med 2005；22(5)：246-254.
56. Williams P, Trzil K. Management of meralgia paresthetica. J Neurosurg 1991；74：76.
57. Woods C, Hawkins RD, Maltby S, et al. The football association medical research programme：an audit of injuries in professional football-analysis of hamstring muscle strain. Br J Spots Med 2004；38(1)：36-41.
58. Gabbe BJ, Finch CF, Bennell KL, et al. Risk factors for hamstring injuries in community level Australian football. Br J Sports Med 2005；39(2)：106-110.
59. Verrall GM, Slavotinek JP, Barnes PG, et al. Diagnostic and prognostic value of clinical findings in 83 athletes with posterior thigh injury：comparison of clinical findings with magnetic resonance imaging documentation of hamstring muscle strain. Am J Sports Med 1992；20(6)：640-643.
60. Bates BT, McCaw ST. A comparison between forward and backward locomotion. Human

Locomotion IV, Proceedings of the Biennial Conference of the Canadian Society for Biomechanics (CSB), Montreal, Quebec, Canada；1986：307-308.
61．Bates BT, Morrison E, Hamill J. Differences between forward and backward running. In Adrian M, Deutsch, eds. Proceedings：The 1984 Olympic Scientific Congress. Eugene, Oregon：University of Oregon Microform Publications；1986：127-135.
62．Roos HP. Hip pain in sport. Sports Med Arthrosc Rev 1997；5(4)：292-300.
63．Waters PM, Millis MB. Hip and pelvic injuries in the young athlete. Clin Sports Med 1988；7(3)：513-526.
64．Armfield DR, Kim DH, Towers JD, et al. Sports-related muscle injury in the lower extremity. Clin Sports Med 2006；25(4)：803-842.
65．Webb CW, Geshel R. Thoracic and lumbar spine injuries. In Seidenberg PH, Beutler AI, eds. The Sports Medicine Resource Manual. Philadelphia：Saunders Elsevier；2008：285-305.
66．Prather H. Pelvis and sacral dysfunction in sports and exercise. Phys Med Rehabil Clin North Am 2000；11(4)：805-836.
67．Fishman L, Dombi G, Michaelson C, et al. Piriformis syndrome：diagnosis, treatment and outcome- a 10 year study. Arch Phys Med Rehabil 2002；83：295-301.
68．Robinson DR. Pyriformis syndrome in relation to sciatic pain. Am J Surg 1947；47：355-358.
69．Fishman L, Zybert P. Electrophysiologic evidence of piriformis syndrome. Arch Phys Med Rehabil 1992；73：359-364.
70．Papadopoulos EC, Khan SN. Piriformis syndrome and low back pain：a new classification and review of the literature. Orthop Clin North Am 2004；35(1)：65-71.
71．Steiner C, Staubs C, Ganon M, Buhlinger C. Piriformis syndrome：pathogenesis, diagnosis, and treatment. J Am Osteopath Assoc 1987；87(4)：318-323.
72．Hodges SD, Eck JC, Humphreys SC. A treatment and outcomes analysis of patients with coccydynia. Spine J 2002；4：138-140.
73．Jarvis SK, Abbott JA, Lenart MG, et al. Pilot study of botulinum toxin type A in the treatment of chronic pelvic pain associated with spasm of the levator ani muscles. Aust N Z J Obstet Gynaecol 2004；44：46-50.
74．Perkins R, Schofferman J, Reynolds J. Coccygectomy for severe refractory sacrococcygeal joint pain. J Spinal Disord Tech 2003；16：100-103.
75．Doursounian L, Maigne JY, Faure F, Chatellier G. Coccygectomy for instability of the coccyx. Int Orthop 2004；28：176-179.
76．Seidenberg PH, Childres MA. Physical examination of the hip and pelvis. In：Seidenberg PH, Beutler AI, eds. The Sports Medicine Resource Manual. Philadelphia：Saunders Elsevier；2008：110-122.
77．Geraci MC Jr, Brown W. Evidence-based treatment of hip and pelvic injuries in runners. Phys Med Rehabil Clinc N Am 2005；16(3)：711-747.
78．McGrory BJ. Stinchfield resisted hip flexion test. Hosp Physician 1999；35(9)：41-42.

第 7 章 幼児期および青年期における股関節・骨盤の傷害

クリニカルパール

- 6週齢までの発達性股関節脱臼（DDH）をスクリーニングする手段として、超音波検査は感度が優れていると考えられている。危険性のある乳児には、その時期まで週2回の身体的検査を行う。
- Legg-Calvé-Perthes disease（LCPD）は、股関節の自然なリモデリングの過程を自ら妨げやすい。
- 一過性の滑膜炎は、小児における跛行と股関節痛の最もよくみられる要因である。
- 大腿骨頭すべり症（SCFE）は青年期に最もよく認める股関節疾患であり、股関節痛や跛行を有する10～16歳のすべての子供で考慮されるべきである。
- 大部分の骨盤の骨端傷害は、外科的介入をせずに治療されている。

ケースプレゼンテーション

12歳の少年が数週間前に外傷なく右膝痛を発症し、増悪したため、母親に連れられて来院した。母親は、息子が走るときに痛いと訴えて、今日歩道の縁石を踏み外した際に突然痛みが強くなったと説明している。少年は年齢の95パーセンタイル以上のBMI値であり、検査表上で問題が指摘されている。右股関節屈曲と内旋で痛みが増強する。少年は歩きたがらないので、車椅子でX線撮影を行っている。放射線科医の報告によれば、少年はSCFEであるとのことだった。

はじめに

股関節に病変を持つ子供に対するアプローチは独特であり、正常な股関節の

発達の解剖と生理の理解が必要となる。青年期の股関節疾患のすべてが股関節痛を伴うわけではない。よく子供は股関節より下に痛みを訴えたり、無痛性の跛行を呈することがある。股関節痛と跛行の鑑別診断は、子供の成長に伴って変化する。医師の責務は、適切に現病歴を聴取し、しっかりと検査を行い、適切な評価を指示するために、発達の異なる段階で小児の股関節に影響を与えるすべての可能性のある状態を理解することである。いくつかのよくみられる小児期・青年期の股関節疾患は、本章を通して明らかにされることになる。注意すべきことに、股関節や大腿部、骨盤の感染は本章では議論されていないが、どのような病気の徴候を示す子供であっても股関節痛の鑑別診断において極めて重要である。以下に述べる傷害は、健康な子供にも起こる。

発達性股関節脱臼

発達性股関節脱臼（DDH）は先天性股関節脱臼とも呼ばれており、正常発育や股関節の発達が阻害されることで生誕時に生じるさまざまな状態のことをいう。この多様性は軽度の寛骨臼の変化から完全脱臼まで及ぶが、初期治療の担当者がよく新生児に対して注意を向けやすい解剖学的に安定した靭帯のクリック音を伴う股関節は含まれていない[1]。臼蓋窩と大腿骨頭の発達を促し、退行変性や変形性関節症の要因を最小限に抑えるような生後の股関節位置をDDH患者が確立するために、これら2つの存在を早期に区別することが最も重要である（**図7.1**）[2]。DDHの公表されている発生率は、1,000人の出生児当たり1～10人の範囲でよく変動している。

遺伝子的および機械的危険因子の両方が特定されている。女性、初生児の状態、家族歴、北米インディアン種族（おそらく遺伝子的ではなく生後の乳児の文化的な姿勢によるものである）、羊水過少症や逆子姿勢のような子宮内の状態。DDH児の80％は女児であり、エストロゲンが靭帯の弛緩に影響を与えるためであると推測される。多くの症例（60％）において左股関節が罹患しており、子宮内の状態によるものと考えられている。一方で右股関節は20％、両股関節は残りの20％で罹患している。

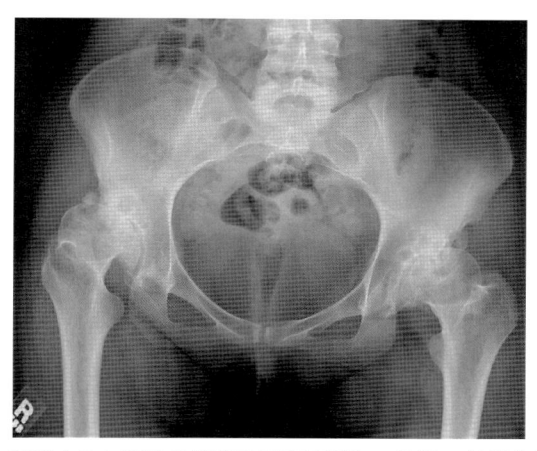

図 7.1　見逃された慢性の発達性股関節脱臼の骨盤 X 線前後像
重度の退行変性を伴う両側股関節の上外側亜脱臼を認める（National Naval Medical Center、Michael Gibson 博士の好意による）。

▶ 診　断

　DDH の診断は身体的検査によって行われ、確定診断には超音波検査が行われる。現在のところ、米国小児科学会は DDH の危険因子や理学的検査（SOR-C）による DDH の徴候を持つすべての乳児に超音波による調査（生後 6 週以降）を推奨している。大腿骨頭と大部分の臼蓋窩がまだ骨化していない時期から、4 カ月までの X 線写真の意義は少ない。しかしながら、6 週齢まではスクリーニングの手段として超音波検査が高い感度を有しうるため、最適な調査を終えるために X 線写真を延期することが最良といえる。もし脱臼の臨床的なエビデンスがあるとすれば、その調査は時宜にかなった方法で指示されうる。選択的なスクリーニング（危険因子に基づいた）は本当に DDH の末期進行（最も多くの病的状態をもたらす）の発生率に影響を与えるかどうかは議論の余地があるが、一般的な生後の超音波スクリーニングはこの時期における費用効果的な測定とは考えられていない[3,4]。4～6 月齢後に DDH が疑われる場合、X 線単純撮影が画像診断法としてよく選ばれている。

　DDH の診断的検査手技に関する研修トレーニングプログラムにおける明確

で反復した教育は、すべての新生児に複合的な新生児股関節検査が行われることを強く推奨している（SOR-C）。乳児を検査する治療者は、乳児の対称性や筋緊張を評価するだけでなく、Ortolani や Barlow 手技（大腿骨頭の整復と脱臼を試みる）による視覚的・感覚的な手掛かりを用いて不安のないようにすべきである。これらの手技は左右の股関節別々に行われる必要がある。Ortolani 手技の感度は患者の年齢に伴って低下し、最初の 60 日間は検査に対して注意を向けることが欠かせない[5]。非対称的な鼠径と大腿の皮膚のしわや、背臥位で股関節を屈曲し足底を検査台上につけた位置での膝の高さの違い（Galeazzi 徴候）、股関節外転制限は付加的な身体的検査での発見であり、役に立つだろう。診断が X 線検査で確定される場合、その時点で整形外科医への紹介を行うべきである。

▶治 療

　亜脱臼のみが認められる乳児のほか、年少乳児においてもまず観察を行う。亜脱臼は 2 週間以内に解決し、不安定性の増加は起こらないことが多い。これらの場合では、さらに広範な治療プログラムは必要とされない。しかしながら、不安定性の徴候が 2 週を越えても残っているか、本当に脱臼が存在しているか、乳児が新生児期を過ぎている場合、通常は装具の使用が考慮される（SOR-3）。

　一般的に生後 6 カ月未満の乳児向けに用いられる Pavlik ハーネスで固定すると、多少の運動は許しながらも股関節を屈曲・外転位に保持し、大腿骨頭を臼蓋窩へ安定して位置させる。通常は大腿骨頭の脱臼は 3 週間以内にそのハーネスによって整復されるべきであり、乳児の固定の平均期間は一般的に 6 週間常時行い、付加的に 6 週間一部の時間で行う。大腿骨頭が適切な位置にあれば、さらに股関節の正常な発育・発達が幼年期に起こりうる。ハーネスの使用による合併症は、治療の失敗や皮膚損傷、大腿骨頭の阻血性壊死（AVN）、大腿神経麻痺が含まれる。診断の遅れや Pavlik ハーネスの失敗は、異常な方向への成長を引き起こす時間を与え、しばしばギプス固定を用いた非観血的整復や観血的固定が必要となる（SOR-C）。

Legg-Calvé-Perthes 病

　Legg-Calvé-Perthes disease（LCPD）は、大腿骨頭壊死と吸収、破綻の複雑なサイクルおよびそれに続く修復とリモデリングに病名を付ける際に名前が冠された3人の医師によって1世紀近く前に記述された。しばしば単にPerthes病と呼ばれるが、この状態はほぼ4〜8歳（2〜10歳代まで幅がある）の間で診断され、発生率は1,200人に1人で4：1と男性に多い[6]。片側性の股関節罹患は最もよく認められ、10〜20％の両側性に生じる症例は圧倒的に女児に多い。両側性の場合、股関節は独立した疾患の進行に続いて連続的に罹患する傾向がある。本当に両側同時の現象として診断されるPerthes病は稀な事象であり、さらに全身性疾患や骨形成異常の精査を促すべきである。

　この疾患の病因は依然としてはっきりしていない；大腿骨頭への血液供給の障害がその過程における初期の事象の1つではあるものの、この事象の危険因子は依然として議論されている。低出生体重と軽度の低身長、特に両側性疾患にみられるいくつかの医学的状態（甲状腺機能低下）との間にも関連が認められている。しかしながら、壊死が完全に凝固障害や股関節内圧などの別の原疾患の結果起こるのかどうかは、議論の的となっている[7,8]。文献はこれらの理論を強くは支持していないが、両方のトピックスともさらに完全にLCPDを理解するための継続的な研究が進められている。症例の10％程度にLCPDの家族歴がある[9]。

▶診　断

　最もよくみられる現象は、無痛性の跛行または歩行困難である。年少の幼児は決まって些細な転倒が多く、両親は関係のない事象に言及することで跛行が原因であると「説明」することがあるが、病気や発熱、一般的に知られている外傷とは関連がない。

　身体的検査は一見健康そうに見える小児の主訴である跛行を明らかにする。そして跛行のある小児に対する非常に長い鑑別診断が定式化されうる限りは、治療者が適切な身体的検査を通して感染症の経過を除外していく場合に、一過性滑膜炎による炎症性の股関節とLCPDの急性症状を区別していくことが最

大の挑戦となる[10]。無痛性ではない場合、LCPD はよく大腿や膝の内側面への放散痛を伴う軽度あるいは間欠性の有痛性跛行を引き起こすだろう。活動に伴って改善されるような一過性滑膜炎とは対照的に、関節が「弛められる」かのように、活動がこれらの症状を悪化させる。

疾患の経過の早期でも、筋スパズムや滑膜炎による股関節外転と内旋の減少に注意する。大腿骨頭の損傷がさらに生じてくる場合、運動制限は寛骨臼上での大腿骨頭のインピンジメントかもしれない。痛みは最終可動域で誘発されやすく、中間域では痛みはない[11]。障害側の殿部や大腿、下腿の検査は、萎縮の徴候を求めて行われるべきである。脚長差は大腿骨頭の破壊が生じてから比較的遅く発見される—疾患サイクルの第3ステップ。Thomas テストと Trendelenburg テストはよく陽性となる。小児が両側性の Perthes 病を有している場合、上半身は Trendelenburg テストで障害側あるいは弱化側に動揺するだろう。

X 線は依然として Perthes 病の診断や分類、経過観察の中心である。初期の発見には、ただ障害側の股関節腔での増加のみが含まれるが、これは非特異的なものである。疾患の進行に伴って関節下の輝度は大腿骨頭骨端内で明るくなり、その後平坦化し硬化、分裂する（**図 7.2**）。早期の変化はカエル肢状面でのみ明らかとなる可能性があり、初期評価で行われるべきである。病状の早期段階においては、X 線は正常かもしれない。LCPD の疑いが強い場合、MRI やシンチグラフィーは診断を確定するのに有用である。シンチグラフィーは大腿骨頭内でみられる増加した取り込みの焦点領域を明らかにするために行われている。一方で MRI は T1 強調画像で大腿骨頭内の低信号強度領域を明らかにする[12]。

▶治　療

診断では Catterall と Herring の分類法が最もよく用いられている。Catterall 分類は大腿骨端の障害を4つに分ける（1＝25％から4＝100％の障害）。Herring 分類は、分裂期における外側骨端柱の破壊の程度を用いて3群に分ける（A＝1/3 の破壊または破壊なし、B＝2/3、C＝完全な破壊まで）。Herring 分類法は長期成績のより正確な予測因子と考えられている。しかしながら、分類

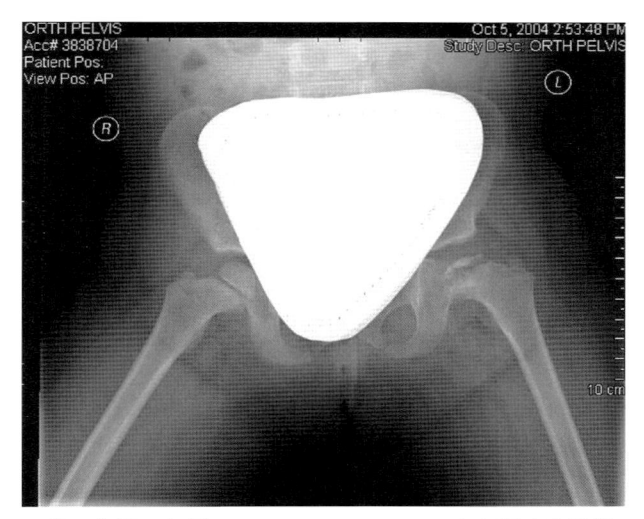

図 7.2　5 歳の女児に左側の Legg-Calvé-Perthes 病を認める骨盤の X 線前後像
右股関節はこのとき正常であるが、この患児は両側性疾患に進行した。

に関係なく、保存的治療でも外科的治療でも結果は非常に変動があり、発症の年齢と大腿骨頭の障害の程度に大いに依存している[13]。股関節は長期間の自然な成長と生来から再形成のための発達を有しているため、幼齢期の現症は良い結果を得るための保護となる。

　外科的介入の役割とその臨床成績への影響は意見が分かれており、よく文献内で幅広く議論されている。残念ながら、最も外科的治療の対象となると信じられる患者を見分けるには、超早期に患者の病状の自然な経過を予測できることが求められる。そのような予測は一般的に可能ではないが、本書を執筆している現在のところ、診断時に 2 年以上の手の骨年齢遅延がある患者は重篤な股関節疾患が進行することが予測されうるという、1 つの期待できる研究がある[14]。いかなる介入の目標も股関節可動域の維持と痛みの緩和、大腿骨頭の寛骨臼への格納にある。特定の外科的介入の適応や利益に関する確実なデータはないが、重篤な疾患に対して外科的介入は非手術的治療よりも好まれやすい[15]。LCPD に対して最も広く用いられている 2 つの外科的テクニックは、内反骨切

り術とSalter寛骨骨切り術である。

　施設または自宅でのストレッチングと筋力強化、関節可動域を強調した理学療法プログラムは、上記の3つの治療目標すべてに対応している。そのようなプログラムの効果を科学的に評価している発表データは限られているが、有効であると信じられている（SOR-C）[16]。幼児の年齢や疾患の程度に応じたある程度の活動制限は、壊死や再吸収、破壊の時期に推奨される（SOR-C）。

一過性滑膜炎

　一過性滑膜炎は自己限定的な片側性の炎症性滑膜炎で股関節によく起こり、3～10歳児における股関節痛の主要因となる。自己限定的で対症的に治療されるが、外科的ドレナージと抗生剤投与を必要とする敗血性関節炎と鑑別することが極めて重要である[17]。米国では一過性滑膜炎の発生率は知られていないが、幼児の股関節痛の主要因として頻繁に言及されており、男児は女児の2倍罹患している[18]。スウェーデンの小児の研究における年間発生率は0.2％であった[19]。

　一過性滑膜炎の病因はまだわかっていない。滑膜の組織学的検査は非特異的な炎症を明らかにする。多くの幼児が最近、あるいは併発して呼吸器や胃腸のウイルス感染をしていることは注目されており、多くの研究者は一過性滑膜炎が自己限定的な滑膜の感染または感染後の炎症反応であると信じている[20]。ある研究では、Epstein-Barrや風疹、エンテロウイルス、マイコプラズマに抗する抗体力価の増大を一過性滑膜炎の小児80人中67人で認めたが、すべてのウイルス培養は陰性であった[21]。最後に、一過性滑膜炎とA群連鎖球菌の咽喉培養陽性または抗ストレプトリジンO力価陽性またはその両方との間に関連が認められている[22]。

▶診　断

　臨床的に、一過性滑膜炎は健康そうに見える小児に急性発症の股関節痛や跛行が現れる。通常は小児は熱がないか、軽度の体温上昇のみがある。痛みは軽度から重度まで幅があり、股関節あるいは大腿、膝に限局することがある。検査では障害側股関節の内旋や内転が痛みにより二次的に制限される。症状の期間は通常1～3週間続き、長期にわたる症状は一過性滑膜炎以外の診断を示唆

しているとみるべきである。鑑別診断には、敗血性関節炎や骨髄炎、腰筋膿瘍、リウマチ熱、外傷、小関節型関節炎、反応性関節炎、悪性腫瘍、SCFE、LCPDがある。

　実験的および X 線学的研究によって、上記の診断が除外される。股関節の X 線は、SCPD と LCPD、腫瘍、骨髄炎を除外することができる。超音波検査は、70％もの症状に認める関節水腫の存在を探すために行われる。シンチグラフィーと CT 検査は関節水腫を区別する感度が少ないが、近接の骨髄炎の領域を検出するのに有用かもしれない[23]。MRI は敗血性関節炎と一過性滑膜炎を鑑別するのに用いられている。一過性滑膜炎における統計学的に有意な MRI の結果は、反体側（症状のない）の股関節水腫があることと骨髄の信号強度異常がないことである[24]。同側の水腫と滑膜の肥厚・増大は、しかしながら両方の条件で存在する。白血球数（WBC）は通常正常範囲内であり、赤血球沈降速度（ESR）や正常かあるいはわずかに上昇する。エビデンスに基づく臨床的予測アルゴリズムは Kocher らによって 1999 年に提唱され、発熱の既往と荷重困難、12,000/mm^{3}以上の全血球計算値、40 mm/h 以上の ESR が用いられた。この研究は、股関節痛の小児が 4 つすべての診断基準を満たしている場合、敗血性関節炎の確率は 99％以上であることを発見した（SOB-B）[25]。反対に 4 つすべての基準を満たさない場合の敗血性関節炎のリスクは 0.2％以下であった（表 7.1）。この臨床的アルゴリズムは次の研究で最近実証された[26]。さらに近年の前方視的研究では、敗血性関節炎疑いで股関節吸引を行った幼児 53 人を調査したところ、発熱（口腔内温度が 38.5 度以上）が最も強い敗血性関節炎の予測因子であり、C 反応性蛋白（CRP）の上昇、ESR の上昇、荷重拒否、WBC 上昇が続いた。2.0 mg/d*l* 以上の CRP は強い独立の危険因子であり、股関節の敗血性関節炎疑いがある小児を評価し診断するための有益な手段であることがわかった（SOR-B）[27]。

▶治　療
　一過性滑膜炎は、安静と対症療法で解決する自己限定的な状態である。ある研究では、イブプロフェンを用いた治療が症状の期間を短縮させることが示された（SOB-B）[28]。一過性滑膜炎の再発は文献では症例の 0〜17％であると報告

表7.1　股関節の一過性滑膜炎と敗血性関節炎の鑑別

臨床的基準の陽性数[a]	敗血性関節炎の予測確率（％）
0	<0.2
1	3.0
2	40
3	93.1
4	99.6

[a]熱発の既往、免荷、ESR>40 mm/h、WBC>12,000/mm^3
Kocher ら[25]を改変

されている[29]。一過性滑膜炎と LCPD との関係は推論に留まっている。いくつかの研究報告では、LCPD や過大骨頭が症例の 30％に続いて起こった[30,31]。ある研究者たちは一過性滑膜炎に関連した関節内圧の増加が潜在的に LCPD の進行を引き起こすと推論しているが、他の研究者は初期の臨床徴候の同様性以外に2つの存在の間に関係性がないことを見つけている[32]。一過性滑膜炎の再発のほとんどは良好な経過を辿るが、早期の慢性炎症状態を有する患者は一過性滑膜炎によく似ており、この状態を除外するためにさらに評価が必要とされる。

大腿骨頭すべり症

　大腿骨頭すべり症（SCFE）は、大腿骨頸部および骨幹軸の伸展・外旋に伴う機械的剪断力による近位大腿骨骨端の後外側偏位のことをいう[33]。これは迅速な評価と治療を必要とする整形外科的に緊急な状態である。この疾患の要因はまだ知られていないが、小児期の過体重や思春期、急成長との関連性が高まっている[34]。骨端内のすべりやすい位置は、性腺ホルモンと成長ホルモンの影響下で肥大性軟骨細胞域にあるとみられる[35]。SCFE は 10〜16 歳の間の年長幼児および思春期の若者に起こりやすく、男性に多い。症状のある時期に患者のおよそ 20％で両側性に起こり、別の 20〜30％の患者は最初のすべりの 12〜18 カ月以内に反体側の SCFE を発症する。時折、この疾患は腎不全や甲状腺機能低下症および成長ホルモン欠乏を含む内分泌障害と関連がある。そのため、幼児が 10 歳未満の場合や SCFE があり体重が 50 パーセンタイル以下の場合には、

腎および内分泌機能の評価は当然行ったほうがよい[36]。

▶分　類

　以前からSCFEは急性と慢性、急性増悪に分類されている。これら3つのタイプの違いは時間的なものである：急性のSCFEは3週未満、慢性は3週以上症状が続き、急性増悪のSCFEは症状の悪化を伴い3週以上続く[37]。しかしながら多くの場合、両親や幼児がいつ症状が発現したのかを思い出すことができないことや予後予測が不良なため、この体系は不正確の可能性もある[38]。1933年にこの以前からの分類体系をやめて、安定性に基づいた新しい分類体系が予後を知らせる目的で採用された[39]。新しい体系では、SCFEは安定か不安定かで分類される。安定性は臨床的に患者の移動能力を用いて定義される。安定性SCFEは、幼児が杖の使用の有無にかかわらず歩行可能な場合に診断される；不安定性SCFEは杖の使用の有無にかかわらず歩行困難な場合である。安定性SCFEの幼児の予後はとても良好で、AVNの罹患率はゼロに近い[40]。不安定性SCFEの幼児の予後はより慎重であり、一方でAVNの罹患率は3〜84％と幅がある。およそ5％のSCFEが不安定性で、その大部分が片側性であり、両側性の不安定性SCFEの発生率は比較的稀である（0.25％）[41]。SCFEの幼児におけるAVNの発症は、たいてい後年に退行性股関節疾患をもたらす[42]。

▶診　断

　SCFEは思春期に最もよくみられる股関節疾患であるが、すべての小児整形外科疾患のなかで最も不十分に診断される。跛行や骨盤から脛骨の間の痛みを訴える10〜16歳の小児には、この診断が考慮されることが絶対に必要である[43]。臨床的に患者は鼠径部や大腿、膝の痛みを訴えることがある。SCFEにみられる関連痛は、股関節包の近くを通り大腿と膝に神経を分布する感覚皮神経に起因する。実際のところ、ある研究では最大で23％のSCFE患者が膝痛のみを訴えた[44]。安定性SCFEの若い運動選手は、競技活動の困難さを訴えたり、跛行や外旋歩行を呈することもある。不快感の訴えがある場合はしばしば本質的にはっきりせず、身体活動で悪化する。不安定性SCFEの幼児は股関節と大腿の激痛があり、よくスポーツ活動中につまずきや転倒などの軽度外傷歴がある。

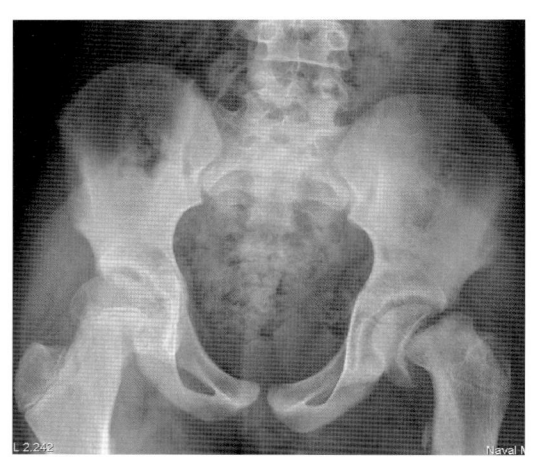

図 7.3　左側に大腿骨頭すべり症を認める X 線前後像（National Naval Medical Center、Michael Gibson 博士の好意による）

　身体的検査では、SCFE 患者は通常内旋制限だけでなく関連側に非対称性の爪先外開き角を持つ。加えて、患者は大腿骨頸部の隙間に余裕を持たせるために、どうしても股関節を屈曲・外旋させることになり、中間位において屈曲時に前寛骨臼への衝突が起こる。不安定性 SCFE の症例では、患者は完全に股関節屈曲・外転・外旋位のままで寝る。どんなに股関節を自動または他動的に動かそうとしても、抵抗と著しい不快感に遭遇しやすい。障害肢は短縮するであろう。

　骨盤の X 線前後像は標準的な第一選択の画像であり、年齢や機能が許せば立位での撮影が望ましい。X 線写真は診断を確定し、側面像は軽微な偏位を伴う早期のすべり検出するのに最も感度が優れている。前後像では、大腿骨頸部上位に沿って引いた線（Klein 線）が大腿骨頭の一部を横切る（**図 7.3**）。X 線前後像で不安定性 SCFE が診断されると、正確なあるいはクロステーブルでのX 線写真を撮影するべきである。不安定性 SCFE では、著しい痛みと潜在的に原因となるような医療行為によるすべり拡大の危険性のため、カエル肢状外側面 X 線写真は行うべきではない。早期の前すべり段階では、非対称性の骨端軟骨の拡大やぼかし陰影（いわゆる鋼色の blanch 徴候）が X 線写真上の他のわ

ずかな徴候として挙げられる。もうひとつの方法として、SCFE が標準的な X 線写真で明らかではない場合、高分解能骨スキャンは大腿骨頸部の上面での取り込み増加を、MRI は T1 強調画像で骨端軟骨の拡大を明らかにする。加えて、超音波検査は水腫および骨端と骨幹端の輪郭の段差を明らかにすることが示されている[45]。

▶治　療

　不安定性 SCFE の治療は意見の分かれるところであり、最も良い外科的修正方法が文献上で広く議論されている。AVN の潜在的な危険因子数が報告されており、多数のピンの使用やピンの位置と侵入、完全または部分的な引き下げ、すべりの安定性と重篤性がこれに含まれる。北米小児整形外科学会の近年の調査では、回答者の 57％が不安定性 SCFE の固定に一重スクリューを用い、40.3％が 3 本の一重スクリューを推奨したことがわかった[46]。外科的治療の全体の目標は、① 骨端閉鎖まですべりの拡大を防ぐ、② 合併症、特に注意すべき AVN を避ける、③ 適切な股関節機能を維持する、ことである。反対側の X 線写真は対側の SCFE を見分けるために術前に行われるべきである。不安定性 SCFE の手術的治療後に骨端軟骨の負荷の増大は反対側に移り、未確定の SCFE の進行や安定性 SCFE の不安定性への移行を誘導しやすい。

　不安定性 SCFE を有する小児への対側股関節の予防的固定は北米ではまだ意見が分かれているが、ヨーロッパではさらに広く受け入れられている。内分泌障害や腎不全を基礎とする幼児は両側性疾患のより高い発生率を有しており、この選択肢はこれらの小児に強く考慮されるべきである（SOR-C）。しかしながら、もしすべての片側性不安定性 SCFE の幼児が反対側の予防的固定を行えば、65～80％の幼児が不必要な手術を受け、通常の予防的固定を推奨することが困難になるだろう（SOR-B）[47]。

　術後に苦痛がなくなったら小児は杖で起きることが許可され、カルス形成の早期の徴候が後下骨幹端に沿って認められるまでは免荷が維持される。骨治癒機転の徴候があると段階的な荷重の進行が許可され（通常は 8～12 週）、全荷重はたいてい固定後 3～4 カ月で行われる。綿密な追跡調査は、手術後 12 カ月以内によく起こる AVN の潜在的な発症を観察することが必須である。

若年運動選手の骨端傷害

　骨端は、発達中の骨格において筋と腱の起始・停止位置としての機能を果たす二次的な骨化中心である。成人運動選手では筋の損傷が一般的で、剝離骨折を含む骨端炎や骨端傷害は骨格が未熟な運動選手によくみられる[48]。これは筋/腱/骨の連結の中で骨端軟骨は最も弱く連結するためである。これらの状態は、急速な骨の成長が軟部組織の発達と柔軟性を超過する思春期成長スパートの間、若年運動選手に影響を及ぼす。歴史的に男性は最大で女性の9倍傷害を受けるが、現在では若年期での女性の運動競技への参加増加に伴って、この比率は減少する傾向にある[49]。骨端炎はランニングなどの活動で繰り返される骨端軟骨の微小損傷によって引き起こされやすいが、骨端の剝離骨折はたいてい骨端の骨の完全性を急性に分離させるような強力な筋の遠心性収縮に起因する[50]。

　骨端傷害の実際の発生率は知られていないが、活発な運動をする小児運動選手の14〜40%に骨盤の骨端剝離骨折があるだろう。これらの傷害の90%は14〜17歳の少年に起こる。思春期の急性骨盤骨端剝離骨折203例の研究では、53%が坐骨結節、22%が下前腸骨棘（AIIS）、19%が上前腸骨棘（ASIS）、3%が恥骨結合の上角、1.5%が腸骨稜に生じていた[51]。最もよく傷害が認められるスポーツは、サッカーや器械体操、フェンシング、陸上競技である。

　坐骨結節は内側および外側ハムストリングの起始部として機能を果たし、若年運動選手に最もよく骨端剝離傷害がみられる部位である（**図7.4A**）[52]。これまで述べられてきた機序は、キックやハードリングでみられるような股関節屈曲、膝関節伸展位での強力なハムストリングの遠心性収縮である[53]。腸骨稜は内腹斜筋と腹横筋、中殿筋の付着部として機能を果たす。ランニング中に体幹と交差する腕の動きによる超過した力が、腸骨稜の骨端炎の原因となり得る。腸骨稜の剝離骨折はそれでも珍しく、稀な偏位である（**図7.4B**）[54,55]。ASISとAIISは縫工筋と大腿二頭筋の付着部として機能を果たし、ランニングやハードリングが原因で引き離される可能性がある（**図7.4C**）[56]。最後に、腸腰筋は小転子に付着し、剝離骨折は短距離選手やジャンプ競技選手の力強い股関節屈曲中に報告されている（**図7.4D**）。**表7.2**に一般的な骨盤骨端傷害の特徴を

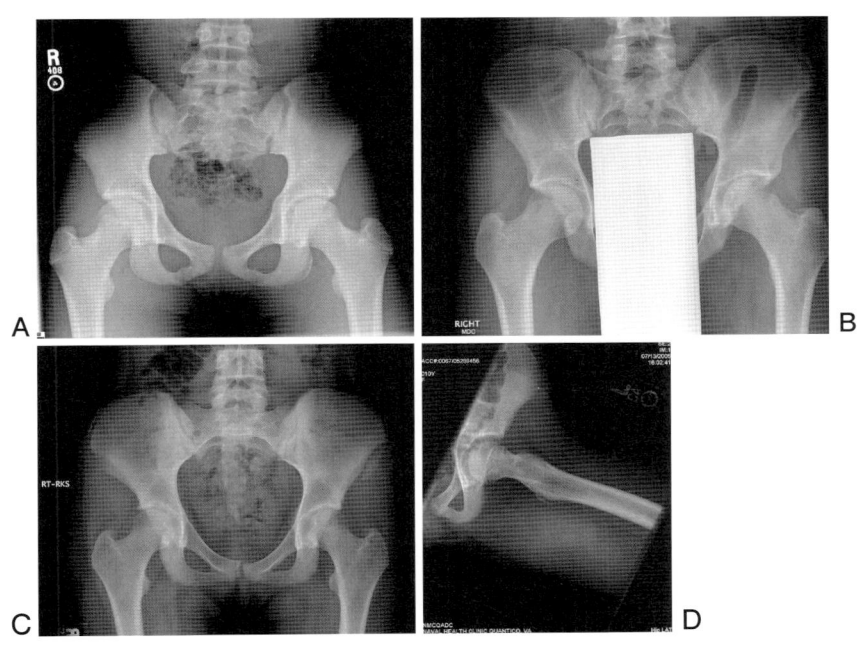

図7.4 さまざまな骨端剥離骨折を認める骨盤のX線前後像
A：右側坐骨結節の剥離
B：左側の腸骨稜の剥離
C：左側の上前腸骨棘の剥離
D：左側の小転子の剥離
(National Naval Medical Center、Michael Gibson博士の好意による)

まとめた。

▶診 断

　骨盤の骨端傷害は適切な病歴の聴取と身体的検査によって診断することができる。骨端炎は通常活動的な思春期の運動選手に股関節または骨盤の徐々に悪化する痛みとして起こるが、骨端剥離骨折は急性発症の痛みと腫脹、跛行を伴う。傷害を受けたランナーは、損傷の際の容易にわかるか聞こえるような「ポップ音」を思い出すだろう[58]。骨端傷害の運動選手は典型的に自分の骨盤を快適な位置に保持し、傷害を受けた筋への力を最小限にし、跛行を伴うかもしれな

表7.2　一般的な骨盤骨端傷害の特徴

骨端	出現 年齢[52]	固定 年齢[52]	筋群	身体的検査[57]	関係するスポーツ[51,55]
坐骨 結節	15〜 17歳	19〜 25歳	ハムスト リングス	膝屈曲の抵抗や ハムストリング の他動的伸張に 伴う痛み	器械体操、サッカー、フェン シング、テニス、陸上競技
ASIS	13〜 15歳	21〜 25歳	縫工筋	股屈曲/外転に 伴う痛み	サッカー、陸上競技、器械体 操、テニス、フェンシング、 バスケットボール
AIIS	13〜 15歳	16〜 18歳	大腿直筋	膝伸展位での股 屈曲の抵抗に伴 う痛み	サッカー、陸上競技、テニス、 器械体操、レスリング、フェ ンシング
小転子	8〜 12歳	16〜 18歳	腸腰筋	膝屈曲位での股 屈曲の抵抗に伴 う痛み	フットボール、バスケット ボール、ランニング
腸骨稜	13〜 15歳	15〜 17歳	中殿筋 内腹斜筋 腹横筋	体幹屈曲/回旋/ 側屈に伴う痛み	サッカー、器械体操、テニス

い。身体的検査は圧痛や腫脹、傷害のある骨端部位を覆う斑状出血の有無を明らかにする。抵抗テストは患者の痛みを悪化させ、関節可動域は通常制限される[59]。稀に剥離骨片が触知される。

　骨盤のX線前後像は、剥離骨折の疑いがある患者に指示する最初の画像検査とすべきである。これらの剥離傷害は、骨端が硬化していない場合には単純撮像でX線学的に明らかとならないことがあり、画像の追加が確定のために必要とされる。MRIはこれらの傷害を明らかにすることができるが、超音波検査は検査時間がより早く費用を抑えるため有益である[60]。超音波検査で骨端傷害を評価する場合、次の4つの基準が診断に用いられる：① 浮腫や出血を示す骨端部位の低エコー領域、② 正常な低エコー信号強度の骨端軟骨の拡大、③ 骨端軟骨の傾斜や転位、④ ドップラー上の充血[61]。最終的に、剥離骨折が臨床的に疑われる場合、またはX線や超音波検査ではっきりしない場合、MRIが診断確定のために用いられる[62]。軽度または部分的な剥離では、流体感度配列で筋の起始部に信号強度の上昇がみられる。完全な剥離では、流体信号は骨から

筋を分離させて見つけられ、筋腱の後退が識別されるだろう[63]。

骨端炎や慢性の剥離傷害は、X線上で骨の希薄な部位（虫食い様）や骨の溶解を認めることがある。特に明らかな骨盤の損傷がない場合に、そのような破壊的な骨のパターンは骨髄炎やEwing肉腫などの疾患と鑑別されなければならない。最後に、骨盤剥離傷害患者の1/3近くが複数の剥離部位の徴候を有している[65]。

▶治　療

すべての骨端炎症例と大部分の骨盤骨端剥離骨折は外科的介入なしに治療可能である。MetzmakerとPappasは、5段階からなる骨端剥離傷害のリハビリテーションプログラムについて述べている（SOR-C）。第1段階の目標は、損傷筋への張力を軽減させることで安静を図ることである。冷却と抗炎症薬に加えて、ベッド安静または股膝屈曲位（縫工筋と大腿直筋、腸腰筋剥離の症例）での杖歩行が適切な安静を得るために必要である。急性痛が鎮静し始めるリハビリテーションの第2段階では、関節可動域練習が段階的な筋力増強運動に続いて開始される。スポーツへの部分的な復帰は、予測される筋力の50%が回復した時点で開始することができる。全可動域と筋力が回復したら、患者は制限なくスポーツを再開してもよい[66]。運動選手が完全に治癒機転が完了する前に競技に戻ると、再損傷の危険性は高くなる。スポーツ復帰は通常4～12週と予測されている。稀に、剥離骨片の著しい転位が線維性癒合や慢性痛、能力傷害の原因となり得る：これらの例では外科的除去が考慮されるべきである（SOR-C）[57]。剥離骨折の保存的管理に対する一つの例外は、2cm以上転位するハムストリングスの坐骨結節からの剥離である（SOR-C）。これらの症例では、線維性偽関節を生じて長期間の能力障害を引き起こすことがある。

文　献

1. Murray T, Cooperman D, Thompson G, Ballock R. Closed reduction for treatment of developmental dysplasia of the hip in children. Am J Orthop 2007；36：82-4.
2. Storer S, Skaggs D. Developmental dysplasia of the hip. Am Fam Physician 2006；74：1310-1316.
3. Kamath S, Mehdi A, Wilson N, Duncan R. The lack of evidence of effect of selective ultrasound screening on the incidence of late developmental dysplasia of the hip in the

Greater Glasgow Region. J Pediatr Orthop B 2007 ; 16 : 189-191.
 4. Desprechins B, Ernst C, De Mey J. Screening for developmental dysplasia of the hip. JBR-BTR. 2007 ; 90(1) : 4-5.
 5. Lipton GE, Guille JT, Altiok H, et al. A reappraisal of the Ortolani examination in children with developmental dysplasia of the hip. J Pediatr Orthop 2007 ; 27(1) : 27-31.
 6. Lee M, Eberson C. Growth and development of the child's hip. Orthop Clin N Am 2006 ; 37 : 119-132.
 7. Kocher M, Tucker R. Pediatric athlete hip disorders. Clin Sports Med 2006 ; 25 : 241-253.
 8. Mehta J, Conybeare M, Hinves B, Winter J. Protein C levels in patients with Legg-Calve-Perthes disease : is it is true deficiency? J Pediatr Orthop 2006 ; 26(2) : 200-203.
 9. Pearson R, Berkowitz C, Ho S, Heinzman D. Legg-Calve-Perthes Disease. First Consult. MDConsult. com. Last updated April 18, 2007.
10. Canale, S. Osteochondrosis or epiphysitis and other miscellaneous affections. In : Canale S, ed. Campbell's Operative Orthopedics. Philadelphia : Mosby ; 2003 : 1488-1490.
11. Frick S. Evaluation of the child who has hip pain. Orthop Clin N Am 2006 ; 37 : 133-140.
12. Hubbard A. Imaging pediatric hip disorders. Rad Clin N Am 2001 ; 39 : 721-735.
13. Millis M, Kocher M. Hip, Pelvis, Femur : Pediatric Aspects. In : Koval K, ed. Orthopaedic Knowledge Update 7. Chicago : American Academy of Orthopedic Surgeons ; 2002 : 387-394.
14. Lee S, Vaidya S, Song H, et al. Bone Age Delay Patters in Legg-Calve- Perthes Disease : an Analysis using the Tanner and Whitehouse 3 Method. J Pediatr Orthop 2007 ; 27 : 198-203.
15. Kim W, Hiroshima K, Imaged T. Multicenter Study for Legg-Calve- Perthes Disease in Japan. J Orthop Sci 2006 ; 11 : 333-341.
16. Brech G, Guarnieiro R. Evaluation of physiotherapy in the treatment of Legg-Calve-Perthes Disease. Clinics 2006 ; 61 : 521-528.
17. Haueisen D, Weiner D, Weiner S. The characterization of "transient synovitis of the hip" in children. J Pediatr Orthop 1986 ; 6 : 11-17.
18. Illingworth C. The limping children with no fracture, sprain, or obvious cause. Clin Pediatr 1978 ; 17 : 139.
19. Landin L, Danielsson L, Wattsgard C. Transient synovitis of the hip : its incidence, epidemiology, and relation to Perthes' disease. J Bone Joint Surg (Br) 1987 ; 69 : 238.
20. Gutierrez K. Transient synovitis. In : Long S, ed. Long : Principles and Practice of Pediatric Infectious Diseases, 2nd ed. Philadelphia : Churchill Livingstone ; 2003 : 484-485.
21. Tolat V, Carty H, Klenerman L, Hart C. Evidence for a viral etiology of transient synovitis of the hip. Clin Pediatr 1993 ; 75 : 973.
22. Bickerstaff D, Neal L, Brennan P, Bell M. An investigation into the etiology of irritable hip. Clin Pediatr 1991 ; 30 : 353.
23. Kothari N, Pelchovitz D, Meyer J. Imaging of musculoskeletal infections. Radiol Clin North Am 2001 ; 39 : 653-671.
24. Yang W, Im S, Lim G, et al. MR imaging of transient synovitis : differentiation from septic arthritis. Pediatr Radiol 2006 ; 36 : 1154-1158.
25. Kocher M, Zurakowski D, Kasser J. Differentiating between septic arthritis and transient synovitis of the hip in children : an evidencedbased clinical prediction algorithm. J Bone Joint Surg 1999 ; 81 : 1662-1670.
26. Kocher M, Zurakowski D, Kasser J. Validations of a clinical prediction rule for the differentiation between septic arthritis and transient synovitis of the hip in children. J Bone Joint Surg 2004 ; 86 : 1629-1635.

27. Caird M, Flynn J, Leung L, et al. Factors distinguishing septic arthritis from transient arthritis of the hip in children : a prospective study. J Bone Joint Surg 2006 ; 88 : 1251-1257.
28. Kermond S, Fink M, Kerr G, et al. A randomized clinical trial : Should the child with transient synovitis of the hip be treated with nonsteroidal anti-inflammatory drugs? Ann Emerg Med 2002 ; 3 : 294-299.
29. Uziel Y, Butbul-Aviel Y, Barash J, et al. Recurrent transient synovitis of the hip in childhood. Longterm outcome among 39 patients. J Rheumatol 2006 ; 33 : 810-811.
30. Kallio P. Cox magna following transient synovitis of the hip. Clin Orthop Relat Res 1988 ; 228 : 49-56.
31. Kallio P, Ryoppy S, Kunnamo I. Transient synovitis and Perthes' disease. Is there an etiology connection? J Bone Joint Surg 1986 ; 68 : 808-811.
32. Sharwood P. The irritable hip syndrome in children : Long term follow up. Acta Orthop Scand 1981 ; 52 : 633-638.
33. Kocher M, Tucker R. Pediatric athlete hip disorders. Clin Sports Med 2006 ; 25 : 241-253.
34. Hassink, S. Problems in childhood obesity. Prim Care 2003 ; 30 : 357- 374.
35. Kempers M, Noordam C, Rouwe C, Otten B. Can GnRH-agonist treatment cause slipped capital femoral epiphysis? J Pediatr Endocrnol Metab 2001 ; 14 : 729-734.
36. Loder R, Greenfield M. Clinical characteristics of children with atypical and idiopathic slipped capital femoral epiphysis : description of the age-weight test and implications for further diagnostic evaluation. J Pediatr Orthop 2001 ; 21 : 481-487.
37. Asdalen R, Weiner D, Hoyt W. Acute slipped capital femoral epiphysis. J Bone Joint Surg 1974 ; 56A : 473-487.
38. Loder R. Controversies in slipped capital femoral epiphysis. Orthop Clin N Am 2006 ; 37 : 211-221.
39. Loder R, Richards B, Shapiro P. Acute slipped capital femoral epiphysis : the importance of physeal stability. J Bone Joint Surg 1993 ; 75A : 1134-1140.
40. Rattey T, Piehl F, Wright J. Acute slipped capital femoral epiphysis. Review of outcomes and rates of avascular necrosis. J Bone Joint Surg (AM) 1996 ; 78(A) : 398-402.
41. Peterson M, Weiner D, Green N. Acute slipped capital femoral epiphysis : the value and safety of urgent manipulative reduction. J Pediatr Orthop 1997 ; 17 : 648-654.
42. Krahn T, Canale S, Beaty J. Long term follow up of patients with avascular necrosis after treatment of slipped capital femoral epiphysis. J Pediatr Orthop 1993 ; 13 : 154-158.
43. Millis M, Kocher M. Hip and pelvic injuries in the young athlete. In : DeLee J, Drez D, eds. DeLee and Drez's Orthopaedic Sports Medicine : Principles and Practice. Philadelphia : Saunders ; 2003 : 1466-1468.
44. Matava J, Patton C, Luhmann S. Knee pain as the initial symptom of slipped capital femoral epiphysis : an analysis of initial presentation and treatment. J Pediatr Orthop 1999 ; 19 : 455-460.
45. Bellah R. Ultrasound in pediatric musculoskeletal disease techniques and applications. Rad Clin North Am 2001 ; 39 : 597-61.
46. Millis M, Kocher M. Hip, pelvis, femur : pediatric aspects. In : Koval K, ed. Orthopedic Knowledge Update 7. Chicago : American Academy of Orthopedic Surgeons ; 2002 : 387-394.
47. Castro F, Bennett J, Doulens K. Epidemiological perspective on prophylactic pinning in patients with unilateral slipped capital femoral epiphysis. J Pediatr Orthop 2000 ; 20 : 745-748.
48. Morelli V, Weaver V. Groin injuries and groin pain in athletes : Part 1. Prim Care 2005 ; 32 : 163-183.

49. Paluska S. An overview of hip injuries in running. Sports Med 2005；35：991-1014.
50. Boyd K, Peirce N, Batt M. Common hip injuries in sport. Sports Med 2001；24：273-288.
51. Rossi F, Dragoni S. Acute avulsion fractures of the pelvis in adolescent competitive athletes：prevalence, location, and sports distribution of 203 cases. Skeletal Radiol 2001；30：127-131.
52. Paletta G, Andrish J. Injuries about the hip and pelvis in the young athlete. Clin Sports Med 1995；14：591-628.
53. Scopp J, Moorman C. The assessment of athletic hip injury. Clin Sports Med 2001；20：647-659.
54. Aksoy B, Ozturk K, Ensenyel C. Avulsion of the iliac crest apophysis. Clin Sports Med 1998；19：76-78.
55. Metzmaker J, Pappas A. Avulsion fractures of the pelvis. Am J Sports Med 1985；13：349-358.
56. Bencardino J, Palmer W. Imaging of hip disorders in athletes. Radiol Clin North Am 2002；40：267-287.
57. Anderson S. Sports injuries. Dis Mon 2005；51：438-442.
58. Browning K, Donley B. Evaluation and management of common running injuries. Clev Clin J Med 2000；67：511-520.
59. Anderson K, Strickland S, Warren R. Hip and groin injuries in athletes. Am J Sports Med 2001；29：521-533.
60. Blankenbaker D, De Smet A. The role of ultrasound in the evaluation of sports injuries of the lower extremities. Clin Sports Med 2006；25：867-897.
61. Pisacano R, Miller T. Comparing sonography with MR imaging of apophyseal injuries of the pelvis in four boys. Am J Roentgenol 2003；181：223-230.
62. Armfield D, Hyun-Min Kim D, Towers J, et al. Sports related muscle injury in the lower extremity. Clin Sports Med 2006；25：803-842.
63. Newmann J, Newberg A. MRI of the painful hip in athletes. Clin Sports Med 2006；25：613-633.
64. El-Khoury G, Daniel W, Kathol M. Acute and chronic avulsive injuries. Radiol Clin N Am 1997；35：747-766.
65. Sundar M, Carty H. Avulsion fractures of the pelvis in children：A report of 32 fractures and their outcome. Skeletal Radiol 1994；23：85-90.
66. Waters P, Millis M. Hip and pelvis injuries in the young athlete. Clin Sports Med 1988；7：513-526.

第8章　高齢アスリートに対する特異的な留意点

クリニカルパール

- 骨粗鬆症は米国の1,000万人以上が罹患しており、骨粗鬆症性骨折の年間総計は150万件で、それに対する医療費はおよそ170億ドルである。
- 骨粗鬆症のリスクファクターには身体活動の低下、低体重、カルシウムとビタミンDの摂取不足、アルコール過剰摂取、喫煙、特有の医薬や健康状態、初経の遅れや早期閉経、低度の外傷による骨折の既往、また白人やアジア民族、女性などがある。
- 股関節骨折症例のうち、20%が1年以内に死亡する。
- 股関節骨折症例の1/3は自宅での介護を必要とし、骨折前の身体機能レベルに回復するのは1/3以下である。
- 現在の骨粗鬆症や股関節部骨折の臨床的な状況にかかわらず、未だに検査や予防のための定期的な測定は推奨されておらず、初期治療においてもまだ実施されていない。
- 高齢競技者に対する運動プログラムは、股関節や骨盤の機能維持・改善、または転倒や股関節骨折の予防のために、下肢荷重やバランスまたは柔軟性に対するプログラムを含めるべきである。

ケースプレゼンテーション

　MHは72歳白人女性の熟練した水泳選手で、股関節骨折術後6週で職場に復帰した症例である。本症例は濡れたタイル上で転倒した際に、転子間骨折を受傷した。転倒当日にサイドプレート付CHSを用いた手術を施行した。手術後、同日に離床し、その他の問題や合併症はなく6週間の理学療法を受け、退院した。退院後、転倒リスクについて自宅の環境評価を行い、すべて望ましい

環境に改修した。本症例は再び転倒し最終的に老人ホームに行き着くことを恐れ、以前ほど十分に外出できていなかった。しかし、転倒する前はとても活動的であり、再び運動を始めたいと思っていた。

本症例は閉経後 20 年経過するが、ホルモン補充療法は行わず、その他の薬物療法や栄養補助食品も服用したことはなかった。以前より健康的であり、幼少の頃よりずっと水泳をしてきた。本症例は以前に 2 度骨折しており、1 度目は 40 代の頃に歩道の縁石を踏み外して足首を捻挫した際の足関節骨折、2 度目は 50 代の頃に段差につまずき、手を出した際の手首の骨折であった。食事では健康に配慮し、毎日およそ 1 杯の牛乳を摂取していた。喫煙歴はなく、コレステロールに良いと聞き、夕食時に毎晩 1〜2 杯の赤ワインを飲んでいた。

家族歴：母親は重度の脊柱後彎症で、80 歳の時に股関節部の骨折を受傷し老人ホームに入居したが、受傷後 1 年以内に死亡した。本症例の成人した 2 人の子供は健康である。

身長 63 インチ（160 cm）だが、本人は常に 64 インチ（162.6 cm）であると述べている。体重は 124 ポンド（56.2 kg）で、BMI は 22 kg/m^{2}である。青い目と白髪で、肌は白い。少し円背で、わずかに尖腹である。本症例は歩行中に足を引きずることはないが、歩行速度は遅い。立ち上がりの際には、上肢で支えながら椅子から立ち上がる。手術部位は良好に治癒しており、股関節の可動域も十分で、診察台の乗り降りも問題なくできる。しかし、靴を脱ぐ際はとても慎重である。その他の身体的検査において、特記すべき事項はない。

加齢性の生理学的変化

▶骨組織

骨組織は、常に組織がリモデリングする活動的な組織である。成人の骨組織では、骨芽細胞による骨形成と破骨細胞による骨吸収の均衡が保たれている。通常、骨量が 90％に達する 18 歳頃までの間、幼少期には骨形成が骨吸収より速いため、骨密度が増加する。その後 10 年以上で、骨沈着の割合は均衡し始める。この均衡状態が終わると、年間 0.3〜0.5％の骨量減少が始まる[1]。一般的に、女性は閉経の 2〜3 年前から 7 年間続く骨量減少の加速期を経験する[1,2]。この間、女性の骨量は年間に約 3〜5％減少する[1]。

表8.1　骨量を減少させる薬剤

- アルミニウム
- 抗けいれん薬（フェルバルビタル、フェニトイン、バルプロ酸）
- 細胞傷害性薬剤
- エタノール（過剰使用）
- 糖質コルチコイド
- 性腺刺激ホルモン放出ホルモン作用物質
- ヘパリン（長期使用）
- 免疫抑制剤
- リチウム
- プロゲステロン（非経口、長時間作用型）
- チロキシン（超生理的な用量）
- タモキシフェン（閉経前の使用）

　この段階的な骨損失が結果として骨粗鬆症を導く可能性があり、「骨折のリスクを増加させる骨強度の低下に特徴づけられる骨格系障害」として定義される[3]。現在では、米国には骨粗鬆症を罹患する人が1,000万人で、骨粗鬆症性骨折は年間に150万件生じていると見積もられる[3]。量的かつ質的な骨組織の低下により、骨粗鬆症につながり、特に股関節と脊柱における骨折のリスクを増加させる。この潜行性の発病を仮定すると、しばしば骨粗鬆症の診断は骨折するまで、時には骨折が発生した後でさえも見落とされることがある。前の骨折から次の骨折を予測できるとする根拠があっても、骨折経験のある閉経後の女性30％未満と10％未満の男性にしか骨粗鬆症に対する治療がなされていない[4]。

　骨粗鬆症のリスクファクターとしては多くの要素が知られている。内因性の要素としては、女性、加齢、骨質量低下、低体重、白色人種またはアジア民族、低度の外傷による骨折の既往歴、軽い外傷による骨折や骨粗鬆症の家族歴、または循環エストロゲンのレベル低下などがある[2,3,5]。外因性の要素としては、喫煙、アルコールの過剰摂取、カルシウム摂取量低下、ビタミンD摂取量低下、または身体活動の低下などがある[2,3,5]。年齢は女性にとって最も重要なリスクファクターであり、精密検査すべきか決定するために使用される基準の1つである。50～54歳の女性と比較して、65～69歳女性では5.9倍、75～79歳女性では14.3倍ほど骨粗鬆症に罹患するリスクが高い[6]。

　上記のリスクファクターに加えて、**表8.1**に記載したようないくつかの薬剤

表 8.2　FRACTURE index 設問とスコアリング

	Point value
1．現在、何歳ですか？	
65 歳未満	0
65～69 歳	1
70～74 歳	2
75～79 歳	3
80～84 歳	4
85 歳以上	5
2．50 歳以降に骨折の経験はありますか？	
はい	1
いいえ/わからない	0
3．あなたの母親は 50 歳以降に股関節部の骨折をしましたか？	
はい	1
いいえ/わからない	0
4．あなたの体重は 125 ポンド（約 56.7 kg）またはそれ以下ですか？	
はい	1
いいえ	0
5．現在、喫煙されていますか？	
はい	1
いいえ	0
6．普段、椅子から立ち上がる際には腕の支えは必要ですか？	
はい	2
いいえ/わからない	0
もし、現在の骨密度（BMD）評価値があれば、次の設問にお答えください。	
7．骨密度（BMD）結果：Total hip T スコア	
T スコア＞－1	0
T スコア　－2～－1	2
T スコア　－2.5～－2	3
T スコア＜－2.5	4

BMD がない場合、カットオフ値を 4 点とすると感度 66.0％、特異度 66.3％で 5 年以内の股関節部骨折の陽性的中率は 5.6 となる。BMD がある場合、カットオフ値を 6 点とすると感度 78.6％、特異度 61.7％で陽性的中率は 5.8 となる。高いカットオフ値を使用すると、どちらのモデルも特異度は増加するが、それと同時に感度は急激に減少する。この正反対の関係は、低いカットオフ値を使用した場合にも当てはまる。
出典：Black et al[7].

が成人の骨量減少と関連がある。胃腸疾患（吸収不良症候群、炎症性大腸炎など）、血液学的疾患（地中海貧血、悪性貧血など）または性腺機能低下状態も骨粗鬆症の一因となり得る[3]。

骨粗鬆症リスクの評価や、対象への問診を円滑にすすめる手段として用いられる検査質問紙の例が**表8.2**に示した FRACTURE index である。

FRACTURE index は、証明された主要な骨粗鬆症リスクを基準に Study of Osteoporotic Fracture Research Group によって作成された質問紙である[7]。FRACTURE index は、米国の 65 歳以上の健康白人女性を対象とした前向き研究を基に作成された。この指標は、患者の骨塩密度（bone mineral density；BMD）情報の有無にかかわらず、使用できるように構成された。BMD の値により指標の感度が少し増加するうえ、BMD の値がなくともこの指標により 5 年先の股関節部の骨折のリスクを高い精度で予測できる（SOR-A）[7]。

骨粗鬆症評価

骨粗鬆症の評価において、詳細な病歴が最も重要な要素である。前述のリスクファクターや、FRACTURE index のようなリスクアセスメントツールの利用は、リスクの高い患者を識別する際に有用である。

転倒のリスクファクターを探るために、可動性低下や体力低下（例：手を使わないと椅子から立てない）、固有受容感覚の低下、視覚能力の低下、骨粗鬆症の徴候（脊椎圧迫骨折の徴候、脊椎後彎症、過度の尖腹など）といった身体的検査は行うべきである。また、その他の代謝性疾患（クッシング様外観、甲状腺腫、黄疸など）に起因する徴候は、身体的検査で除外しなくてはならない。

収集した病歴や身体的検査からの情報から、さらなる画像診断の必要性を判断する。

米国予防医療専門委員会（United States Preventive Services Task Force；USPSTF）は、65 歳以上の女性、または 65 歳未満でも 1 つ以上骨粗鬆症のリスクファクターを有する閉経後の女性に対して、BMD 検査を推奨している（SOR-B）[6]。

二重エネルギー X 線吸収測定法（DEXA）は、現在の BMD 測定の至適基準とされている[1,3]。DEXA による放射線レベルは低く、現在 BMD 測定に利用される他の技術に比べ高精度である[8]。測定単位はグラム毎平方センチメートル（g/cm^2）であるが、一般的には測定単位のない標準偏差（SD）を用いた T スコアで報告される。世界保健機関（WHO）は、DEXA によって測定された大腿骨

表8.3　骨粗鬆症性骨折を予防する非薬理学的介入

- 適切なカロリー、たんぱく質や栄養素の食事療法
- 荷重負荷運動
- 筋力強化トレーニング
- バランストレーニング
- 禁煙
- 過剰なアルコール摂取の減量
- 視覚矯正
- 骨密度の減少や転倒リスクを増加し得る医学的状態のアセスメント
- 骨密度の減少や転倒リスクを増加し得る薬物治療のアセスメント
- 自宅や労働環境、社会環境における転倒のリスクファクターの排除

近位のBMDを基準に骨粗鬆症を定義している[7]。健常若年女性の平均よりBMDが2.5 SD以上下回る場合に、骨粗鬆症と定義する。1.0〜2.5 SD下回る場合を骨減少症と定義する。Tスコアは、他の骨格部位における診断閾値により定義し、性質の異なる科学技術が適用されている。しかしながら、標準化の困難さや異なる科学技術での測定精度が、骨粗鬆症の診断基準について議論の余地を与えている[8]。さらに、本来のTスコアは閉経後の白人女性を対象としており、男性や若年女性、または異なる民族的背景においても、どの程度適用可能か十分には明らかになっていない[8]。

DEXAは、将来的な股関節部の骨折リスクを予測するための至適基準である。その他にBMD測定では定量的CT法（QCT）、定量的超音波（QUS）、または末梢骨DEXAが用いられてきた[1,8]。しかしながら、DEXAが将来的な股関節部の骨折リスクを最も予測でき、末梢骨DEXAでは股関節部の骨折を予測できないことが明らかになってきた[5,8]。

骨粗鬆症の診断基準が作成されてから、多くの薬理学的治療や非薬理学的治療も利用可能となっている。一部の治療方法は、ハイリスクな症例に対する骨粗鬆症の予防にも適用される。骨粗鬆症の治療と予防に対する非薬理学的介入を**表8.3**に示す。

薬理学的治療では、ビスホスホネート製剤（アレンドロン酸、リセドロン酸、イバンドロン酸）などの再吸収阻害薬、カルシトニン、エストロゲン、またはラロキシフェンのような選択的エストロゲン受容体モジュレーター（SERMs）

などが使用されてきた。ビスホスホネート製剤は骨代謝を減少させ、続いて骨減少を防ぐ働きがある。カルシトニンは破骨細胞を抑制させ、先行研究では脊椎骨折の発生率を減少させるとともに、急性脊椎骨折後に服用すると鎮痛効果があるとされているが[1,2]、初期の閉経期BMDへの効果に関する報告はない。エストロゲンもまた骨再吸収の抑制、股関節BMDの増加、また股関節、脊柱、手関節の骨折リスクを減少させるが、Woman's Health Initiativeは2002年の取り組みの中で、乳がんと心血管転帰のリスクが増加するとして、エストロゲンとプロゲスチンの使用中止を主導している。エストロゲン単独投与法は、脳卒中のリスクが高いため2004年に中止されている[2]。ラロキシフェンは、エストロゲンやビスホスホネート製剤ほど効果的ではないが、骨組織へエストロゲンに類似した作用を及ぼすことができる[2]。カルシトニンとビタミンDの補充も重要な治療であり、骨粗鬆症予防に服用するのが良く、ビスホスホネート製剤を服用している患者には処方が勧められる。

骨粗鬆症リスクの高い患者を管理する主要な目的は、骨折と機能低下の予防、そして痛みの予防と除去である[1]。薬理学的介入による骨密度の増加と、骨折リスクの減少に関する医学的根拠がある一方で、無症状の患者に対する介入効果については疑問視されたままである[2,9]。

一般的な見解として65歳以上の女性はBMD検査を受けるべきとされている一方で、65歳未満女性においては通常、骨粗鬆症の「リスク」とする判断は留保される[2,9]。一般的な「リスク」の定義は一致しておらず、BMDが正常で閉経期前後の女性に対する骨減少予防のための薬剤使用に関するデータは極めて限られている。閉経後白人女性以外の人々の骨粗鬆症に関するリスクファクター、検査、そして治療についてはさらなる調査が必要である。

筋組織

加齢に伴い筋力低下が生じることは定説である[10]。段階的な筋量と筋力の低下は40代から始まる。実際に、30代と80代の間で、筋量の構成する体重の割合は30～40％減少する[11,12]。筋組織は、身体組織全体の40～45％である。筋組織の合成と維持におけるエネルギー消費量は、1日の安静時消費エネルギーの20％を占める。蛋白代謝回転の25％は筋組織にて生じる[13]。筋減少症（サルコ

ペニア）は筋量の減少、筋力低下、そして疲労性の増加に特徴づけられるが、病態の詳細なメカニズムについてはまだ解明されていない[13]。筋減少症と種々の不利益な結果の関連についての疫学データはほとんどない。

　筋減少症は、「若年者の平均値より 2 SD 以下の筋量」と定義される[14]。この定義に基づくと、New Mexico Elder Health Survey による統計では、60 歳以上で白人男性は 22%、白人女性は 31% の有病率である[14]。この報告では、筋減少症を罹患すると、3 つ以上の手段的日常生活動作（ADL）に能力低下をきたすリスクは 4 倍、バランス障害をきたすリスクは 2～3 倍、異常歩行を呈するリスクも増え、杖や歩行器を利用する見込みは 2 倍以上であるとしている[14]。ミネソタ州ロチェスターの高齢者調査によるデータでは、筋減少症の発生率は男性で 25%、女性で 52% とされている[14]。

　閉経前と閉経後の女性を対象とした調査では、骨減少症または骨粗鬆症と筋減少症の間には相関関係があった。閉経前の女性において、筋減少症の有病率は骨密度が正常な場合が 0.8% であるのに対し、骨減少症を罹患する女性は 12.5% であった[15]。閉経後の女性において、筋減少症の有病率は骨密度が正常な場合が 16.1% であるのに対し、骨減少症を罹患する女性は 25%、骨粗鬆症を罹患する女性では 50% であった[15]。

　筋減少症に対する最善の予防治療はまだ確立されていないが、身体活動や抵抗運動は筋のたんぱく質合成を促す。現在では、抵抗運動により筋減少症を予防でき、筋減少症患者の筋力を増強できるとされている（SOR-C）[11,13]。

軟骨組織、靭帯、腱組織

　加齢により、滑液は量的にも質的にも退行し、また軟骨プロテオグリカン含有量も減少する[16]。この加齢変化は、股関節を含む荷重関節の軟骨の水分含有量と弾性を減少させる[16,17]。

　靭帯や腱組織における結合組織の弾性は、おそらくコラーゲン、エラスチン、水分含有量の変化から二次的に、加齢に伴い減退する。コラーゲンの変性により過荷重障害となり、また、柔軟性低下と可動域制限により関節のストレスや関節剪断応力の増加を引き起こす恐れがある[16,17]。加齢とともに腱組織の直径は減少し、若年者と比較して破損閾値の低下を伴い硬くなる[16]。

バランス

バランスはヒトが重心を特定の範囲に維持する能力と定義される[18]。バランスには静的なものと動的なものがある[18,19]。視覚、前庭系、そして固有受容器はすべてバランスの維持に重要とされ、これらはすべて加齢による退行変性が生じる。高齢者におけるバランス低下による深刻な問題の1つが転倒である。

退行的な問題や感染、感覚器や運動器または適応系統への有害なプロセスが蓄積することで、防御反射と結びつき、加齢とともに不意な動揺に対する抵抗能力の低下を引き起こす[18-20]。

70歳以上の地域居住者人口の18％以上が、白内障や緑内障、または黄斑変性などの症状による実質的な視覚障害を有する[20]。3つのケースコントロール研究の報告では、男女問わず、視覚障害により転倒と股関節部の骨折は有意に増加する[20]。

40歳以降は10年間で3％のニューロンが失われ、加齢は前庭系に大きな影響を及ぼす[18]。

姿勢制御や筋力、ステップ高の加齢変化により、不意なつまずきやリーチ動作時、または前かがみになった後の転倒回避能力は減退する。これらの変化は、関節炎または、筋組織、腱組織、靭帯の弾性低下から生じる関節可動域の減少によって生じることがある。

最も一般的な高齢者の転倒の原因を**表8.4**に示す。最も一般的な転倒のリスクファクターを**表8.5**に示す。

毎年、65歳以上の地域居住者のおよそ3人に1人が転倒している[20]。転倒する人の約1％が股関節部の骨折を受傷し、その後1年間での死亡率は20～30％である[20]。転倒し、股関節部の骨折を受傷した地域居住者のうち、25～75％の人々は受傷前の機能レベルに回復できていない[20]。

傷害予防のための運動

▶荷重負荷運動

18編のRCTを調査したコクランレビューでは、ウオーキングは脊柱と股関節の骨密度の増加に効果的であるとしている[9]。有酸素運動や荷重負荷、荷重負

表 8.4　高齢者の転倒原因：12 編の論文の要約

原因	平均値（％）[a]	範囲[b]
事故や環境関連	31	1〜53
歩行やバランス障害または虚弱	17	4〜39
浮動性めまいや回転性めまい	13	0〜30
失神発作	9	0〜52
意識障害	5	0〜14
起立性低血圧	3	0〜24
視覚障害	2	0〜5
意識消失	0.3	0〜3
その他特定の原因[c]	15	2〜39
不明	5	0〜21

[a] 平均値％は 3,628 件の転倒記録より算出
[b] 範囲は 12 編の論文に記載された％を示す
[c] 関節炎や急性疾患、麻薬、アルコール、疼痛、てんかん症またはベッドからの転落など
出典：Rubenstein and Josephson[20]

表 8.5　転倒のリスクファクター：16 編の論文からの分析

リスクファクター	平均値 RR-OR[a]
下肢筋力低下	4.4
転倒歴	3.0
歩行能力低下	2.9
バランス低下	2.9
補助具の使用	2.6
視覚低下	2.5
関節炎	2.4
ADL 障害	2.3
うつ病	2.2
認知性の障害	1.8
80 歳以上	1.7

[a] 相対リスク（RR）は前向き研究より算出。
オッズ比（OR）は後ろ向き研究より算出。
出典：Rubenstein and Josephson[20]

荷抵抗運動もまた効果があるとされるが、このレビューでは必要とされる歩行や運動の量に関する具体的な情報は記されていない。

身体活動は骨構造に正の刺激を与えるが、それは物理的な圧力がかかる骨格部位に限られる。例えば、上肢帯のトレーニングでは、股関節の骨量は増加しない。また、以前の水準の活動に戻るとすれば、骨量がその時期のレベルに回復するまで身体活動は続ける必要がある。不動や長期臥床のようなまったくの活動不足は、骨損失を引き起こす。

骨量増加のためには、骨組織に普段よりも大きな刺激を加える必要があり、通常の身体活動に比べ、筋力トレーニングや有酸素運動のような負荷様式を含む身体活動では、骨量の増加が期待できる[5]。

ウエイトトレーニングも、加齢に伴う筋減少症に対する対処法として効果的な方法の1つである。ウエイトトレーニングによる筋力や筋量の増加は多くの調査で確認されており、高齢者における筋減少症の予防や進行防止の初期治療としてレジスタンストレーニングが推奨されている[11,13]。

40〜90歳の間の男女を含む多くの調査で、筋力トレーニングは筋力の強化、筋肥大を助け、同様に骨強度を増加し、傷害を減少させると報告されている[21]。

▶柔軟運動

高齢者の柔軟運動に関する調査は限られている。しかしながら、柔軟トレーニングは関節可動域と筋骨格系機能を最適化し、傷害の可能性を下げ機能能力を高めることは、一般的に認められている[17]。

▶バランス運動

運動により、バランス低下や歩行障害、筋力弱化といった転倒リスクが改善されることは、多くの調査で報告されている[20]。太極拳を含む効果的な運動プログラムは、ゆっくりとした動き、体幹の回旋を要するリズミカルな運動、動的な重心移動、上下肢運動の協調、そしてその他の筋やバランストレーニングに焦点を当てたプログラムにより構成される[9]。バランストレーニングには、片脚立位やタンデム立位、ボールゲームや音楽に合わせた運動、または屈曲動作、リーチ動作、体重移動などの機能的エクササイズといったように、静的な運動

から動的な運動に及ぶ[20]。

股関節部術後の運動

　米国で高齢者人口は急速に増加しており、2000年において65歳以上の人口は3,500万人である[22]。人工股関節全置換術（THA）の多くは末期の変形性関節症に施行され、観血的整復固定術（ORIF）の多くは股関節部の骨折を対象に施行される。

　高齢者が被る最も破壊的な傷害の1つが股関節部の骨折である。若年者はたいてい高衝撃性の外傷により股関節部の骨折が生じるが、一方で、高齢者では立っている高さからの転倒により受傷する。正常な骨密度であればこの程度の衝撃で骨折はしないが、骨粗鬆症の骨であれば十分で、特に反応遅延や関節炎、その他の運動を制限する症状によって、手を伸ばし転倒の衝撃を吸収する能力が損なわれている場合は骨折する可能性がある。

　股関節部の骨折の80％は女性で、35歳未満の白人女性では10万件あたり2件であるが、85歳以上の白人女性では10万件あたり3,000件以上となり、股関節部の骨折の受傷率は加齢とともに劇的に増加する[5]。

　股関節部の骨折の多くが観血的に修復される。骨折部の正確な位置や大きさ、術後の活動レベルの見込み、潜在的な既存の股関節症状などにより、ORIFまたはTHAが施行される。THAは末期の変形性股関節症にも施行され、可動性とQOLを大きく改善する[22]。

　股関節術後の運動は奨励されているが、安全な環境で実施されなければならない。患者が歩き回ることができ、補助具使用の有無によらず安全に移動できるようになるまでは、監督下での理学療法が適している。患者が術前より呈していたと思われる潜在的な筋力弱化や可動域制限に対して、リハビリテーションや運動プログラムを行うべきである。廃用による骨損失防止のため、荷重プログラムもいくつか運動プログラムに取り入れる必要がある。また、将来的な転倒とさらなる傷害の予防のために、バランスや固有受容器を促通する運動を取り入れるべきである。患者自身の転倒やさらなる股関節の傷害に対する恐怖心を克服させるために、心理的な健康状態を高める運動プログラムが必要である。そして、患者が楽しめて、以前の社会活動レベルに戻る援助となるような

表8.6　THA術後の活動推奨に関するコンセンサス（1999 Hip Society Survey）

推奨/許容される活動
　固定式自転車
　クロケット
　ゴルフ
　ホースシューズ
　射撃競技
　シャッフルボード
　テニスダブルス
　ウオーキング

経験によって許容される活動
　低衝撃の有酸素運動
　道路での自転車運転
　ボーリング
　カヌー競技
　ハイキング
　乗馬
　クロスカントリースキー

推奨されない活動
　高衝撃の有酸素運動
　野球/ソフトボール
　バスケットボール
　アメリカンフットボール
　体操競技
　ハンドボール
　ホッケー
　ジョギング
　ラクロス
　ラケットボール
　スカッシュ
　ロッククライミング
　サッカー
　テニスシングルス
　バレーボール

判断がつかない活動
　ジャズダンス
　スクエアダンス
　フェンシング
　アイススケート
　ローラースケート/インラインスケート
　ボート競技
　競歩
　滑降スキー
　固定式スキー
　ウェイトリフティング
　ウェイトマシン

出典：Kuster[23]

活動を取り入れるべきである。

　術後6〜8週間は、患者は股関節の脱臼を回避するための注意事項を遵守しなければならないが、筋力向上や補助具なしで歩き回ることができるまで歩行能力を改善するための理学療法プログラムが必要となる。その後は、レクリエーション活動を再び始めることができる。

　THA後の過度な荷重負荷は、関節の摩耗量を増やし、早期のゆるみや破損の可能性を高めると懸念されている。このため、ほとんどの術者は水泳、サイクリング、またはウオーキングのような衝撃の低い活動を推奨し、アメリカンフットボール、ハンドボール、バスケットボール、サッカー、またはホッケーといった衝撃の高い活動は止めさせている[23]。しかし、現在の論文ではTHA後のスポーツ活動に対する前向き無作為化試験は少なく、THA後のスポーツ活

動に関する助言に利用できる根拠や情報は十分ではない。

より活動的な患者ほど再置換術のリスクが高くなるとされているが、スポーツ参加の悪影響は術後10年までは認められないとしている[23]。技術的に習得するのが難しく、経験のなさにより傷害の発生率が上がるので、THA 後患者が未経験の新たな種目を選択することは勧められていない。経験がありダンスやスケートのようなレクリエーションを時折したいと思っている患者に対して、これらの活動の是非については一定の見解が得られていない。しかし、股関節の摩耗を避けるためにジョギングや高衝撃性の有酸素運動に比べ、有酸素的な能力の維持を目的としたスイミングやサイクリングなどの低衝撃性の活動を継続的に行うことが推奨されている[22-24]。**表8.6** に THA 後の活動推奨に関するコンセンサスを示す。

ケースのまとめ

MH は元々の骨粗鬆症から二次的に発生した軽度の外傷による股関節部の骨折を罹患している。本症例には、母親の股関節部の骨折の既往歴や、症例自身の軽度外傷による2度の骨折経験などといった重要なリスクファクターがある。アルコール摂取量も比較的多く、骨粗鬆症予防薬や補助食品の使用不足によりさらにリスクを高める恐れがある。身体的検査の脊椎後彎症を伴う身長減少はおそらく、以前に罹患した無症候性の脊椎圧迫骨折から二次的に生じていると考えられる。また身体的検査結果から、低 BMI や著明な筋力低下（椅子からの起立動作に上肢使用を要する）のようなリスクファクターもある。

最初の診察では、骨粗鬆症に関する質問への回答、股関節部の再骨折に対する恐怖心への対処、そして転倒を予防するための手段や推奨される検査および治療について話し合うことに多くの時間を費やした。

本症例は錠剤の服用を望んでいないが、市販のビタミン D とチュアブルカルシウムの補助食品を利用し、かつて毎月1回服用するように言われた経口の骨吸収抑制剤も自発的に服用することに応じた。ワインの摂取量も、週末の夕食時のグラス一杯だけに抑えることに同意した。次回の診察までに、ベースラインの DEXA スキャン検査を完了する予定である。

本症例は、次回診察時には再び水泳を始めたいと考えており、それが推奨さ

れる。骨粗鬆症と相対的な筋力低下があるので、歩行などの荷重下での活動増加もまた推奨される。本人は再転倒に対し神経質になっており、歩行プログラムの開始をためらっているが、筋力と安定性を高めるための抵抗運動プログラムや地域社会センターの太極拳教室への参加には意欲を示している。DEXAスキャン検査結果の精査と、歩行やコアスタビリティー、バランス、固有受容感覚、視覚といった機能評価を行うために、1カ月後フォローアップの予定である。またその際には、歩行プログラムが開始可能で以前の社会的機能のレベルに回復するほど、十分に転倒への恐怖心が消失したかどうか評価する。

文　献

1. Simon LS. Osteoporosis. Clin GeriatrMed 2005；21：603-629.
2. Delaney MF. Strategies for the prevention and treatment of osteoporosis during early postmenopause. Am J Obstet Gynecol 2006；194：S12-S23.
3. Lane NE：Epidemiology, etiology, and diagnosis of osteoporosis. Am J Obstet Gynecol 2006；194：S3-S11.
4. Center JR, Bliuc D, Nguyen TV, Eisman JA. Risk of Subsequent Fracture After Low-Trauma Fracture in Men and Women" JAMA 2007；297：387-394.
5. United States Department of Health and Human Services. Bone Health and Osteoporosis：A Report of the Surgeon General. Rockville, MD：US Department of Health and Human Services, Office of the Surgeon General；2004.
6. United States Preventive Services Task Force. Recommendations and Rationale：Screening for Osteoporosis in Postmenopausal Women. Ann Intern Med 2002；137：526-528.
7. Black DM, Steinbuch M, Palermo L, et al. An Assessment Tool for Predicting Fracture Risk in Postmenopausal Women. Osteoporos Int 2001；12：519-528.
8. Link TM, Majumdar S. Osteoporosis Imaging. Radiol Clin North Am 2003；41：813-839.
9. Johnell O, Hertzman P. What evidence is there for the prevention and screening of osteoporosis? WHO Regional Office for Europe（Health Evidence Network report）. 2006. At：http://www.euro.who.int/document/e88668.pdf. Accessed 5 December 2008.
10. Bemben MG. Age-Related Alterations in Muscular Endurance. Sports Med 1998. 25(4)：259-269.
11. Nair KS. Aging muscle. Am J Clin Nutr 2005；81：953-963.
12. Epperly TD, Newman S. The older athlete. In：Birrer RB, O'Connor FG, eds. Sports Medicine for the Primary Care Physician, 3rd ed. Boca Raton, FL：CRC Press；2004.
13. Nair KS. Age-Related Changes in Muscle. Mayo Clin Proc 2000；75：S14-S18.
14. Melton LJ, Khosla S, Riggs BL. Epidemiology of Sarcopenia. Mayo Clin Proc 2000；75：S10-S13.
15. Walsh MC, Hunter GR, Livingstone MB. Sarcopenia in premenopausal and postmenopausal women with osteopenia, osteoporosis, and normal bone mineral density. Osteoporos Int 2006；17：61-67.
16. Singh H. Senescent Changes in the Human Musculoskeletal System. In：Speer KP, ed. Injury Prevention and Rehabilitation for Active Older Adults. Champaign, IL：Human

Kinetics ; 2005 : 3-17.
17. Micheo W, Soto-Quijano DA, Rivera-Tavares C, et al. The geriatric runner. In : O'Connor FG, Wilder RP. Textbook of Running Medicine. New York : McGraw-Hill ; 2001.
18. Matsumura BA, Ambrose AF. Balance in the Elderly. Clin Geriatric Med 2006 ; 22 : 395-412.
19. Allum JH, Carpenter MG, Honegger F, et al. Age-dependent variations in the directional sensitivity of balance corrections and compensatory arm movements in man. J Physiol 2002 ; 524 : 642-663.
20. Rubenstein LZ, Josephson KR. Falls and Their Prevention in Elderly People : What Does the Evidence Show? Med Clin North Am 2006 ; 90 : 807-824.
21. Escamilla RF. Exercise Testing and Prescription. In : Speer KP, ed. Injury Prevention and Rehabilitation for Active Older Adults. Human Kinetics : Champaign, IL ; 2005 : 19-48.
22. St Clair SF, Higuera C, Krebs V, et al. Hip and Knee Arthroplasty in the Geriatric Population. Clin Geriatric Med 2006 ; 22 : 515-533.
23. Kuster MS. Exercise Recommendations After Total Joint Replacement : A Review of the Current Literature and Proposal of Scientifically Based Guidelines. Sports Med 2002 ; 32 (7) : 433-445.
24. Chatterji U, Ashworth MJ, Lewis PL, Dobson PJ. Effect of Total Hip Arthroplasty on Recreational and Sporting Activity. ANZ J Surg 2004 ; 74 : 446-449.

第9章 特別な人々における股関節・骨盤の傷害

クリニカルパール

- 異所性骨化は障害者によく起こる合併症であり、股関節の可動域に著しく影響し、痛みを誘発し、機能的な移動能力を制限しうる。
- 切断後のアスリートにおいて最も多い筋骨格系の傷害は、非切断側の腰椎と仙腸関節の捻挫と過労である。
- 脳性麻痺のアスリートは、膝関節周囲の筋スパズムが原因となって生じる、膝蓋大腿関節の傷害をよく経験する。
- 車椅子のアスリートは、骨粗鬆症に起因する長骨骨折のリスクが高い。
- 障害のあるアスリートは、傷害を最小限にするために、スポーツ用および障害用の特殊な用具が必要である。

ケースプレゼンテーション

FMは外傷性のC5-6脊髄完全損傷(SCI)の既往を持つ33歳の南アジア人男性であり、現在、右股関節痛と腫張を訴えている。19歳のときに、第5頸椎の椎体後部を骨折した。

この10年間、スイミング、スキー、ラグビー、車椅子レースなどの車椅子競技に積極的に参加してきた。約3年にわたり、右股関節の痛みと軽度の腫張があることを訴えている。そのうえ股関節の屈曲がしづらくなってきていることに気づいた。痛みの増悪と股関節の動きの制限は、トランスファー、ベッド上動作、車椅子上でのポジショニングの妨げとなっている。そのためより多くの介助を必要とし始め、効率的なトランスファー、ADL動作、特にQOLに影響を与え、医療機関を受診する回数が増えた。

男性は右殿部の前側部に痛みを訴えた。筋骨格系の検査ではC6レベルの四

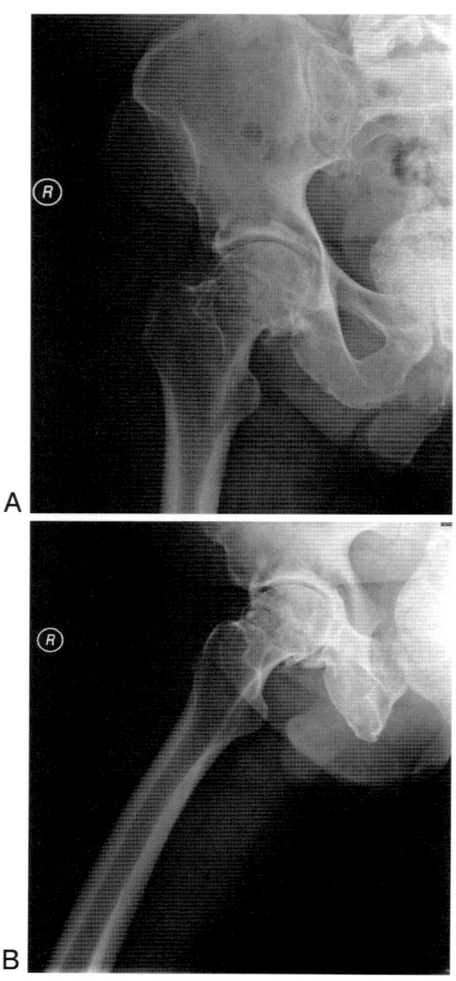

図9.1 右股関節の異所性骨化。骨頭下に不規則な線状の像がみられる。
A：右股関節前後像
B：右股関節側面像

肢麻痺と一致した。両下肢は感覚がなく弛緩していた。体幹から両下肢にかけて著明な筋萎縮がみられた。右股関節の触診では明らかな熱感を認めた。紅斑はなかった。他動的な関節可動域は外旋、内旋、屈曲で著しく制限されていた。右股関節のX線画像の特に前後像において、大腿骨頭下の側方部に異所性の骨形成が明らかとなった（**図9.1**）。

右股関節痛において鑑別すべき診断は、健常者アスリートと障害者アスリートの両者で広範囲にわたる。明らかな外傷がない場合、鑑別すべき診断は骨粗鬆症性骨折、変形性関節症、化膿性関節炎、異所性骨化、股関節脱臼などの疾患に限られる。この症例では、異所性骨化が最も疑われる。異所性骨化は脊髄損傷患者、特に脊髄損傷のアスリートによく発生する。X線画像が診断に役立ち、関節周囲に異常な骨性の堆積物がみられる。異所性の骨形成は関節可動域制限と痛みの原因になる。本章では、障害のあるアスリートの股関節と骨盤の機能障害の一般的な原因について焦点を当てて論じる。

はじめに

何世紀にもわたり、健常者はアスレチック競技に参加してきた。しかし、障害のある人々がスポーツ競技に参加できるようになったのは、20世紀の中ごろからである。機能障害はもはやアスレチック競技に参加することへの障害ではなく、障害を持つ人々のニーズの増大に合わせることに興味がおかれている。

運動の心理面および身体面に与える効果は数多く、これには自己概念、心理的な意識、社会的自覚、社会復帰、幸福感の認知、健康が含まれる（SOR-A）[1,2]。研究によって、エクササイズは車椅子アスリートの心理的幸福感を著しく高めることが示されている（SOR-B）[1]。また、障害のある人のうち、アスレチック活動に参加している人々は、参加していない人々と比較して、心肺機能、運動耐容能、モビリティー、バランス、心血管系の状態がよく、肥満が少ないことが示されている（SOR-B）[3]。スポーツへの参加は骨密度を改善する可能性がある（特に車椅子移動レベルの人々において）（SOR-B）[4]。固有受容に関わる活動は、切断者の荷重と歩行能力の改善に関連する（SOR-B）[5]。

健常者に比べ障害のある人々の体力レベルが低いことはよく知られている[2]。スポーツへの参加は生活の質（QOL）や生命予後を明らかに改善し、その結果、

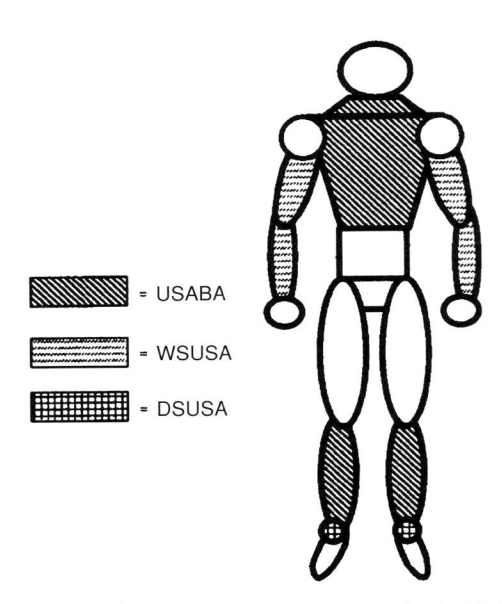

図 9.2　USABA（United States Association of Blind Athletes）、WUAS（Wheelchair Sports USA）、DSUSA（Disable sports USA）による軟部組織損傷の特有の身体部位。
1996年USA夏季パラリンピックにおける軟部組織損傷。Elsevierの許可を得て引用。
(Reprinted from Nyland J, Snouse SL, Anderson M, et al. Soft tissue injuries to USA paralympians at the 1996 summer games. Arch Phys Med Rehabil 2000；81：368-373.)

通院回数や合併症が減少する（SOR-B）[6]。障害があっても活動的な人々は、心疾患のリスクファクターが少ない（SOR-B）[7,8]。

　障害があるアスリートも健常なアスリートも、傷害の発生率や種類は類似していると報告されている（SOR-B）[9]。1976年以前の傷害データ[10]によると、障害者アスリートにおいて最も多い傷害は捻挫、過労、擦過傷、打撲、脱臼である。傷害発生部位はスポーツ種目と、障害に関連する（**図 9.2**）。下肢の傷害は歩行可能な視覚障害者、切断者、脳性麻痺者のアスリートに多く、上肢の傷害は車椅子アスリートにより多く生じる。多くの傷害は7日以内でスポーツ復帰が可能である（SOR-B）[10]。

　アスリートは競争目的のために、機能分類システム（FCS）を用いて分類さ

れる（表9.1）。FCSはパフォーマンスによってアスリートをグループ化し、アスリートの活動を通じて再評価のツールとしても用いられる。FCSは機能障害に基づいているが、健常人アスリートの分類システムはスポーツに特異的なものである。その分類は補助具の有無で異なり、障害が異なるアスリートにとって公平な競技となるための枠組みを与える。公平な競技を保証するために、補助具、義肢、その他の適合用具はすべて検査されるべきである。例えば、両側の膝離断もしくは股関節離断を伴う大腿切断のスキーヤーは、スリートラックシステム（2本の安定装置のついたスキー板）を使用しなければならない[12]。筆者らは、アスリートをFCSを使用して車椅子、切断者、脳性麻痺者に分類する試みについて検討している。

FCSに加えてスポーツ医学評価プロトコールも使用できる。これは医学的問題や機能障害を特定したり、治療のゴールを定めるため心血管系と筋骨格系をあわせた評価となっている。

障害者スポーツの歴史

Guttmann氏はドイツで生まれ、ナチスからの避難民であり、ロンドンのStokes-Mandeville病院の脊髄損傷ユニットの責任者として、麻痺患者と合併症のある患者のための包括的なリハビリテーションプログラムを確立した。1948年、Guttmannは第2次世界大戦で脊髄損傷を負った退役軍人のためのスポーツ競技を作った。参加者の全員が車椅子のアスリートであった。レクリエーションとしてのリハビリテーションは、障害者のアスレチック競技の起源と考えられている。4年後には、彼の作ったイベントはオランダの退役軍人も参加し国際競技へと変化し、パラリンピックが誕生した[12]。

ローマで始まったパラリンピックは、当初は23ヵ国から400名のアスリートが参加し、今日では4,000名近くが参加している[6]。多くの障害者がスポーツに参加し、成長を続けるうえで、治療者が彼らのニーズを把握できることが重要になる。

切断者アスリート

切断者アスリートに最も多い筋骨格系の傷害は、腰椎と、非切断側の仙腸関

表9.1　機能分類システム・カテゴリーとクラス

視覚障害者（アスレチック）
- T10　光を知覚できない；手の形を認識できない
- T11　視力2/60および/または視野5以下
- F11
- T12　視力2/60〜6/60および視野5以上20以下
- F12

切断者
- T42　一側大腿切断；上下肢の複合切断；最小限の障害
- T43　両側下腿切断；上下肢の複合切断；腕を動かす機能は正常
- T44　一側下腿切断；上下肢の複合切断；一肢または2肢の中等度の機能障害
- T45　両側上腕切断；両側下腿切断
- T46　一側上腕切断；一側前腕切断；腕を動かすことはできる
- F40　両側大腿切断；上下肢の複合切断；歩行時に重度の障害
- F41　下肢において70ポイント以下の立位可能なアスリート
- F42　一側大腿切断；上下肢の複合切断；腕を動かす機能は正常
- F43　両側下腿切断；上下肢の複合切断；腕を動かす機能は正常
- F44　一側下腿切断；上下肢の複合切断；腕を動かす機能は正常
- F45　両側上腕切断；両側前腕切断
- F46　一側上腕切断；一側前腕切断；腕を動かすことはできる

脳性麻痺
- T30　重度から中等度の障害；一側または両側で車椅子を駆動できる；協調性は不良；上下肢ともに障害がある
- T31　重度から中等度の障害；足で車椅子を駆動できる；上下肢ともに障害がある
- T32　運動コントロール、いくつかの投球動作が制限
- F32　上肢の力は十分；車椅子の一人で駆動できる；上下肢または片側の上肢と下肢に障害がある
- T33　上肢と体幹には良好な機能的な力があり制限やコントロールの問題は最小限；下肢に障害がある
- F33
- T34　補助具を使用していることがある；バランスの軽度の低下；一側下肢または両側下肢および上肢に障害がある
- F34
- T35　補助具なしで歩行やランニングが可能；バランスや繊細な運動コントロールの問題
- F35
- T36　身体の利き手側は良好な機能；同側の上下肢に障害がある
- F36
- T37　両側下肢、上肢、同側の下肢に最小限の障害が現れることがあり、バランスに問題がある
- F37

表9.1 つづき

車椅子
- T50 駆動に手のひらを使用：肩の弱化がありうる
- T51 肘の伸展によるプッシュ動作が可能
- T52 上肢機能は正常：体幹の活動性はない
- T53 体幹を後方に動かすことができる：駆動に体幹を使う：両側大腿切断
- F50 腕は動かせず、握力はない：肩の弱化がありうる
- F51 腕は動かせず、握ることは難しい
- F52 腕は動かせないが、握ることはほぼ正常
- F53 座位を保持できない
- F54 中等度から良好な座位バランス
- F55 良好なバランスと前後方向への動き：良好な体幹の回旋
- F56 前後方向への動きが良好：通常は一側方向
- F57 四肢の筋力は平均的であるが、70ポイントを超えてはならない

機能（水泳）
- S1 水をかくことができない：関節可動域に制限あり：体幹の活動性なし：足を引きずる：スタートに補助が必要
- S2 水をかくことができない：関節可動域に制限あり：体幹の活動性なし：下肢でのわずかな推進力：スタートに補助は不要
- S3 手首のコントロールの制限：上肢での推進力に制限：体幹のコントロールは最小限：股関節は水面下に沈む：水中スタートが可能
- S4 手首のコントロールができる：上肢の柔軟性は不十分：体幹のコントロールは最小限：股関節は水面下に沈む：姿勢は良好
- S5 水をかく動作時に十分な推進力がある：上肢の動きと体幹機能に制限があり、下肢での推進力は弱い：押し出してスタートできる：座位または立位でのスタート
- S6 水をかく動作ができる：上肢の動きは十分、体幹をコントロールできる：下肢での推進力は良好押し出してスタートできる：座位または立位でのスタート
- S7 手、腕、体幹、股関節の機能は良好：立位または座位の飛び込みスタート
- S8 手の推進力と腕の回転は良好：体幹、股関節、下肢のレベル良好：ブロックからの飛び込みスタート
- S9 手と腕の推進力は十分：体幹のコントロール良好：推進力のあるキックができる：ブロックからの飛び込みスタート
- S10 手と腕の推進力は十分：体幹のコントロール良好：キック力が強い：飛び込みスタートでターンの推進力あり

視覚障害（サイクリング、ゴルフ、柔道、水泳）
- B1 光を知覚できない：手の形を認識できない
- B2 視力は2/60 視野は5以下
- B3 視力は2/60〜6/60 視野は5〜20

Patel DR, Greydanus DE[11] Elsevierの許可を得て掲載

節における捻挫と過労である。これらの傷害はランニングや歩行時の床反力に起因する力学的ストレスと、切断側と非切断側の非対称な生体力学的な力が原因となる。さらに、股関節の屈曲や、足関節の底屈を増加させるような義足のアライメントは、腰椎の前彎を増強させ、腰椎や骨盤の傷害を引き起こす（SOR-B）[13]。スポーツドクターにとって、特定のスポーツを行う際に義足やその他の適合器具にかかる衝撃について理解することは重要である。

▶概　要

切断者アスリートに対する適合器具にはさまざまな種類がある。切断者アスリートがよりよい歩行パターンを獲得するために軽量でより耐久性があり、よりよくデザインされた適合器具がある（SOR-B）[1]。その結果として、切断者アスリートはほとんどのスポーツ活動に参加できるようになった。前述したように、スポーツドクターは以下のことを理解しておくことが重要である。① 切断のタイプ、② さまざまな種類の適合器具の選択肢、③ 生体力学な考え、④ これらの要因がどのようにスポーツ障害に影響するか。

切断のレベルにかかわらず、また義肢の使用の有無にかかわらず、生体力学的な自動的変化が起こる。より高位の切断では、基本動作を遂行するためにより多くのエネルギーが必要となり、残存した下肢に頼った体重移動、重心の偏位、安定性の低下により転倒の可能性が高まるなど多くの配慮が必要となる（SOR-C）。結果として、バランス課題は切断者にとってより厳しいものとなる[11]。

下肢切断者アスリートはそれぞれのスポーツに合わせた義足を使用している。スポーツ用の義足は、すべて競技場所の条件に耐えうるものでなければならない。短距離走、持久走、ジャンプ動作などには特殊な義足の構成部品が使用される。油圧式や多軸性、コンピュータ制御の膝継手と同じように、カーボン製のエネルギー蓄積型義足は歩行、運動能力、アジリティーを改善する（SOR-C）[12]。衝撃吸収機構は、耐久性が必要となる活動に望ましい（SOR-C）[12]。衝撃吸収器具は重く、スピードが落ちることがあるため、スプリンターは軽量の構成部品を好む（SOR-C）[12]。カーボン製の構成部品、特に足部は荷重によって変形する柔軟性のある支柱を持ち、toe off の際に反力が働き、エネルギー効率を高

める（SOR-C）[14]。

　注意すべきこととして、下腿切断における腓骨頭、大腿骨部や、大腿切断における坐骨は圧力に敏感で傷つきやすく、水疱形成や腫れがみられやすい（SOR-C）[1]。大腿切断のアスリートでは、荷重パターンや、義肢ソケットのデザインにより坐骨の滑液包炎が生じうる[1]。同様の理由により、大転子や大腿骨も障害を受ける可能性がある[1]。適合していない義肢の使用は状態をさらに悪化させうる（SOR-C）[13]。下腿切断のアスリートにおいて、ソケットによる刺激は膝蓋前部、膝蓋部、前脛骨の滑液包炎の原因となりうる（SOR-C）[11]。切断のアスリートでは、義足の近位の残存肢の骨折が起こることがある[11]。

　膝の過伸展は大腿四頭筋腱の損傷を引き起こしやすい。大腿四頭筋は加速、減速、着地、ジャンプなどの急激な伸展運動の際に非常に大きな力を受ける[12]。これらの力による繰り返されるストレスは、膝蓋骨近位の大腿四頭筋腱付着部や、その周囲部の微細な損傷の原因となる[12]。しかし、ほとんどの場合、損傷は小さく、競技には制限が出ない。この症状が持続したり進行すると痛みが強くなり、パフォーマンスに影響が出る。慢性的な腱の傷害が続くと、最終的には大腿四頭筋腱の完全断裂へとつながる（SOR-C）[12]。非切断側の下肢の傷害には、足底の筋膜炎、アキレス腱炎、疲労骨折がある[13]。

▶ランニング

　傷害は切断側、非切断側の両方の下肢に影響を与える。歩行可能なアスリートにとって下肢の障害はより一般的であり、ランニング活動中に発生することが多い[10]。工学によって膝のメカニズムや、エネルギー蓄積型足部デザインの改良が行われているが、残存下肢における床反力の影響については依然として関心がある。健常人では、足関節は最初の衝撃吸収部であり、下腿遠位および膝の回旋力の抑制も担っている[1]。これらの保護的なメカニズムを義足が果たすよう試みられているが、それでも残存下肢は危険にさらされている。路面の環境、不規則な地形、アライメントの崩れた義足は、生体工学的な力を変化させ、ひいてはバランス能力や転倒リスクに影響を及ぼす[1]。義足を使用せずに競技に参加する切断者アスリートは、非切断側に傷害を負うリスクが高まることには注意しておく必要がある（SOR-C）[1]。

ランニングには下肢の十分な筋力、パワー、運動協調性が必要になる（SOR-C）。正常歩行と同様に、ランニングの周期は立脚期と遊脚期の2相からなる。スピードが増すほど立脚時間は短縮する。下腿切断のランナーは人工の足部と足関節を使用する必要があることから、そのパフォーマンスは義足の種類ではなくデザインの影響を受ける（SOR-C）[14]。下腿義足でのランニングは、切断側の立脚相における膝伸展時間を延長させる（SOR-B）[14]。この生体力学的な変化は回復力に影響を与え、通常よりも早く疲労させる[1]。

　Czerniecki ら[15]は、下腿切断者のランニング時のエネルギー産生と衝撃吸収は切断側の股関節伸展に強く依存することを示した（SOR-B）。健常人ランナーと一側の下腿切断のランナーを比較した追跡調査では、遊脚期のシステムにおける特有の適応がみられた立脚相の過程がみられたと報告されている。これらの結果は、義足側の立脚期における力の産生が減少するのを非切断側の下肢と体幹が代償していることを示している（SOR-B）[16]。このエネルギー変換が代償作用を与えるものと多くの者が信じている。切断のランナーにおける他の生体力学的な違いには、足関節、膝関節、股関節の力の構成部品の非対称性が関与し、そのすべてが傷害のリスクを高める。

　大腿切断のアスリートにとって、義足の選択で膝の構成部品を必要とするため、ランニングはより挑戦的なものである（SOR-C）。歩行の力学的変化として、切断側への体重移動を伴う股関節の挙上により、切断側の遊脚相の延長と非切断側のトウクリアランスの出現が起こる[12]。コンピュータ制御膝構成部品は、遠位の構成部品の前方移動を促し、正常に近い歩行を促す[12]。このタイプの義足は、遊脚相のコントロールが容易となるため、トラック競技では選ばれることが多い（**図 9.3**）（SOR-C）[12]。それでも、歩行の異常が起こる可能性はある。これには過度の伸び上がり（義足の前方移動を補助し、膝の屈曲を最小限にするため非切断側のつま先を挙上する）、異常な体幹の動きとコントロール、非交互的または対称的な腕の振り、骨盤の回旋減少などがある。トレーニングと義足の膝構成部品の修正で、これらの問題は解消できるだろう（SOR-B）[1,12]。

▶スキー

　特殊な適合器具がスキーを希望する切断者により使用される。スキー板が取

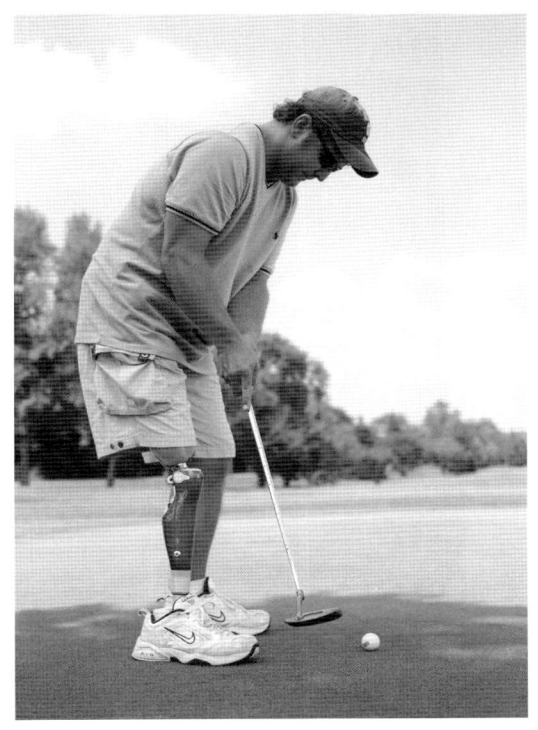

図 9.3
コンピュータ制御の膝継手を有する義足(C-Leg)を使用するレクリエーションゴルファー（Otto Bock 社提供）。

り付けられた2本のクラッチと、非切断側に3番目のスキー板を使用するスリートラックシステムが必要とされる（**図 9.4**）。この他に、下腿切断のアスリートのために多軸性の足継手や足関節背屈が15～25度に設定された足継手が、両側の大腿切断や股関節離断のアスリートのためにバケットシートを用いたモノスキーがある（SOR-B）[1]。

2002年の冬季オリンピックではアルペンスキーによる傷害は61％と最も多く、スレッジホッケーが31％、ノルディックスキーが8％であった。アルペンスキー選手の38％は下肢に、ノルディックスキーでは上肢のみに、スレッジホッケーでは上肢50％、下肢33％に傷害を受けていた[17]。スキー傷害の発生率

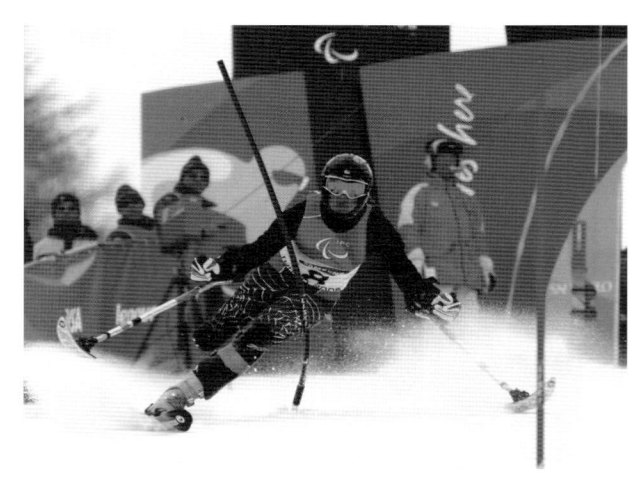

図 9.4
スキー板が取り付けられた 2 本のクラッチと、非切断側に 3 番目のスキー板によるスリートラックシステムを使用したパラリンピック選手（アメリカパラリンピック委員会提供）。

と性別に関連はみられなかった[17]。

▶ウオータースポーツ

切断のスキューバダイバーは耐水性の義足を使用する。従来の義足を水から保護するためのゴム製のカバーも使われている。高いレベルの切断者は、義肢なしで泳ぐことができる（SOR-B）[1]。国際水泳競技では、フィンを除く従来の義足は使用が認められていないため、義肢なしで泳げることは重要である（SOR-C）[17]。どのようなケースにおいても、体が一側へ流れてしまうことや、体幹の機能不全を防ぐトレーニングを行うことが推奨される（SOR-B）[1]。

▶サイクリング

特殊なターミナルデバイスを用いることで、多くの切断者アスリートがサイクリング競技に参加できる。健常者のサイクリングのように、義足に取り付けられた結合システムとペダルに取り付けられたサイクリングシューズがある。バランスを保つためにサドルの幅を調節することも必要だろう[1]。転倒を避け

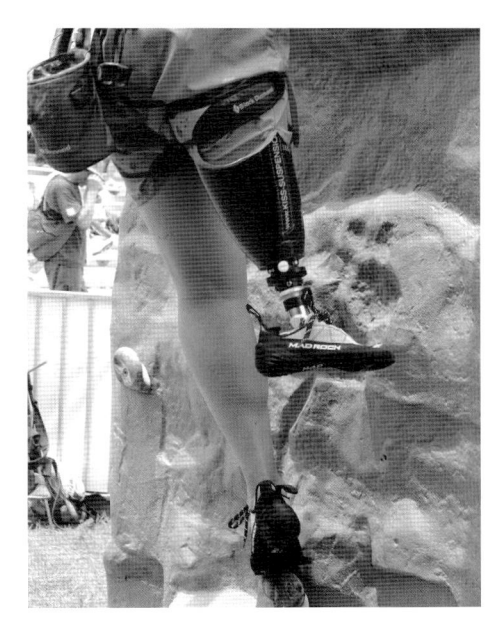

図 9.5
KISS サスペンションを取り付けたオーダーメイド義足を使用している
ロッククライマー（有限会社 KISS テクノロジー提供）。

るために非切断側が自由になる必要がある場合は、トゥクリップは禁忌となることがある。高いレベルの切断者の中には義足を使用せずに、残存下肢のみで自転車を漕ぐことができる者もいる[1]。

　他のスポーツのための義足も個人個人やスポーツの特性に合わせて作製することができる（SOR-C）（**図 9.5**）[12]。

脳性麻痺のアスリート

　痙縮、アテトーシス、運動失調は脳性麻痺（CP）の典型的な症状である。他の特徴としては、筋や腱の柔軟性の低下や、筋力（屈筋よりも伸筋）の低下がある。また、状態が悪化すると関節の拘縮が進行する。

　脳性麻痺のアスリートで歩行が可能なものと不可能なものとの割合は 50％：50％である。歩行不可能なアスリートは車椅子競技に参加している[11]。脳性麻

痺のアスリートは歩行能力によって上肢に傷害（43％）を負うか、下肢に傷害（44％）を負うかが決まる。一方、車椅子のアスリートは上肢の傷害が65％に上る[10]。Ferraraら[18]が障害者アスリートの傷害を対象とした横断調査を行い、脳性麻痺のアスリートの傷害発生は膝が21％、肩が17％、下腿や足部が15％、手や指が14％であった報告した。本文では、下肢の傷害を中心に述べる。

脳性麻痺の人にとって亢進した筋緊張（痙縮）は、アスレチック傷害の主な誘発要因である[12]。痙縮は車椅子駆動、歩行、衣服の着脱、トランスファーなどのADL動作を妨げることがある。また拘縮、皮膚の損傷、痛みも原因になる。脳性麻痺の人における筋の頻回な不随意運動は、競技を開催する際やトレーニングプログラムを作成する際に重要となる安全性の問題を増大させる。この問題には、車椅子からの転落、前方への動きの減少による機能障害、バランス・姿勢のコントロールの欠如などが含まれる。

脳性麻痺のアスリートは、膝関節周囲の筋のスパズムに起因する膝蓋大腿関節の障害を含む下肢の傷害を経験することが多い。もともと大腿四頭筋とハムストリングスの短縮とタイトネスがあり、これにより関節をまたぐ際に筋の緊張が増す。また、脳性麻痺のアスリートは、内反尖足、尖足、外反変形などの足関節や足部に変形があることが多く、その結果としてさらなる傷害や痛みを招く危険性がある。しばしばアスレティック競技への参加が中断させられ、整形外科的な介入が必要となる（SOR-C）[11]。足部の不安定性、皮膚硬結、圧痛、中足骨の痛みもよくみられる[11,12]。

筋疲労や慢性的な膝関節痛を含むオーバーユースの傾向が症候群になる傾向もある。従来から言われているように、膝蓋骨軟化と同様に、膝蓋大腿関節の機能障害のリスクは高い[12]。膝蓋骨高位は、大腿四頭筋とハムストリングスの柔軟性低下の結果として生じうる[12]。外反股、臼蓋の形成不全、股関節脱臼など股関節の発達性異常も起こることがある[11,12]。このような症状は小児のCP患者によくみられる。股関節の屈筋と伸筋のタイトネスは腰椎前彎や慢性腰痛、脊椎分離症を悪化させる可能性がある[11]。

機能面や運動面での目的のためには、痙縮はコントロールされなければならない（SOR-C）。管理の戦略としては、鎮痙薬を用いた薬物治療、ポジショニング、装具療法、理学療法がある（SOR-C）。装具療法は筋緊張の減少や歩行に役

立つ（SOR-C）。一般的に、痛みは、その病因に基づいて抗炎症剤や鎮痙薬によって治療される（SOR-C）。筋トーンがいったん低下したら、拘縮を予防し可動性を維持するためにストレッチングが重要となる。ストレッチングは伸長反射を誘発しないようにゆっくりと持続的な方法で行う[11]。筋力増強プログラムも、筋トーンを低下させ、筋のさらなるアンバランスを防ぐために考慮されるべきである（SOR-B）[11]。

車椅子アスリート

脊髄損傷、脳性麻痺、切断、脊椎破裂を有する人々が車椅子競技に参加する。トランスファーや移動に使用するのは上肢であるため、下肢、特に股関節や骨盤の傷害の発生は稀である。下肢の傷害発生数は限られているが、スポーツドクターはある特殊な傷害について認識しておかなければならない（図9.6）。

SCIの人々にとって骨粗鬆症は一般的であり、これは骨折のリスクを高める。脊髄損傷の人々では、下肢の骨に無機質脱落が起こることが非常に多く、廃用へとつながる[19]。Goktepeら[4]は、SCIアスリートでは大腿骨の転子部と頸部の骨密度が低下していること示した。骨量の低下は、傷害発症から3カ月以内に起こる[20]。

Zehnderら[21]によると、男性の完全対麻痺者の骨折発生率は年間2.2％である。発症から骨折までの平均期間はおおよそ9年である。男性の完全対麻痺者の骨折発生率は、発症1年以内は1％、20年後には年間5％まで上昇する[21]。骨髄炎や褥瘡、拘縮などの合併症の発生率は20〜40％にまで達する[22]。患者はウイルス感染症のような発熱と不快感などの症状を呈することがある[20]。痛みは、感覚の脱失のために、認識されにくい[20]。身体的検査によって腫脹と斑状出血が明らかになる。

転位のない骨折の場合、保存療法が一般的に推奨される。機能的な移動のために早期に軟性スプリントが処方される（SOR-C）[20]。受傷後間もなく座位保持を始めるべきであり、これは変形を防止するために重要である（SOR-C）[20]。

脊髄損傷患者に起こる他の合併症に、転位部に骨が形成される異所性骨化（HO）がある。これによって8〜10％の人が著しく活動を制限される[23]。対麻痺患者の30％近くに異所性骨化が生じるとの報告がある[24]。異所性骨化は脊髄損

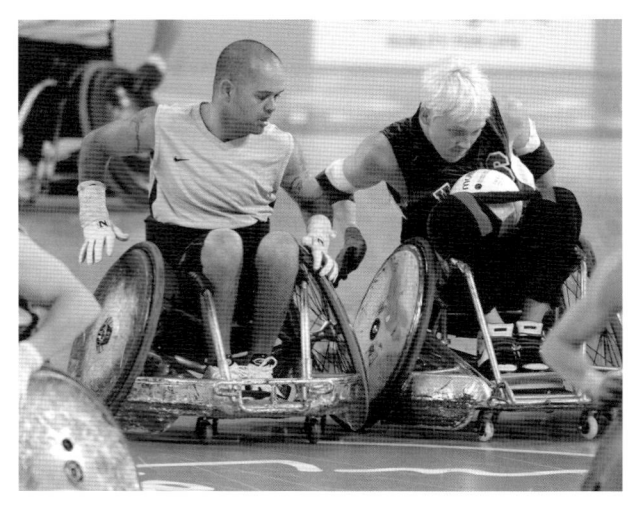

図 9.6
車椅子バスケットボール選手（アメリカパラリンピック委員会提供）。

傷後から 2 カ月以内に進行しやすく[25]、股関節に最もよく生じる[26]。また、膝、肩、肘に生じることもある[26]。異所性骨化の原因は明らかではないが、そのリスクファクターとして脊髄完全損傷であること、受傷時に高齢であること、痙縮、褥瘡、他の傷害が挙げられる[26,27]。異所性骨化は、骨が成熟する 6 カ月以上続く。

　症状は、進行してびまん性の腫脹となる局所的な腫れや、可動域の制限、骨の成熟とともに正常またはほぼ正常な範囲まで戻る血性アルカリホスファターゼの上昇がある（SOR-B）[26,28]。異所性骨化による機能障害が永続する可能性は低い[26]。成熟期には X 線による評価が役立ち、骨のスキャンは異所性骨化症の早期段階での発生を確認するのに役立つ[26]（**図 9.1 参照**）

　治療は骨化の進行停止や、ROM と身体機能の維持に主眼が置かれる。ビスホスホネート製剤であるエチドロネートは、さらなる骨化を防ぐための第一選択薬である（SOR-B）[23,26]。愛護的な関節可動域エクササイズや放射線治療もさまざまな治療の一部として行われる。放射線治療は効果的ではあるが、頻繁には行われない（SOR-C）[27,29]。

　関節可動域（ROM）制限が著しく、骨が成熟したあとには外科的な切除が考

慮される (SOR-B)[26]。異所性骨化症は外科的切除後でも再発する可能性がある。異所性骨化の頻発を防ぐために、治療にはエチドロネート、抗炎症剤、放射線治療、ROMエクササイズが治療計画で組み合わされる (SOR-B)[26,27]。

サマリー

　障害者アスリートの急速な増加に伴い、治療者は医学的、機能的、精神的、社会的ニーズを十分に理解することが重要である。

　筋骨格系の傷害を負うリスクはあるが、障害者がスポーツ活動に参加することを支持する根拠がある。スポーツへの参加は、身体面や精神面の健康において多くの効果をもたらすが、これは傷害を負うリスクよりもはるかに重要である。

　われわれ患者であるFMは、脊髄損傷で合併しやすい異所性骨化が股関節で進行していた。FMはエチドロネートと愛護的なROMエクササイズによる治療を受けた。目標は異所性骨化を減らし、股関節の可動性を維持することであった。治療後FMは以前のスポーツ競技に復帰した。

文　献

1. Bergeron JW. Athletes with disabilities. Phys Med Rehabil Clin N Am 1999 ; 10 : 213,28, viii.
2. Lai AM, Stanish WD, Stanish HI. The young athlete with physical challenges. Clin Sports Med 2000 ; 19 : 793-819.
3. Curtis KA, McClanahan S, Hall KM, et al. Health, vocational, and functional status in spinal cord injured athletes and nonathletes. Arch Phys Med Rehabil 1986 ; 67 : 862-865.
4. Goktepe AS, Yilmaz B, Alaca R, et al. Bone density loss after spinal cord injury : elite paraplegic basketball players vs. paraplegic sedentary persons. Am J Phys Med Rehabil 2004 ; 83 : 279-283.
5. Yigiter K, Sener G, Erbahceci F, et al. A comparison of traditional prosthetic training versus proprioceptive neuromuscular facilitation resistive gait training with transfemoral amputees. Prosthet Orthot Int 2002 ; 26 : 213-217.
6. Groah SL, Lanig IS. Neuromusculoskeletal syndromes in wheelchair athletes. Semin Neurol 2000 ; 20 : 201-208.
7. Dearwater SR, LaPorte RE, Robertson RJ, et al. Activity in the spinal cord-injured patient : an epidemiologic analysis of metabolic parameters. Med Sci Sports Exerc 1986 ; 18 : 541-544.
8. Brenes G, Dearwater S, Shapera R, et al. High density lipoprotein cholesterol concentrations in physically active and sedentary spinal cord injured patients. Arch Phys Med Rehabil 1986 ; 67 : 445-450.
9. Dec KL, Sparrow KJ, McKeag DB. The physically-challenged athlete : medical issues and

assessment. Sports Med 2000；29：245-258.
10. Ferrara MS, Peterson CL. Injuries to athletes with disabilities：identifying injury patterns. Sports Med 2000；30：137-143.
11. Patel DR, Greydanus DE. The pediatric athlete with disabilities. Pediatr Clin North Am 2002；49：803-827.
12. Gottschalk F. The Orthopedically Disabled Athlete. In：Stevenson A, ed. DeLee and Drez's Orthopedic Sports Medicine. 3rd ed. Philadelphia, PA：Saunders；2003.
13. Klenck C, Gebke K. Practical management：common medical problems in disabled athletes. Clin J Sport Med 2007；17：55-60.
14. Buckley JG. Biomechanical adaptations of transtibial amputee sprinting in athletes using dedicated prostheses. Clin Biomech（Bristol, Avon）2000；15：352-358.
15. Czerniecki JM, Gitter A, Munro C. Joint moment and muscle power output characteristics of below knee amputees during running：the influence of energy storing prosthetic feet. J Biomech 1991；24：63-75.
16. Czerniecki JM, Gitter AJ, Beck JC. Energy transfer mechanisms as a compensatory strategy in below knee amputee runners. J Biomech 1996；29：717-722.
17. Webborn N, Willick S, Reeser JC. Injuries among disabled athletes during the 2002 Winter Paralympic Games. Med Sci Sports Exerc 2006；38：811-815.
18. Ferrara MS, Buckley WE, McCann BC, et al. The injury experience of the competitive athlete with a disability：prevention implications. Med Sci Sports Exerc 1992；24：184-188.
19. Jiang SD, Dai LY, Jiang LS. Osteoporosis after spinal cord injury. Osteoporos Int 2006；17：180-192.
20. Freehafer AA. Limb fractures in patients with spinal cord injury. Arch Phys Med Rehabil 1995；76：823-827.
21. Zehnder Y, Luthi M, Michel D, et al. Long-term changes in bone metabolism, bone mineral density, quantitative ultrasound parameters, and fracture incidence after spinal cord injury：a cross-sectional observational study in 100 paraplegic men. Osteoporos Int 2004；15：180-189.
22. Chen SC, Lai CH, Chan WP, et al. Increases in bone mineral density after functional electrical stimulation cycling exercises in spinal cord injured patients. Disabil Rehabil 2005；27：1337-1341.
23. Subbarao JV, Garrison SJ. Heterotopic ossification：diagnosis and management, current concepts and controversies. J Spinal Cord Med 1999；22：273-283.
24. Meiners T, Abel R, Bohm V, Gerner HJ. Resection of heterotopic ossification of the hip in spinal cord injured patients. Spinal Cord 1997；35：443-445.
25. Banovac K, Williams JM, Patrick LD, Haniff YM. Prevention of heterotopic ossification after spinal cord injury with indomethacin. Spinal Cord 2001；39：370-374.
26. Kirshblum SC, Priebe MM, Ho CH, et al. Spinal cord injury medicine. 3. Rehabilitation phase after acute spinal cord injury. Arch Phys Med Rehabil 2007；88：S62-S70.
27. Jamil F, Subbarao JV, Banaovac K, et al. Management of immature heterotopic ossification（HO）of the hip. Spinal Cord 2002；40：388-395.
28. Singh RS, Craig MC, Katholi CR, et al. The predictive value of creatine phosphokinase and alkaline phosphatase in identification of heterotopic ossification in patients after spinal cord injury. Arch Phys Med Rehabil 2003；84：1584-1588.
29. Sautter-Bihl ML, Liebermeister E, Nanassy A. Radiotherapy as a local treatment option for heterotopic ossifications in patients with spinal cord injury. Spinal Cord 2000；38：33-36.

第 10 章　機能改善を目的としたコアの筋力強化

クリニカルパール

・コアの筋力強化は患者だけでなく競技者にとってもトレーニングプログラムの重要な部分を占める。
・運動連鎖の理論は安静時にどのようにコアが連結し、運動に影響しているかを理解するうえで重要である。
・コアトレーニングのプログラム参加者は、より効果的にトレーニングを行うためにバランスや筋力、柔軟性、異常な動作の評価を事前に受けることが望ましい。
・神経系や固有受容器のフィードバックはコアマッスルを鍛えるために重要な役割を担う。
・強くて持久性のあるコアを維持する長期的な効果は、そのスポーツに必要な身体機能を保証し、腰痛などを抱える患者の機能低下を防ぐ。

ケースプレゼンテーション

　22歳男性、熱心なランナーで1年前から腰痛を呈し、左の殿部、大腿外側部の痛みを有していた。痛みは前触れなく出現し、症状は時間の経過とともに増悪してきた。画像上では、胸-腰部のMRIにてL5/S1の椎間板の膨隆がわずかにみられるのみで、X線やMRIにて股関節に異常な所見は見つからなかった。大転子の滑液包炎の診断後に注射が行われたが、その効果は一時的であった。同様に仙腸関節の機能不全と診断され、超音波や徒手療法、関節造影剤による診断に基づき左の仙腸関節に対する関節内注射が行われたが、その効果も乏しかった。また、梨状筋症候群との診断で、梨状筋に対する注射やボツリヌス注射が行われたが効果は続かなかった。

本症例に対するその他の治療も効果的なものはなかった。イブプロフェンなどの非ステロイド性の抗炎症薬も使用したが、効果は乏しかった。彼は大腿外側や左殿部・腰部の痛みが持続しているにもかかわらず、1日23マイル（36.8 km）走り続けた。

　理学的検査では、痩せていて健康的な男性に見えた。腰椎は前彎がわずかに減少しており、痛みなく完全屈曲・伸展ができるが左側の分節的な動きが低下していた。神経学的な検査では特筆すべき症状はみられなかった。下肢伸展挙上（SLR）テストは両側ともに陰性で、Patrickテストは左側のみ陽性であった。柔軟性の検査から、ハムストリングスは中等度の硬さが認められ、大腿四頭筋は重度の硬さが両側に認められたが、左側のほうが右側よりも硬かった。腸脛靭帯の硬さを調べるOberテストでは両側とも陽性であったが、左側のほうが重度であった。歩行は観察により評価され、左側の足関節の回内が右側よりも大きく出現していた。下肢長は棘果長で計測し、左側が右側よりも短かった。

　側臥位と腹臥位でのブリッジ動作による機能評価から、コアマッスルの弱さにより脊柱を安定させることができなかった。股関節の外転の筋力評価から左側に弱さが認められた。

　コアの筋力強化とともに痛みや身体機能を改善するための包括的なプログラムを始める前に、患者はさまざまな評価をした。

はじめに

　コアの筋力強化は現在では競技者のトレーニングやリハビリテーションのプログラムとしては不可欠なものとして認識されている。コアは脊柱や体幹を安定させる作用や、四肢が動き始める際に力を生み出すための作用、脊椎や腹部を介して下肢から上肢、もしくは上肢から下肢に力を伝達するための中継地点としての作用がある。

　もしもこのシステムが傷害により破綻してしまうと四肢や体幹で生み出される力を円滑に伝達することができなくなってしまう。このような運動連鎖の理論はコアの筋力強化を考えるうえで非常に重要である[1]。

　本章ではコアの解剖学的構造、コアの特性、運動連鎖との関係、コアマッスルの評価方法、さまざまなレベルのコアトレーニング方法について概説する。

解　剖

　コアはしばしば骨、靱帯、筋、神経を三次元に配列した箱としてみなされる。この解剖学的な配列によって、コアは脊柱の安定性やエネルギー変換を行う際に機能的に働く。コアマッスルの構造を理解するために、三次元的に動く断層組織の立方体をイメージする必要がある。

　コアは図10.1のように床、天井、前方、後方、側方の面から構成される。コアの上部の面（天井）は横隔膜で構成される。床面は骨盤底で構成される。前方は腹筋群によって構成され、後方は脊柱起立筋群や胸腰筋膜によって構成される。外側は内・外腹斜筋や外側の股関節や骨盤帯で構成される[2,3]。

　コアの筋や組織の配列は重ねて着ている衣類のように考えられる。これらは内層、中間層、外層で構成される。外層は大きな力を生み出す筋である。中間層は腹部や背部を安定させるための筋である。そして最も深層にある内層は多裂筋のような脊椎の椎体間の筋や、神経などの固有受容器で構成される（図10.2）。

　コアを立方体として捉えると単純化して考えることができる。すべての境界は互いに連結し、重なり合っている。これらはすべて力の伝達や安定化のために1つのユニットとして機能する（図10.2）。

　前方のコアは腹直筋や腹横筋、内・外腹斜筋やそれらの腱や筋膜で構成される。（表10.1、図10.3A）これらの筋は股関節や骨盤帯に対しても作用する。腹直筋は恥骨から始まり、剣状突起や第5、6、7肋骨に停止する。腹直筋には脊柱の屈曲や骨盤の直立化、腹腔内圧を維持する、呼気を補助するなどの作用がある。腹横筋は胸腰筋膜の深部の後外側や腸骨稜、腸骨棘が起始部である。そして第7-12肋骨の内側面、腹直筋鞘や白線に停止する。腹横筋は同側の体幹の側屈や反対側の回旋の作用がある。両側が同時に収縮することで体幹や脊柱の屈曲、腹腔内圧の上昇、呼気動作を補助する外腹斜筋は第5-12肋骨の表面から始まり、腸骨稜や前方の腹直筋鞘に停止する。片側のみが収縮した際には同側への体幹側屈、反対側の回旋の作用がある。両側同時に収縮した際には体幹屈曲、腹腔内圧の上昇、骨盤を直立に保つように働く。内腹斜筋は外腹斜筋と同様に、体幹の屈曲や腹腔内圧の上昇に関与する。内腹斜筋は胸腰筋膜、腸骨

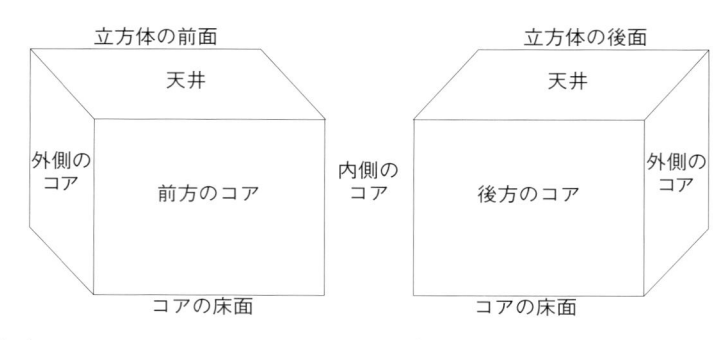

図 10.1
コアはしばしば箱としてとらえられるが、実際には三次元の構造で立方体や球体に似ている。球体のように互いの面が重なり合っているが、これを立方体としてとらえると、それぞれの面の役割や機能を理解しやすい。

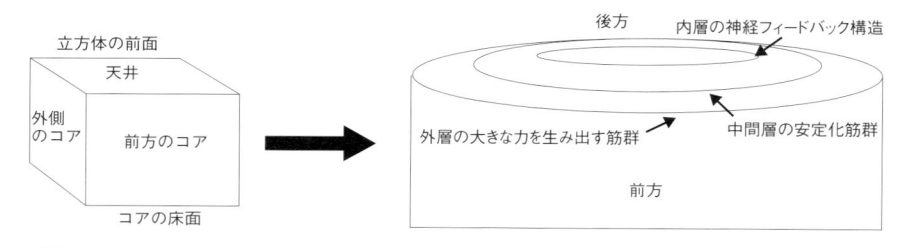

図 10.2
コアは複雑な組織の配列で球状に配置される
3つの層は外層、中間層、内層で構成される。それぞれがコアの働きに特異的な役割を担っている。外層は筋のパワーを生み出す役割がある。中間層はコアの安定化のために筋や組織で構成される。内層は身体に神経系のフィードバックを与える役割がある。

稜、上前腸骨棘を起始に持ち、第10-12肋骨の下面や白線、腹直筋鞘に停止する。すべての筋の起始・停止が股関節や骨盤、脊柱に連結していることは重要である[2,3]。

　後方のコアは脊柱起立筋、腸腰筋、腰方形筋、多裂筋、胸腰筋膜で構成される。脊柱起立筋は仙骨と腸骨稜、腰椎棘突起、腰椎横突起から始まり、第2-12肋骨と胸椎の横突起に停止する（**表10.1**、**図10.3B**）。脊柱起立筋は両側同時に収縮した際には脊椎を伸展させ、一側の場合には同側の側屈の作用がある。腸腰筋は脊椎の外側面（T12、L1-4）や椎間板、腸骨窩から始まる。そして大腿

表10.1　コアを構成する前方、後方、外側、天井・床面の筋群

前方のコアマッスル	外側のコアマッスル
腹直筋	大殿筋
腹横筋	小殿筋
外腹斜筋	中殿筋
内腹斜筋	腹横筋
後方のコアマッスル	外腹斜筋
脊柱起立筋群	内腹斜筋
腸腰筋	**天井・床面のコアマッスル**
腰方形筋	天井：横隔膜
多裂筋	床面：骨盤底
胸腰筋膜	

骨の小転子に停止する。腸腰筋は股関節を屈曲・内旋させ、脊椎の前彎増強につながる骨盤の前傾を引き起こす。腰方形筋は腸骨稜から始まり、第12肋骨やL1-4の椎体に停止する。これらには上部、下部、中部の3つの柱がある。上部と中部の柱は呼吸とともに働くが、下部の柱はコアマッスルとして機能的に働く。片側の腰方形筋が収縮した際には同側の体幹の側屈が生じ、両側同時に収縮した際には腹腔内圧を上昇させる働きがある。多裂筋は横突起から始まり、棘突起に停止する。多裂筋は脊椎の椎体を分節的に動かす作用があり、両側同時に収縮した際には脊椎を伸展させる。片側のみ収縮した際には、屈曲・同側の側屈・反対側の回旋の作用がある[2,3,5,6]。

　コアの外側縁は殿筋群によって構成され、前述したように腹斜筋群や胸腰筋膜、腹横筋などが重なり合っている。殿筋群は大殿筋、小殿筋、中殿筋で構成される（**表10.1、図10.3**）。大殿筋は仙骨の背側面と腸骨稜の後方から始まり、腸脛靭帯や大腿骨の殿筋粗面に停止する。主な作用は股関節の外旋を伴う伸展である。また、大殿筋は体幹が屈曲位の場合は伸展の作用も有する。中殿筋と小殿筋はいずれも腸骨から始まり、大腿骨の大転子に停止する。主な作用は股関節の外転である。殿筋群は全体として動作時の体幹や骨盤、股関節の動的な安定性を高めるために重要な働きをする[2,3,5]。

　胸腰筋膜は3層からなるつりひも状の支帯で、腹部を取り囲む帯としての役割を果たす（**図10.3**）。前部、中部、後部の3つの層は動作時の不必要な体幹

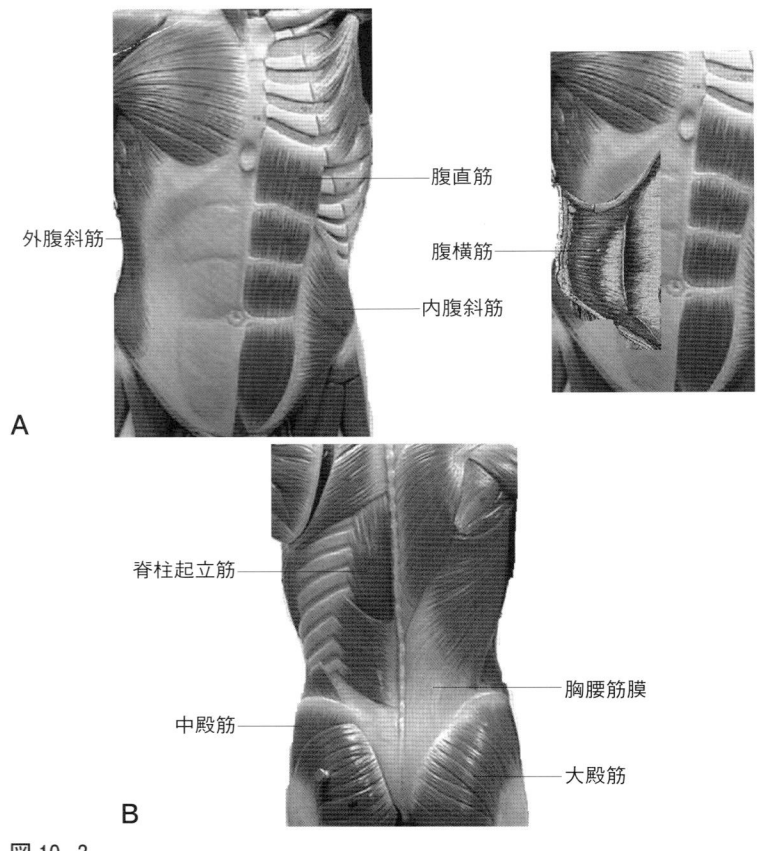

図 10.3
A：腹部とコアマッスル
B：背部とコアマッスル

や脊椎の動きを抑え安定させる作用がある。前部、中部の胸腰筋膜の大部分は腸腰筋、腰方形筋、背部の内在筋である多裂筋などと緊密に連結している。後部の胸腰筋膜は最も表層にある。腹筋によって外側に引っ張られて緊張することで腰背部を包み込むという他の組織とは異なる特性がある。腹横筋は主に後部・中部の胸腰筋膜と連結している。この筋はゆるみを取り除いて筋膜を緊張させることでコアの安定性に作用する（**図 10.4**）[2,3,5]。

横隔膜はコアの天井部を構成し、下方に下がることで腹腔内圧を高める。骨

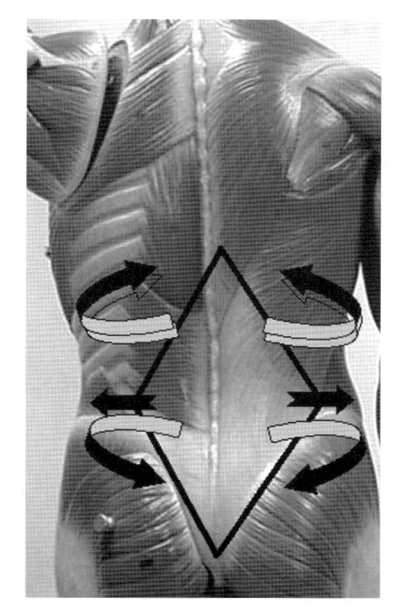

図 10.4
胸腰筋膜はコアのとても重要な構成要素である。この筋は他の筋と連結し、収縮した際には帯を引っ張るように緊張しコアを安定させる。腹横筋は収縮により胸腰筋膜を引っ張り緊張を高める重要な筋である。矢印は収縮により引っ張られる方向を示している。

盤底はコアの土台として働き、上部に持ち上げることで腹腔内圧を高める。骨盤底と横隔膜は他の体幹の筋とともに共同で働く（**表 10.1、図 10.5**）。収縮が起こると腹腔内圧が上昇し、次いで不要な動きを抑制するために腰椎を安定させる。

筋や組織は上述したように運動ニューロンの発火パターンにより収縮することで、エネルギーの変換や腹腔内圧の上昇、コアの安定化に作用する。

コアを理解するためには身体の神経-筋機能を1つの機能的な単位として考える必要がある（SOR-C）[9]。

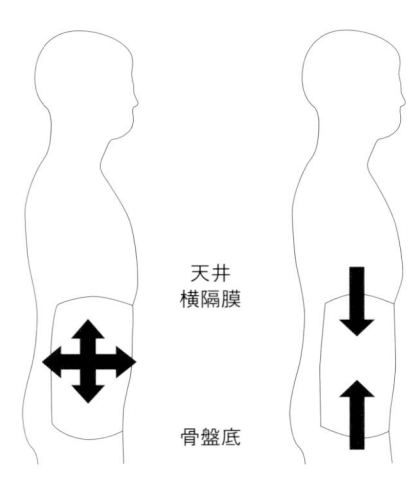

図 10.5
骨盤底や横隔膜はコアの重要な構成要素で動作時の腹腔内圧を維持する作用がある。コアの床面の部分は骨盤隔膜の筋群で構成される。天井の部分は横隔膜で構成される。

コアのメカニズムと運動連鎖

　コアとその機能を理解するために、身体は異なる筋や筋膜、他の結合組織の層がさまざまな連結をしていることを知っておく必要がある。筋収縮のパターンは運動に関与する。空間における四肢の動きは、近位部のコアがアンカーとして作用するため遠位部で自由に動かすことができる。多くの場合、このアンカーは体幹に付着している上肢・下肢の筋、もしくは脊椎に付着している筋である。この体幹と四肢の筋の共同した働きは1つの単位として身体を動かす。結果として生じる動きは近位部や遠位部にある他の身体に影響を与える。この動きは筋の収縮による力によって生じ、そのエネルギーを遠位部や近位部に分散させる。脊椎、股関節、骨盤、体幹はこのエネルギーや力、動きを変換する部位である（**図 10.6**）。そのため、下肢で力が生み出されると、近位部の姿勢を保ち安定性を高めるための力を体幹に伝達する。さらに、いくつかの先行研究では、四肢で生み出される力よりも体幹や脊椎の安定性のためのコアマッスルが先に収縮し始めると報告しており、先述したようにこの力が四肢から体幹、

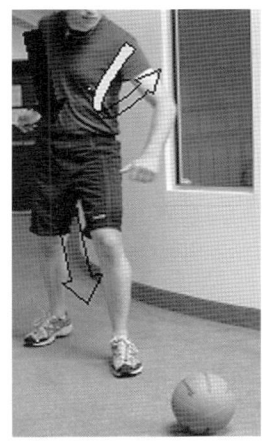

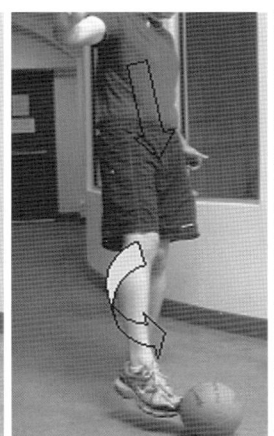

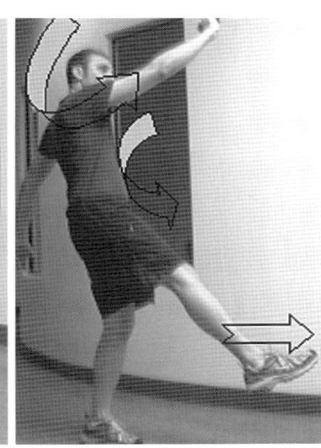

第 10 章　機能改善を目的としたコアの筋力強化　　**201**

図 10.6
運動連鎖の理論はしばしば爆発的な力を発揮するスポーツ分野にも適用される。サッカーボールを蹴る動作を例に挙げると、ボールを蹴る力はまず上肢から生じ、下肢のスイング動作に変換される。コアマッスルはこれらの動きに先行して収縮し、身体を安定させることで、円滑に上肢から下肢へエネルギーを伝達する。ボールを蹴る際の力は上半身と下肢の両方で生み出される。コアが機能的で損傷されていない場合、これらの二つから生み出された力が最大となる。

体幹から四肢へと伝達される[9,10]。

　運動連鎖の理論はこの四肢と体幹の筋骨格の動きの連結を説明するものである。運動連鎖は文献的には筋骨格系における力の変換と筋活動の相互関係と定義される[11]。

　コアマッスルはすべての四肢の動作に先行して収縮するので、最初の動きを出現させる発生器として考えられ、腹部や脊椎を安定させることで1つの四肢から他の四肢へ力を変換する。このコアの役割が運動連鎖の中心として捉えられている。動きの連結の例として、上肢から始まり下肢で終わるような動きを考えてみる。ピッチャーが速球を投げる場合、コアは力を下肢から上肢へと伝える役割を担う。投球動作の初期に下肢の筋が収縮すると、下肢にパワーが生み出される。その後、一歩足を踏み出す前に腹部や背部の筋が収縮し、安定性を高める。ピッチャーが投球時に足を一歩前に踏み出すと、下肢の力が安定したコアに伝達され、さらに上肢へと伝わることでボールを投げることができる

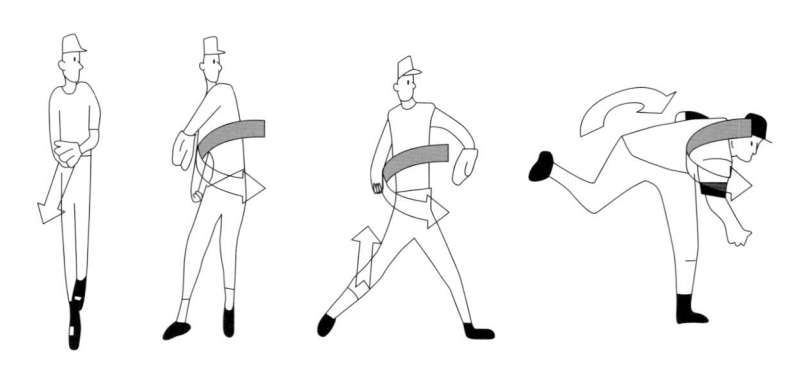

図 10.7
野球の投球の場合、サッカー選手と同じように、下肢から動き始め、そこで生み出された力が上肢へと伝わる。この時、コアが収縮し安定することで効率よくボールに力が伝わる。

(図 10.7)。この際、不安定性や弱さにより力が失われるようなポイントがないことが理想的である。この連鎖で障害が生じると動きや力が正しく変換されずに、他の筋が代償的に働いてしまう。コアの弱い競技者がボールを投げるために必要な同程度の力を生み出すためには、他の筋に多くの負担がかかってしまう。結果として、コアが弱いと傷害やパフォーマンスの低下、不良アライメントを引き起こすリスクが高まる[4,9,10,12,13]。

このメカニズムを理解するためには、腰痛や下肢の痛みを有する患者の動きのパターンがどのように障害されているかに気づくことが重要である。これらの障害はコアや運動連鎖、四肢の固有受容器や姿勢コントロールの低下により生じる。足関節や膝関節などの下肢の不安定性を有する競技者は、股関節外転と体幹後外側の安定性に機能する中殿筋や腹筋群の筋活動のタイミングが遅れるので、股関節や体幹の安定性が低下する[13,14]。コアや四肢に機能低下があると運動連鎖が破綻してしまう。この連鎖の破綻により固有受容器からの入力や神経系のフィードバックが低下し、異常な筋収縮やタイミングの遅れが生じる。次いでこの破綻は脊椎やその他の関節の不安定性を増強させる[4,9,10,14,15]。

コアは生み出される力に反応するだけでなく、脊椎やその他の関節を安定させる役割がある。このことは、関節が最適な動きを行うためには、筋活動によって調節され、神経からの固有受容器フィードバックを受ける必要があることか

らも重要である。関節炎や関節の機能低下の初期はしばしば不良なアライメントや不必要な動き、強い剪断力により引っ張られることで生じる。十分な持久性のある強靭なコアによって脊椎を安定させ、動きをコントロールすることができる（SOR-B）[4,9]。

多裂筋のような背部の深層の筋は椎体の分節的なコントロールに関与し、腹筋群や横隔膜、骨盤底は腹腔内圧の上昇に関与している。腹筋群が収縮すると腹腔内圧を上昇させ、脊椎や胸腰筋膜の緊張を高めることで脊椎の不安定性を減らす[7,8,16,17]。このことはタイヤを膨らませることに類似している。タイヤの中に空気を入れると壁の緊張が高まり、タイヤがたるまずにしっかり転がるようになる。

コアには本来備わっている神経保護システムがあり、これらは身体位置の調節に関与する固有受容器フィードバックを維持し、動きを計画する筋収縮のタイミングを調整するのに役立つ。四肢の収縮に先行してコアは四肢の粗大運動の準備をする。これは主に多裂筋と腹横筋が収縮することによって行われる[6,11]。

腹横筋は四肢の運動に先行して収縮することが示されている。内・外腹斜筋、腹横筋はすべてが共同で収縮し、腹腔内圧を高めることで、腹部の緊張が高まり、胸腰筋膜が緊張し、脊椎の安定性に寄与する[4]。体幹におけるこの緊張によって、最終的に四肢に伝わるコアからの力を発生させる準備をする。コアの筋力や持久性が低下してしまうと、力や動きの効率が低下し、結果として傷害につながってしまう。機能低下が生じると運動連鎖における収縮のパターンを破綻させてしまう：代償的な筋収縮により神経系からのフィードバックが適切に作用しなくなる[12]。

例えば腰痛があると、多裂筋や腹横筋は抑制されてしまう。下肢の筋収縮の間、腹横筋は健常者では最初に収縮する。このことにより不要な体幹の運動を抑制し、運動連鎖におけるエネルギーや力を変換する。腰痛があると腹横筋の収縮が遅延してしまうことは四肢の筋電図による評価で明らかになっている[18,19]。

強靭で調和がとれた持久性のあるコアは運動連鎖の観点からだけでなく、脊椎や股関節、骨盤、仙骨の安定性からも重要である。筋力とさらに重要な持久

性が準備されている場合、脊椎の動きがコントロールされて流体様式に剪断力の増大を防止する。分節的で微細な動きもコントロールできればコアから爆発的な力が生み出され、その力が四肢へと伝わる。

運動連鎖に関する詳細は第3章に記載されている。

コアマッスルの評価

前述したように、コアは運動連鎖の中心であり適切で機能的な運動を行うために力を生み出す。過去に傷害や腰痛の既往がある選手の大部分はコアの機能が低下しており、1つの要因かもしれない。よって選手の包括的な評価には、コアの筋力や持久性の評価を含まなくてはならない（SOR-C）[7-9]。

コアの筋力強化プログラムを始めるうえで、適切な調和や対称性は重要である。評価には下肢の長さや関節可動域、柔軟性、筋の硬さ、筋の体積などが含まれる。このような項目に左右差などがあると、しばしば弱い側に傷害や機能不全が生じてしまう[7,8,12]。

腰椎の可動域や安定性、関節弛緩性、姿勢、歩行、柔軟性の検査は、アスリートを完全に評価するうえで重要である。左右の対称性を考慮するのであれば、関節可動域は自動と他動と両方測定し、左右で比べる必要がある。この結果、柔軟性のない筋をストレッチする際には意識して行うことができる。腰椎は屈曲や伸展、側屈、回旋などの動きの可動域を評価する必要がある。脊椎の視診や触診は解剖学的なアライメントや変形を評価するために重要である。脊椎を評価するときは脊椎に加わる荷重が最小となる正中位で行う必要がある。評価の重要な構成要素の1つは臨床的不安定性で、これは正常な解剖学的な肢位を維持する能力の欠如と定義される[20]。

アスリートを評価する際には正中位の脊椎を維持したまま行われることが望ましい。正中位の脊柱はしばしば腰椎の前彎がなく、平らな背中と考えられる。しかしコアの筋力強化をする際の正中位とは、痛みがなく最大の力が発揮でき、バランスも保たれている状態と定義すべきである。さらに、正中位の脊椎を維持することは、日常生活を送るうえでも重要である。また脊椎やその他の関節に荷重の増加や剪断力、ダメージが生じない状態で筋を強化することができる。筋の強化が完了したら、脊椎は全可動範囲で持久性があり、安定した動きを獲

表 10.2　安定性と柔軟性のためのスクリーニング検査

- ハムストリングスのスクリーニング：背臥位で骨盤の傾斜が出現しないように90度まで下肢を挙上させる。これを反対側と比較する。
- 回旋のスクリーニング：腹部や腰部の回旋の評価。「あぐら」で座り、胸の前で腕を組み体幹を回旋させる。
- ハードルをまたぐ動作のスクリーニング：股関節の屈筋の評価。肩の後ろで両手でバーを持ったまま2フィート（60 cm）程度のハードルをまたぐ。これを左右で行う。
- 狭い幅のランジ動作のスクリーニング：殿筋群や骨盤周囲筋、大腿四頭筋、ハムストリングスの評価。肩の後方でバーを持ったまま低い段差のうえに一側の下肢を踏み出す。これを左右で行う。
- 深いスクワットのスクリーニング：股関節の屈筋や伸筋、腰椎、腹筋群の評価。頭上でバーを握ったまま、一直線上に大きく一歩前に踏み出す。この時、腰椎が過渡に動かないように固定したまま行う。

得するだろう。最終的には脊椎が正中位でも強靭で、持久性、バランス、体幹や四肢の神経系の出力が良好な状態を築くことが求められる[4]。

スクリーニング検査は関節の柔軟性、可動域、安定性を評価するために用いられる（**表10.2**）。

- ハムストリングスは背臥位で股関節を80〜90度屈曲させることで評価する。この時、骨盤は傾斜しないように注意する。この動きを左右で比較する（**図10.8**）。
- 腹部や腰部の回旋の評価は、回旋しやすい座位で行うのが良い。選手はあぐらで座り、両腕は胸の前で組む。左右に体幹を回旋させ、左右の動きを比較する（**図10.9**）。
- 2フィート（60 cm）程度のハードルをまたぐ動作を行わせることで股関節屈筋やコアの筋力評価を行う。この際、肩の後ろでバーを持ったまま左右交互に行い、この時の左右の動きの違いを比較する（**図10.10**）。
- 狭い幅のランジ動作は殿筋群や骨盤周囲筋、大腿四頭筋、ハムストリングスを評価するために行う。低い段差の上に一歩踏み出し、軽くスクワットを行う。この時にバーを肩の後ろで握ったまま行い、動作中のバランスや姿勢の変化を左右で比較する（**図10.11**）。
- 深いスクワット動作は股関節の屈筋や伸筋、腰椎、腹筋群を評価するために

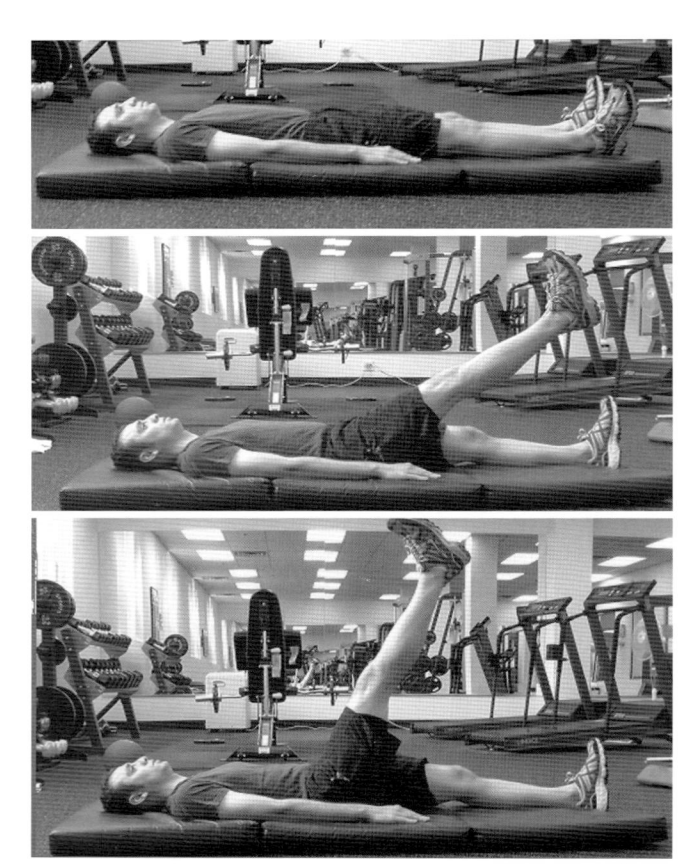

図10.8　柔軟性や可動性のスクリーニング：ハムストリングスのテスト

　行う。頭上でバーを握ったまま、足を肩幅に開き、しゃがみ込む。検査者は脊椎が正中位を保てているか、バランスや姿勢は乱れていないかを注意深く観察する（SOR-B）（**図10.12**）[4,7,8,12]。

　バランスの評価の次は持久性の評価を行う。力が強くても持久性のないコアマッスルは多くのスポーツで問題となる。コアマッスルの持久性は長時間、安定性を維持することにつながる。何か動作を行う際には身体を安定させるために、四肢が動き始める前にコアが働く。四肢が運動している間、収縮し続けることで安定して目的とする運動を行うことができる。さまざまな姿勢でアス

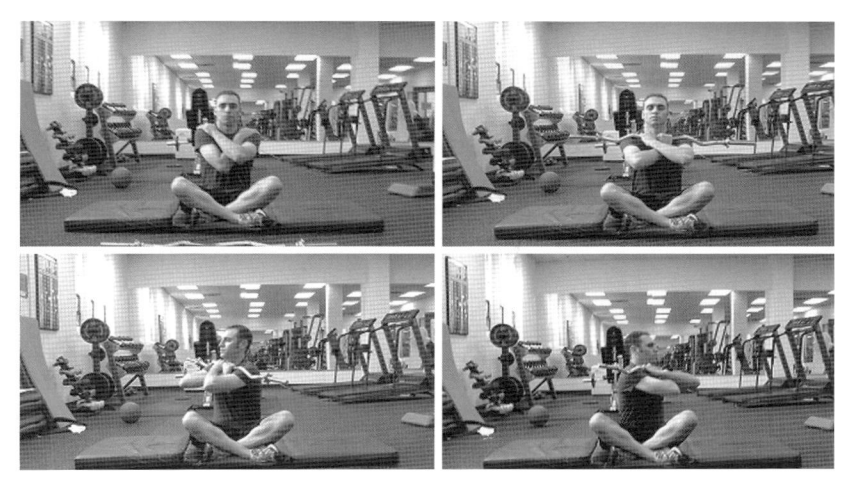

図 10.9　柔軟性や可動性のスクリーニング：体幹回旋テスト

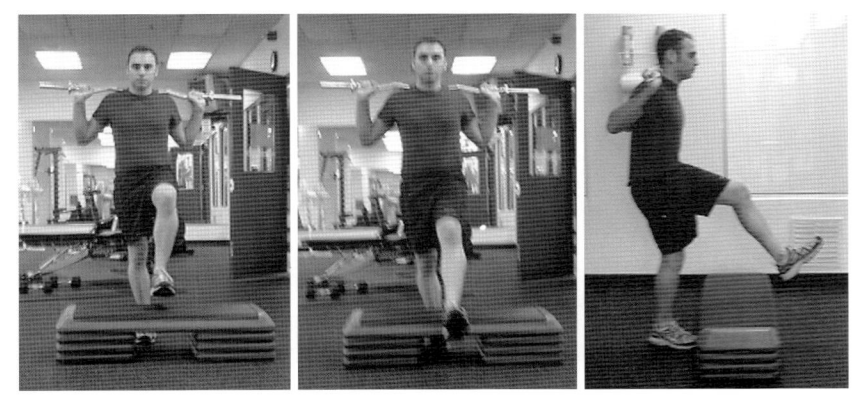

図 10.10　柔軟性や可動性のスクリーニング：ハードルまたぎテスト

リートがどの程度の時間、同じ姿勢をキープできるか評価することで、コアの持久性が評価できる。コアの持久性の評価には主要な4つのテストとして、腹臥位でのブリッジ、側臥位でのブリッジ、体幹の屈曲、体幹の伸展がある（**表10.3**）[21]。

　腹臥位でのブリッジは患者をうつ伏せにし、前腕とつま先を床につけたまま、

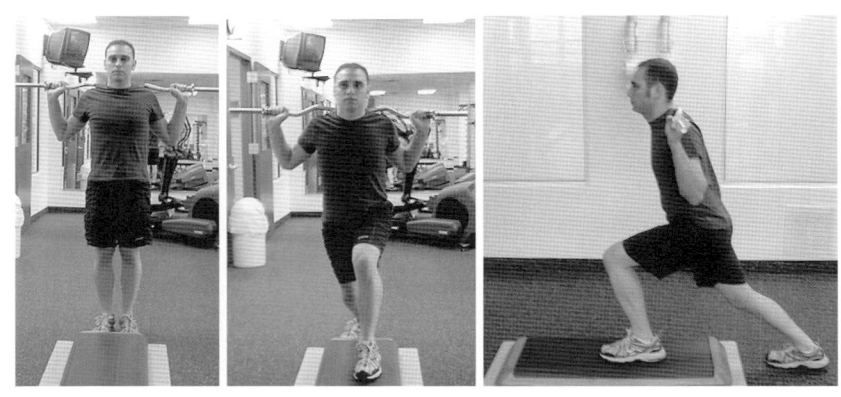

図 10.11　柔軟性や可動性のスクリーニング：低い段差を利用したランジ動作テスト

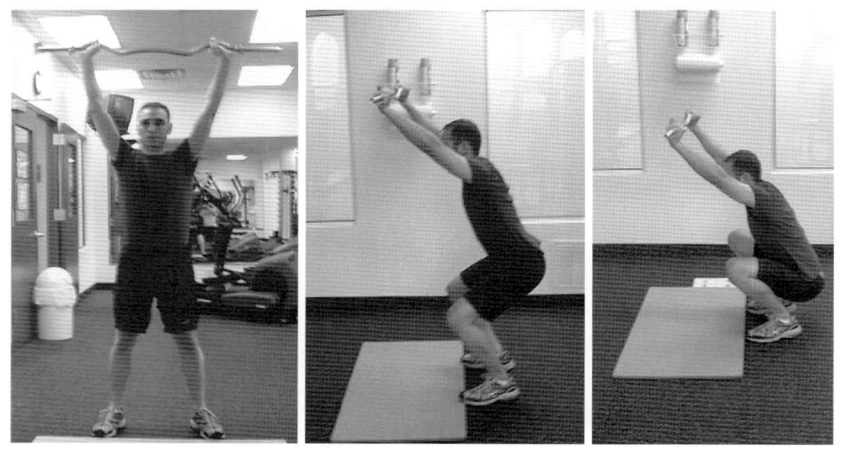

図 10.12　柔軟性や可動性のスクリーニング：深く沈こむスクワットテスト

　前部と後部のコアの評価を行う（**図 10.13**）。この時、骨盤は前後傾中間位を維持する。殿部が下降し骨盤の前傾や、腰椎の前彎が出現する場合に失敗とする。この姿勢を維持する持久性が乏しい場合は、膝を曲げ、つま先と膝をついた状態から評価を行う。腹臥位でのブリッジの持久性が十分で、さらなる評価を行う必要がある場合は、前腕をさらに頭側に移動させる方法や、背中に重りを置いて行う方法もある[4,7,8,12,22]。

表10.3 コアの評価のためのエクササイズ

- 腹臥位ブリッジ：前部と後部のコアマッスルの評価
- 側臥位ブリッジ：コアの側方の筋の評価
- 体幹屈曲：主に前方のコアマッスルの評価だが後方のコアマッスルも関与する
- 体幹伸展：主に後方のコアマッスルの評価だが前方のコアマッスルも関与する

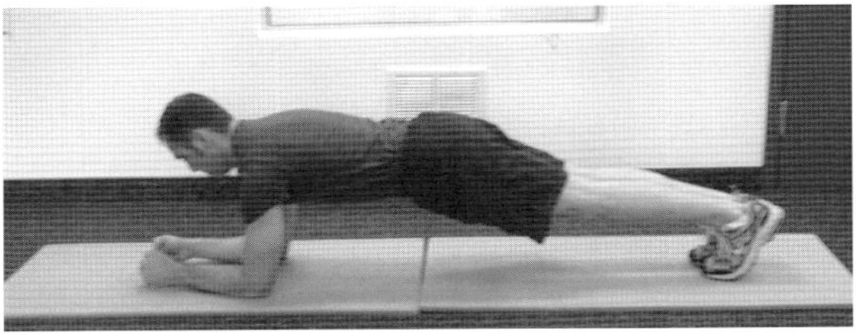

図10.13 腹臥位ブリッジによるコアマッスルの評価

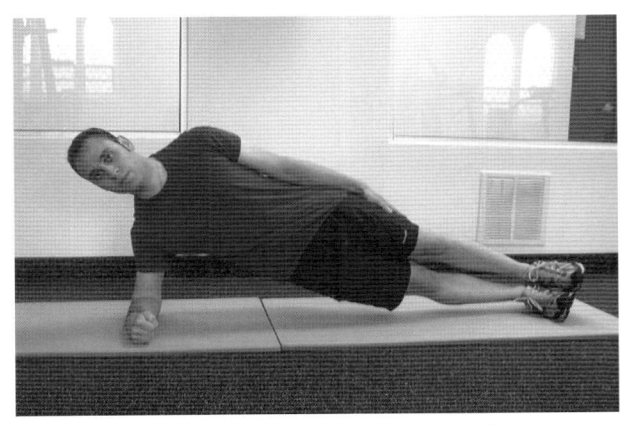

図10.14 側臥位ブリッジによるコアマッスルの評価
サイドブリッジとしても知られており、「Big3」エクササイズの一つである。

　側臥位でのブリッジにより側方のコアマッスルを評価することができる（図10.14）。この姿勢により腹斜筋群や大腰筋を評価する。体幹をまっすぐに維持できず殿部が下降する場合に不可とする。さらに難易度を上げる場合は姿勢を維持したまま、肩を外転させる、もしくは体幹を前後に回転させる[12]。

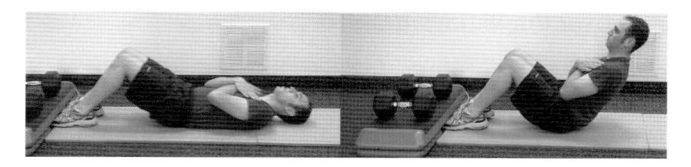

図 10.15 体幹屈曲によるコアマッスルの評価
腹筋（カールアップとしても知られており、「Big3」エクササイズの1つである。

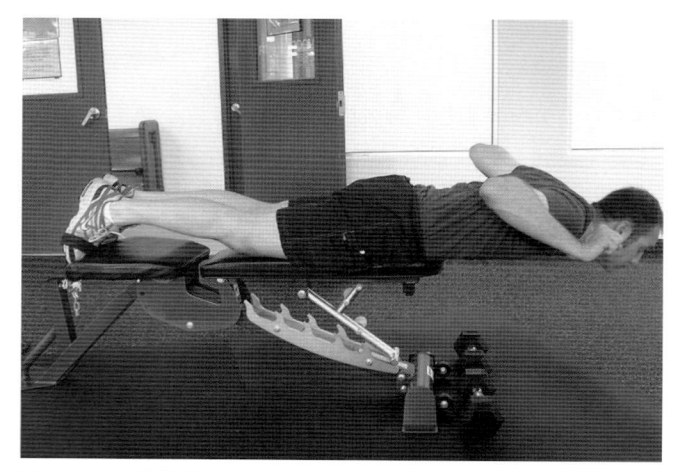

図 10.16 体幹伸展によるコアマッスルの評価

　体幹の屈曲のテストは、膝を立てた姿勢から上半身を起こし何秒間維持できるかを評価する（図 10.15）。股関節と膝関節は 90 度屈曲した姿勢で体幹を 60 度屈曲させる。この時、足部は重りや検査者によって浮かないように固定して行う。体幹の 60 度屈曲を維持できなくなるまでの時間を計測する。

　体幹伸展テストは選手の骨盤や股関節、膝関節をベッドに固定した腹臥位の姿勢で行う（図 10.16）。上肢の支えなしで上半身をまっすぐ（180 度）に維持する。この時、脊椎が過渡に伸展しないように脊椎を正中位に維持するように伝える。上半身をまっすぐに持ち上げているのが困難になり、体幹が屈曲してしまう場合に不可とする[12]。

　前述したテストの姿勢を保持できなくなるまでの時間の目安はおおよそ 60

秒である[12]。

　筋の硬さにより左右のバランスが崩れている場合は、柔軟性の回復から始める必要がある。これらの改善には、フォームローラーを用いたエクササイズや関節可動域訓練、収縮-リラクセーションテクニック、アクティブリリースセラピー、関節モビライゼーションなどが用いられる。前述した各々の姿勢は各筋群が十分な持久性を有しているか判断するために標準化された時間がある。これらの決められた時間まで、脊椎を正中位に保ったまま維持できることが目標となる。ブリッジはコアの筋力強化プログラムを開発する上で基本となる姿勢である（SOR-B）[4,12]。

　4つのすべての姿勢を評価し、持久性を決定することで、対象となる選手がどのような状態にあるのか判断することができる。非対称性が修正されたら、能力に応じてさらなる強化プログラムに参加することができる。

コアの筋力強化や持久性向上のためのエクササイズプログラム

　さまざまな評価によりプログラムに参加することが安全とみなされた後、バランスの修正に焦点を当てるべきである。プログラムの最終的な目標はコアの機能の正常化、コアの筋力や持久性の改善、神経系の出力の改善である。プログラムは個人の状態に応じて行われる。腰痛のある参加者の目標や段階はスポーツ選手とは異なる。初期の段階は脊椎を正中位に維持したままで多裂筋や腹横筋を賦活することに焦点が向けられる。この段階では、日常生活における動きにおいてもこれらの筋を常に動員する方法を用いる。これにより**コアに対する認識**が高まる。単純な動作時にも脊椎を正中位に維持することができるようになったら、中等度のトレーニングを開始する。上級レベルのトレーニングを行えるような段階に達したら、複雑な動作時にも脊椎をコントロールすることができる。このような段階では、不安定な状態やプライオメトリクスのような激しい動作時にも体幹をコントロールすることができる（**表10.4**）[12,21]。

　一般的なコアの筋力強化プログラムは、起床後一時間以内には行わない（SOR-B）。これは椎間板内の静水圧の上昇を引き起こしてしまうためである[4]。ウォーミングアップはキャット-キャメル姿勢で行う。この動きは屈曲-伸展の最終域の手前まで動かすことで脊椎の可動域の増大を図れる（**図10.17**）。この

表 10.4　コアマッスルトレーニングのレベル

- 初級レベル：腹横筋の筋収縮を意識し、脊椎の分節的な動きの獲得を図る。
- 中級レベル：プログラムを行っている間、脊椎を正中位に維持することを意識する。徐々に強度を上げたプログラムを実施する。
- 上級レベル：不安定な床面やプライオメトリクスのようなより複雑な運動を実施している間にも脊椎を意識してコントロールすることを目指す。

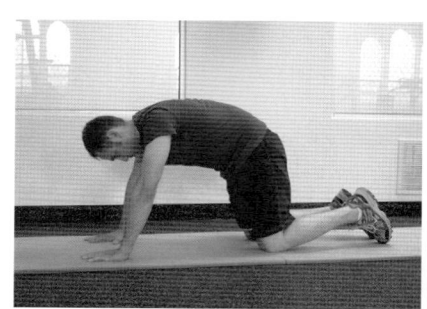

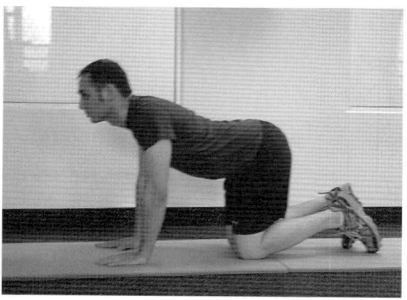

図 10.17　キャット-キャメルストレッチ
この運動は脊椎やコアを分節的に動かす運動で、すべてのプログラムの基本となる運動である。

　運動の後に骨盤の前後傾運動のエクササイズ（腸腰筋や梨状筋、ハムストリングスが伸張される）を続けて行うことができる。これらの運動は運動連鎖をスムーズに行い、脊椎や股関節、仙骨、骨盤の動きを正常な状態に整える。ウオーミングアップを目的に短時間の有酸素運動を実施することがある[12,21]。

　初級から上級までトレーニング内容は多岐にわたるが、すべてのステージでウオーミングアップは必須である（**表 10.5**）。ステージ１は、神経系のフィードバックのために運動の発現パターンと筋収縮の再獲得・再計画を目的に行われる。選手は口頭指示に対して特定の筋群の筋収縮の動員をはかる。

　ステージ２は、初級から上級まで一貫して行われる姿勢をキープするエクササイズである。これらの運動は「Big3」と呼ばれる３つの運動：カールアップ（**図 10.15**）、サイドブリッジ（**図 10.14**）、バード-ドッグエクササイズ（**図 10.18**）として知られている。カールアップエクササイズは背臥位で膝を曲げて行い、脊椎を正中位に維持したまま股関節を曲げ、反対側の肩を膝に近づける。

表10.5 すべてのレベルにおけるエクササイズプログラムのステージ

ステージ1：運動のパターンや筋の再教育、神経系のフィードバックに焦点を当てる。運動を実施している間に適切な運動が行えるように指示をする。

ステージ2：筋力強化のためのプログラムを実施する。すべてのレベルに共通して「Big3」と呼ばれる運動を実施する（表10.6参照）。Big3は初級から上級まで行われるが求められる技術が異なる。

ステージ3：歩行やランニング、日常生活動作のようにより機能的な動きを行う際の筋力の強化を行う。

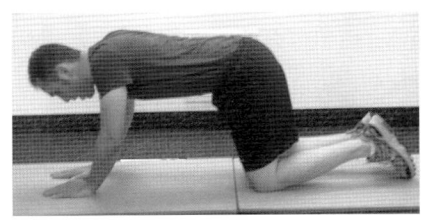

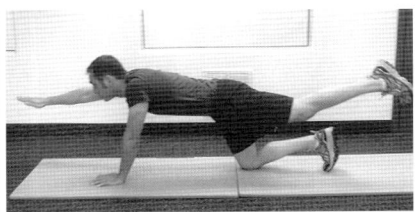

図10.18 バード-ドッグエクササイズは「Big3」エクササイズの1つである[4]

サイドブリッジはコアの評価の項目で述べた方法で行う。バード-ドッグエクササイズは、キャット-キャメルエクササイズと同じ姿勢で行う。その状態で一側の上肢を前方に伸ばし、反対側の下肢を後方に伸ばす。この時に反対側の上肢（手）と膝を床についてバランスを保つ。脊椎を正中位に保持したまま数秒間同じ姿勢を維持し、その後、反対側の上肢・下肢を挙上させる[12,21]。

ステージ3は立位や歩行、座位で実施される機能的な応用エクササイズである。このステージへの移行は脊椎に加わる圧縮力の増加を引き起こす[12,21]。

正しい方法で行えないと、コアマッスルの強化が脊椎へ悪影響を及ぼす可能性がある。よってトレーニングの初期から正中位に脊椎を固定した状態を維持することで、運動強度が上がっても脊椎の安定性や持久性を段階的に獲得することができる（SOR-B）。適切でない方法で運動を行うと、左右非対称に関節や筋の痛みや機能低下を引き起こす[12,21]。

コアエクササイズを行ううえでもうひとつ重要なのが共同収縮で、これは特に骨盤底と腹横筋において重要である。この仕組みは呼吸時の横隔膜の動きにおいても重要である。コアの内圧が上昇すると、風船のようにコアを構成する

表 10.6 「Big3」エクササイズ

- カール-アップ：腹直筋や前部のコアマッスルの強化
- サイドブリッジ：内・外腹斜筋、腹横筋、腰方形筋や側方のコアマッスルの強化
- バード-ドッグ：体幹の伸筋や腹横筋、後部のコアマッスルの強化

筋が伸張され、硬くなる[12,21]。

「Big3」エクササイズは腹直筋によるカール-アップ、腹斜筋群によるサイドブリッジ、背筋によるバード-ドッグ（上肢・下肢の挙上）である（**表10.6**）。腹直筋は脊椎を正中位に保ち、頭部や頸部、肩甲帯を挙上させてくると最も強く働く。サイドブリッジは腹斜筋群や腹横筋、広背筋、腰方形筋のためのエクササイズである。3つ目の運動は四つ這い位で上肢と下肢を挙上させるバード-ドッグエクササイズで、背筋などが強化される[12,21]。

基本的な筋力強化プログラムは平らな床面から行われるが、徐々に高度になってくるとより機能的な姿勢で行うようになる。参加者は平らで安定した床面から徐々に不安定で、複雑な運動を要求される[7-10,12,21]。

すべての運動面（矢状面、前額面、水平面）でより機能的な動作を獲得することで参加者は段階的にプログラムを進められる。筋力強化や持久性、バランス、固有受容器のトレーニングがプログラム内容に含まれる。筋疲労は固有受容器の機能障害と密接に関係していることが示されている。バランスボードを使用することは、固有受容器の機能を改善させる神経系のフィードバックを発達させる。このことは身体の反応速度を高め、重心を瞬時に移動させる能力や、動作時の関節の安定性を高めることに関与している素早い無意識の運動を学習する際に役立つ[7,8]。

最終的には競技者はプライオメトリクスのような激しい運動を行う必要がある。プライオメトリクスは運動連鎖において爆発的な力を発揮する運動である。この運動は持久性のある強靭でバランスの保たれたコアを有していることが非常に重要である。運動パターンは姿勢を認識し、運動野に自動的に記憶された運動プログラムを調整するために確立されるので、必要以上に意識する必要がなくなる。一度運動プログラムが確立されると、選手は運動時には自動的にさまざまな筋の共同収縮や腹部の引き込みができるようになる[7-10,12,21]。

コアの筋力強化と特異的な筋群の役割

　コアの筋力はスポーツにおけるダイナミックな動きや四肢の動き、移動動作に重要な役割を担っている。運動連鎖に機能不全があると、例えば連鎖の中心が弱くなってしまうと、傷害を生じる可能性がある。

　コアと大殿筋などの股関節伸筋は体幹の回旋時や重心を移動させる際に骨盤を安定させる作用がある。股関節の柔軟性や筋力が非対称な場合、アスリートの傷害の危険性が高まる。持久性が低下している場合は、股関節の伸展筋や外転筋はしばしば収縮のタイミングが遅れるので、腰痛や下肢の傷害につながるという多くの報告がある。このような症状は正常な神経系の発火パターンを妨害し、結果として筋の収縮によるコントロールに影響する[10]。

　股関節の外転筋は立脚中期の骨盤の安定性に関与し、また、片脚立位時の骨盤の下方への傾斜（Trendelenburg徴候）を防ぐような働きがある。股関節の外転筋の筋力が低下していると、体幹の側面の筋群の活動が高まる。さらに前十字靭帯（ACL）の機能不全や足関節の不安定性があると、先行研究でも明らかになっているようにコアや股関節周囲の筋群の収縮のタイミングや量が異常になってしまう。前十字靭帯損傷や膝関節の不安定性の反応として、股関節の屈曲筋や膝関節の伸展筋は適切な収縮が行えなくなる。このことは、前十字靭帯や膝関節に加わるストレスを軽減させる。結果的に同側の筋群の収縮の量が低下し、運動連鎖が崩壊してしまう[15]。足関節傷害の場合、同側の股関節の筋群の収縮が増加する。足関節の不安定性に同期した股関節周囲筋の早期の動員は、運動連鎖の破綻や、筋収縮の発火の伝導を阻害する[14]。四肢の遠位部に機能不全がある場合、代償作用により近位部の傷害を引き起こす可能性が極めて高くなる。コアの筋力強化プログラムはコアの動的なコントロールや、異なる運動方向での四肢の運動の安定性を向上させるので、傷害予防につながる[7]。

　慢性的な腰痛を有する患者や競技者を治療する際は、痛みによる制限なく機能的に運動が行えるようなレベルまで到達できるように、プログラムは脊椎を安定させる能力の向上に焦点を当てて行う必要がある。腰痛を有する患者は異常な筋収縮パターンを身につけてしまう。腰痛を生じている場合、腹横筋や多裂筋は正常に活動しないことが明らかになっている。腹横筋が活動すると、不

必要な体幹の運動を抑制し、次いで正常な運動連鎖における力や変換するエネルギーを生み出す。しかし、腰痛患者では四肢の筋活動と比較して、腹横筋の活動が相対的に遅れる[6-8,12,23]。

腰痛に対するコアの筋力強化は、回旋動作や屈曲や伸展を繰り返すような動作時に、共同して収縮できる能力の獲得を図る必要がある。体幹や股関節の筋収縮のコントロールが上手くない人は、動作の開始時に異常で不安定な力の変換が生じてしまうので、腰痛を引き起こす可能性が高まる。これを改善することで機能回復や障害を予防するための安定性、痛みが軽減することでQOLの向上につながる[6,23]。

コアの筋力強化は、一般人やアスリートの傷害を予防し、健康増進につながるので重要な働きがある。数年前まではアスリートに対する筋力強化プログラムの一部であった。アスリートは一般的にプログラム終了時にはステージ1、2はクリアし、ステージ3に到達することもある。ステージ3はさまざまな運動方向で平らでない不安定な面での運動や、プライオメトリクスの際に重要なコアの筋力強化に焦点を当てている。アスリートはさまざまな運動方向で大きな爆発的な力を発揮できる。一側の上下肢で生み出された力は、コアを介して他の上下肢に伝わる。良い状態のコアはアスリートがバランス、神経系のコントロール、持久性、筋力のいずれの観点でもより高いレベルで活動できることにつながる。このことは運動連鎖から生み出された力が適切な量であったことの結果であり、将来起こりうる傷害の予防につながる[1,9]。

ケースのまとめ

競技力の高い選手のトレーニングプログラムは、コアの筋力強化プログラムの要素を入れた内容で構成される。本章で提示した症例の場合、コアの機能低下が明らかで、その結果痛みや競技力の低下が認められた。プライオメトリクスのような運動を含むコアの筋力強化プログラムに参加したことにより、痛みもなくより良い状態になったことで、以前よりも高いレベルで競技できるようになった。

文　献

1. Nadler SF. Visual vignette：injury in a throwing athlete：understanding the kinetic chain. Am J Phys Med Rehabil 2004；83(1)：79.
2. Schuenke M, et al. Thieme atlas of anatomy, general anatomy and musculoskeletal system. New York：Thieme, 2006.
3. Netter, FH. Atlas of human anatomy, second edition. Canada：Icon Learning Systems LLC, 2001.
4. Akuthota V, Nadler SF. Core strengthening. Arch Phys Med Rehabil 2004；85：S86-S92.
5. Norris CM. Abdominal muscle training in sport. Br J Sp Med 1993；27(1)：19-27.
6. Callaghan JP, Patla AE, McGill SM. Low back three-dimensional joint forces, kinematics, and kinetics during walking. Clin Biomech 1999；14：203-216.
7. Barr KP, Griggs M, Cadby T. Lumbar stabilization：core concepts and current literature, part 1. Am J Phys Med Rehabil 2005；84：473-480.
8. Barr KP, Griggs M, Cadby T. Lumbar stabilization：a review of core concepts and current literature, part 2. Am J Med Rehabil 2007；86：72-80.
9. Nadler SF, Malanga GA, DePrince M, et al. The relationship between lower extremity injury, low back pain, and hip muscle strength in male and female college athletes. Clin J Sport Med 2000；80：89-97.
10. Nadler SF, Malanga GA, Feinberg JH, et al. Relationship between hip muscle imbalance and occurrence of low back pain in collegiate athletes：a prospective study. Am J Phys Med Rehabil 2001；80：572-577.
11. Nadler SF, Malanga GA, Bartoli LA, et al. Hip muscle imbalance and low back pain in athletes：influence of core strengthening. Med Sci Sports Exerc 2002；34：9-16.
12. Bliss LS, Teeple P. Core stability：the centerpiece of any training program. Curr Sports Med Rep 2005；4：179-183.
13. Keankaampaa M, Taimela S, Laaksonen D, et al. Back and hip extensor fatigability in chronic low back pain patients and controls. Arch Phys Med Rehabil 1998；79：412-417.
14. Beckman SM, Buchanan TS. Ankle inversion injury and hypermobility：effect on hip and ankle muscle electromyography onset latency. Arch Phys Med Rehabil 1995；76：1138-1143.
15. DeVita P, Hunter PB, Skelly WA. Effects of a functional knee brace on the biomechanics of running. Med Sci Sports Exerc 1992；24：797-806.
16. Vleeming A, Pool-Goudzwaad AL, Stoeckart R, et al. The posterior layer of the thoracolumbar fascia：its function in load transfer from spine to legs. Spine 1995；20：753-758.
17. Solomonow M, Zhou B, Harris M, et al. The ligamento-muscular stabilizing system of the spine. Spine 1998；23：2552-2562.
18. Juker D, McGill S, Kropf P, Steffen T. Quantitative intramuscular myoelectric activity of lumbar portions of psoas and the abdominal wall during a wide variety of tasks. Med Sci Sports Exerc 1998；30：301-310.
19. Hodges PW, Richardson CA. Delayed postural contraction of transversus abdominis in low back pain associated with movement of the lower limb. J Spinal Disord 1998；11：46-56.
20. Panjabi M. The stabilizing system of the spine：I. function, dysfunction, adaptation and enhancement. J Spinal Disord 1992；5：383-389.
21. Fredericson M. A Systematic approach to core strengthening for improved athletic improvement. Lecture handout, 2007.
22. Gilchrist RV, Frey ME, Nadler SF. Muscular control of the lumbar spine. Pain Physician

2003 ; 6 : 361-368.
23. Saal JA. Dynamic muscular stabilization in the nonoperative treatment of lumbar pain syndromes. Orthop Rev 1990 ; 19(8) : 691-700.

第 11 章 股関節・骨盤に対する徒手医学

クリニカルパール

・仙腸関節と腰椎に対する治療を忘れてはならない。腰椎の関節に対する背臥位での直接的な治療は迅速で簡単、非常にリスクの低いものである。
・骨盤には 6 つの筋のグループ（内転・外転・内旋・外旋・伸展・屈曲筋群）があり、運動制限が不快感の原因になり得るということを常に予測しておかなければならない。
・体性機能障害とは体性システム（身体構造）、つまり、骨格系や関節系、筋系、またそれらに関係する血管系、リンパ系、神経系に関する機能が障害または変容された状態である。
・体性機能障害は TART（組織の質感の変化 tissue texture change、非対称性 asymmetry、可動制限 restriction in motion、圧痛 tenderness）が存在する部位に認められる。
・体性機能障害が起こると、大きな動きというよりはむしろ、元々可動性の小さい運動が制限されることが多い。

ケースプレゼンテーション

　右の殿部痛を主訴とする 25 歳既婚女性。ランニングが趣味で、現在マラソンのトレーニング中である。痛みは 3 週間前から継続しており、先日ランニング中に歩道の縁石で不自然に滑って転倒してから痛みが悪化し、その後はランニングを休んでいる。痛みは活動によって悪化し安静によって軽減する。最近の生理は先月中にきており、妊娠はしておらず定期的に経口避妊薬を服用している。頭痛や生理痛で時々アセトアミノフェンやイブプロフェンを服用する以外に医薬品は服用しておらず、過去に内科・外科的な治療歴や妊娠の経験、明ら

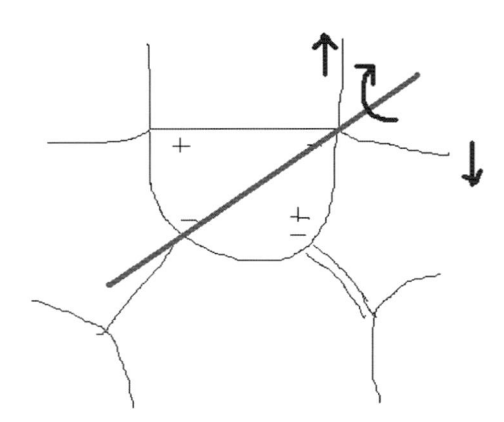

図 11.1　症例の骨盤の所見を示した図

かなアレルギーもない。喫煙はしておらず、違法な薬物も服用していない。時々グラス1杯ほどのワイン、朝にはコーヒーを飲んでいる。

　身体的検査では、バイタルサインは安定していた。Oberテストは右で陽性で、膝窩角は両側ともに140度、Thomasテスト変法、立位前屈テスト、座位前屈テストも右で陽性であった。右の仙腸（SI）関節と大転子に軽い圧痛があった。左の仙骨溝は深く、右の仙骨下外側角（ILA）は浅い。左の仙骨底の動きは良好であったが、右の仙骨底の動きは完全に制限され、右仙骨下外側角はわずかな動きしかなかった。右股関節の内・外旋可動域は左側と比べて減少しており、Patrick/FABERテストは陰性で、右の梨状筋は硬く、同筋と右腸腰筋には圧痛があった（図11.1）。

　股関節と骨盤のX線検査では、骨折や関節炎、その他骨質の異常などは認められなかった。

はじめに

　この症例や股関節痛を訴えてスポーツクリニックを訪れる多くの患者に対してどのようなアプローチをすべきであろうか。このような症例はスポーツクリニックでは極めて典型的な例である。彼らはたいてい特別な大会に向けてトレーニング中のアスリートで、軽い怪我でも限界を超えるほど自らを追い込ん

表 11.1　股関節、骨盤痛の鑑別診断

内臓疾患	筋挫傷・腱炎
子宮内膜症	梨状筋
骨盤内炎症性疾患	腰筋
卵巣嚢胞	殿筋
骨盤内血管うっ血	ハムストリングス
筋筋膜性疼痛症候群	大腿四頭筋
過敏性腸症候群	内転筋群
腎結石症（細菌性/ウイルス性/炎症性）	**構造的疾患**
	腸脛靭帯症候群
月経困難症	腰痛
鼠径ヘルニア	変形性関節症
大腿ヘルニア	疲労骨折
体性機能障害	関節唇損傷
寛骨の回旋	滑膜炎
恥骨のずれ	恥骨骨炎
仙骨のずれ	弾撥股症候群
仙骨の捻れ	脊柱側彎症
寛骨のずれ	脊椎すべり症
腰椎分節機能障害	骨頭すべり症
筋の制限（外転筋群、内転筋群、外旋筋群、内旋筋群、屈筋群、伸筋群）	先天性短肢症
	先天性椎間関節非対称
靭帯捻挫	炎症性関節炎
仙結節靭帯	骨端損傷
仙尾靭帯	
仙棘靭帯	
坐骨大腿靭帯	
腸腰靭帯	

でおり、またトレーニングを大幅に減らさねばならない怪我を抱えている。このような主訴の患者の評価では、まずは正確な病理解剖学的診断を行うために評価プロセスを綿密に計画することが重要である（SOR-C）。

　アスリートの股関節痛、骨盤痛には多くの問題が考えられ、単なる大転子滑液包炎から骨折、股関節周囲筋の膿瘍まで多岐にわたる（**表 11.1**）[1-8]。

　オステオパシーやカイロプラクティックでは構造と機能の相互関係についての知識を通じて健康にアプローチし、患者の問題の原因を探すことに取り組んでいる。股関節や骨盤の痛みに対処する場合、わずかな違いに対して包括的に

アプローチする必要がある。例えば、足部や下肢のマルアライメント、関節可動域の制限、筋のバランス不良、脚長差、スポーツに特有な動きの異常など、すべてが股関節に異常な負荷を及ぼし痛みを生じさせ得る。問題の原因が筋骨格系であることを確認してから機能障害の評価を始める[1,6,9]。

迅速に、かつ正確に股関節の機能障害の原因を突き止めるには、股関節と骨盤周囲の筋や靭帯、下肢のリンパドレナージのパターン、腰椎や仙骨からの神経、交感神経系の分布やそれに関連する反射について理解していなければならない。

股関節と骨盤の機能解剖

股関節と骨盤は支持性と運動性を有している。身体の中で最大の骨と筋群からなり、人が移動する力の基礎となっている。身体重心は骨盤内でちょうど第二仙椎の前方にある。股関節と骨盤の解剖を理解すれば、股関節の機能障害（運動制限）がどのようにして下肢痛だけでなく、腰痛や骨盤痛、その他の疼痛症候群につながる歩行周期の変化を起こすのか容易に理解できる[4,10,11]。

股関節と骨盤の機能解剖における関係性は、その機能障害の原因を突き止め、それを改善するための鍵となる。寛骨は仙腸関節を介して仙骨と結合しており、恥骨結合は歩行や座位での骨盤の前方部分の安定性に寄与する。仙腸関節の靭帯へのストレスは下肢の機能障害を起こし得る。腸腰靭帯を損傷した患者はしばしば鼠径ヘルニアであると疑われるが、身体的所見はそれを支持しない。仙骨や寛骨、腰仙移行部の体性機能障害は活動的な患者で股関節痛や骨盤痛の原因となりやすい。患者の約10％において坐骨神経は殿部に至る前に分岐して腓骨神経部分が梨状筋を貫通し、腓骨神経部分が梨状筋上孔を通るのは1％に満たない。梨状筋は上後腸骨棘（PSIS）と尾骨、大転子の上面によって作られる三角形の中心で見つけられる（**図11.2**）。坐骨神経が梨状筋のスパズムによって二次的に圧迫されると、神経束の表層は機械的に刺激されて下肢へ痛みが放散するが、通常は膝より下に広がることはない。一方、神経根の圧迫から生じる痛みは一般的に膝より下に放散する[8,11-13]。

股関節は寛骨と大腿骨頭で構成され、臼関節に分類される。寛骨臼は腸骨と坐骨、恥骨で構成される。大腿骨は股関節において3つの軸に従って動き、横

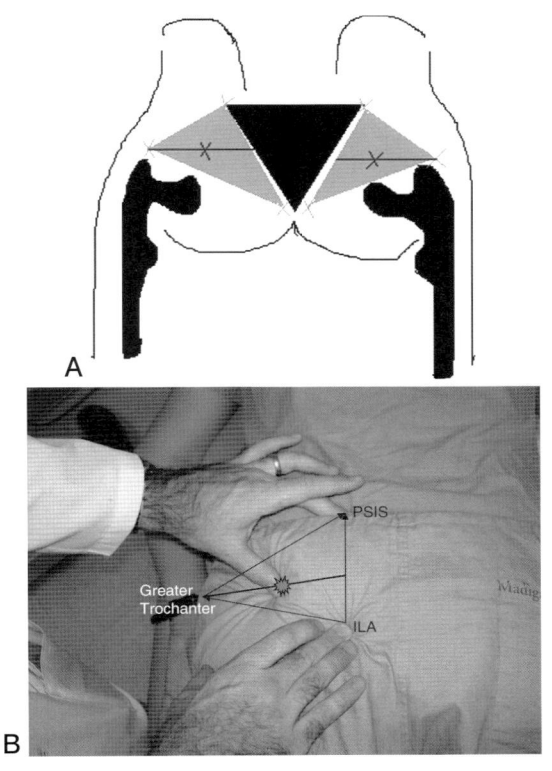

図 11.2
A：梨状筋の部位
B：梨状筋の圧痛点の位置

軸では屈曲（130度）と伸展（35度）、前後軸では外転（55度）と内転（35度）、縦軸では内旋（35度）と外旋（45度）を起こす。

体性機能障害においては、通常大きな動きよりも小さな動きが制限されやすく、それらの小さな動きの制限に対する代償が長期にわたって問題となる。股関節の内外旋に関与する大腿骨頭の前後方向の滑りは小さな動きであり、屈曲や伸展、内外転は大きな動きに含まれる[12,14-16]。

本書ではスポーツ医学、プライマリーケアとしての骨盤と股関節のさまざまな治療について焦点を当てているが、本章では特に徒手医学のテクニックにつ

いて述べる。マニュアルセラピーは紀元前2700年に既に記録として残っている古代から続く治療体系である。オステオパシーは1872年に医師のStill ATがミズーリ州カークスビルに最初の学校を開いて以来、医学体系の本流の一翼を担っている。また、Palmer Dは1895年に最初のカイロプラクティックの学校を開いた。

マニピュレーションの基礎

　徒手療法について議論する前に、まずマニピュレーションの基礎について理解しなければならない。オステオパシーやカイロプラクティックは、徒手医学の中でも関節の正常かつ対称的な動きの必要性を重んじる治療体系である。オステオパシーにおけるマニピュレーションは関節の動きを向上させたり改善させたりするために実施され、カイロプラクティックにおけるそれは骨構造のアライメントを改善させるために実施される。関節の動きや組織の恒常性が改善することで、より最適な健康状態で身体を機能させることができる。用いられる理論にかかわらず、ゴールはアスリートを早くかつ安全に最適な活動に復帰させることである。徒手医学の発展は患者の治療効果によって支えられてきた。現代のオステオパシー医師やカイロプラクター、理学療法士による徒手療法の発展は、Shekelle Pのランド研究所における研究のような有効性研究の下に成り立っている。彼は「脊柱のマニピュレーションは腰痛に関して、初期結果や長期効果が多くの研究によって証明されている保存療法である」と述べている(SOR-B)[18]。

　治療のオプションとして徒手療法を選択する前に、以下の3つの事項に留意しておかなければならない。①1つのテクニックは複数の機能障害を治療し得る。②1つの機能障害に対して複数のテクニックを用いることが可能である。③すべてのテクニックは特定の診断がついたときに最も効果的である。治療のゴールは体液循環を改善させること、体性-体性反射、内臓-体性反射、内臓-体性-内臓反射を修正すること、不可逆性の病態（変形性関節症）への維持的な治療の提供、関節の制限を改善させることである。

マニピュレーションの方法

　マニピュレーションには直接法、間接法、複合法の3つの方法がある。直接的なマニピュレーションは1つまたはそれ以上の運動面において制限バリアが存在する場合に、そのバリアを介して機能障害に陥った構造に活性力（activating force）が伝わるように関節に対して垂直にアプローチする方法である。間接的なマニピュレーションは機能障害に陥った構造を制限バリアから遠ざけた状態で（その組織が動こうとする方向へ）関節に垂直にアプローチする方法で、関節やその他の構造、組織は靱帯の緊張のバランスがとれる位置や緊張が緩んだ位置まで動かされる。複合的マニピュレーションは直接法と間接法を組み合わせた方法であり、筋膜組織の治療によく用いられる。

活性力

　体性機能障害の治療にはさまざまな活性力が用いられる。多くは本稿の範囲を超えているので、さらに学習したい場合は章の最後の参考文献を参照されたい。また、ここでは活性力について述べてあるが、その詳細については本章の治療の項で述べる。ストレイン/カウンターストレイン（圧痛点の治療）やマッスルエナジーテクニックでは**患者の協力**が活性力となる。患者は制限された部位を動かすために関節のさまざまな面に沿った特定の方向へ身体を動かすように指示される。マッスルエナジーテクニックにおける活性力とは治療者が加える拮抗力に対する特定方向への**患者の筋収縮**を指す。関節を制限バリアから緩みの位置に戻し、体性機能障害に陥った組織や関節を誤った運動パターンが完全に再現されるまでさまざまな方向に軽く動かすことで、その障害を明らかにするために加えられる力が**治療者による誘導力**である。**スプリンギングテクニック**は低速かつ中程度の振幅でバリアの上から力を変化させながら構造を間欠的に弾ませる手技である。高速低振幅（HVLA）テクニックは直接法でのみ用いられ、1つの関節の1つの運動面に対して適切にバリアを治療することができ、その力はバリアを介して加えられる。関節テクニックはその最終可動域付近で低速かつ低〜高振幅のテクニックで力を加える方法である[9,14,19-22]。

表 11.2　マニピュレーションの禁忌

病態
　骨折
　急性の関節リウマチ
　関節不安定性
　感染
　悪性腫瘍
　進行性の神経学的欠損/尿失禁
　重度の骨粗鬆症

治療のゴール

　治療の第一目標はその組織の機能を回復させることである。関節の可動性低下や過可動性は筋のバランス不良や運動パターンの変化、ついには疼痛症候群につながる。つまり、徒手医学は実際のところ全体的なアプローチなのである。徒手医学の禁忌の一部を**表11.2**に挙げる。

徒手医学テクニック

　カイロプラクティックやオステオパシーの文献には股関節と骨盤に関する数多くのマニピュレーションテクニックが記載されている。本書ですべてのテクニックをカバーするのは実用的ではないので、ここでは著者らが推奨する、また日頃指導しているテクニックを提示する。これらのテクニックはクリニックでの実施時間、患者教育や他の治療者への指導の容易さも考慮されている。これらのテクニックが役立つことを期待したい。

▶カウンターストレイン[9,15,21]
腰　筋

　股関節屈筋群の拘縮や股関節前面の痛みなどの腰筋の挫傷が適応である。腰筋の圧痛点は通常上前腸骨棘（ASIS）の内側部を触診することで見つけることができ、背臥位でのカウンターストレインテクニックを用いて治療する（**図11.3**）。治療者は圧痛点に指を置き、圧痛点周囲の腰筋を緩めるために股関節を屈曲させる。その時点で圧痛は消失するか80％以上軽減する。それから約90

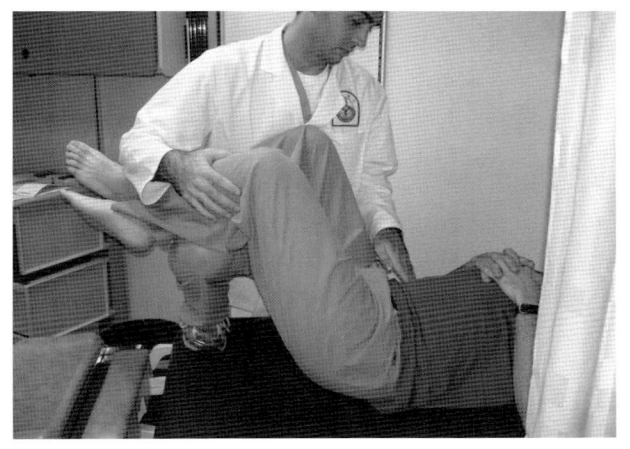

図 11.3 腰筋の圧痛点の治療

秒もしくは指尖の下で圧痛が消失するまでそのポジションを保持する。その後患者の下肢を中間位に戻すが、圧痛点が悪化するのを避けるために他動的に行わなければならない。これは他動的に行うことによってゴルジ腱器官がリセットされるからである。

梨状筋

梨状筋の挫傷では股関節の内旋制限と股関節後面の痛みが起こる。梨状筋の圧痛点の治療は腰筋の場合とよく似た方法で実施するが（図 11.4）、患者は腹臥位で治療者は圧痛が楽になる位置を見つけるために股関節を伸展、回旋する。圧痛が消失するまで、もしくは約 90 秒保持した後、股関節を他動的に中間位に戻す。

▶マッスルエナジーテクニック[15,20,22,23]

寛骨前方回旋、恥骨尾側変位

恥骨骨炎、鼠径部痛、腰痛、股関節痛、骨盤痛、股関節伸展制限が適応。

障害側の上前腸骨棘と恥骨は下方変位、上後腸骨棘は上方変位している。また、障害側で前屈テスト、ペルビックロックテストが陽性である（制限されて

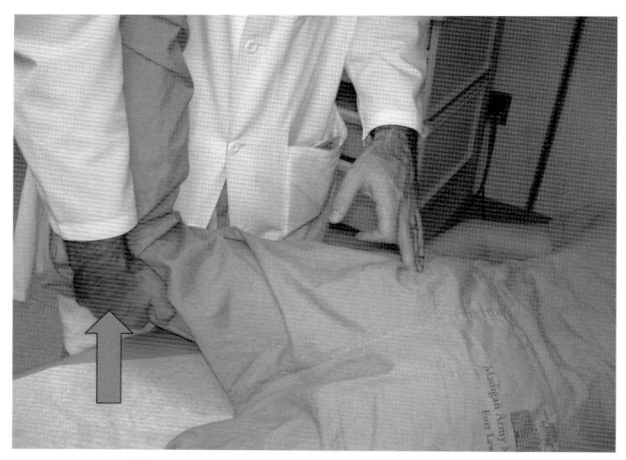

図11.4　梨状筋の圧痛点の治療

いる)。

　治療では、患者は検査台に背臥位となり、治療者は対側の上前腸骨棘を固定しながら患者の膝と股関節を屈曲させる。治療者は患者の膝に体重をかけて制限バリア（靭帯性緊張）まで大腿を屈曲・内転させる。患者は治療者の抵抗に対して同程度の力で3～5秒間押し返し、その後リラックスしてもらったら、治療者は大腿をさらに屈曲・内転させる。これを上前腸骨棘と恥骨が左右対称になるまで3～5回繰り返す。

寛骨後方回旋、恥骨頭側変位

　恥骨骨炎、鼠径部痛、腰痛、股関節痛、骨盤痛、股関節屈曲制限が適応。

　障害側の上前腸骨棘と恥骨は上方変位、上後腸骨棘は下方変位している。また、障害側で前屈テスト、ペルビックロックテストが陽性である（制限されている）。

　治療では、患者は検査台に背臥位となり障害側に寄って下肢を台から下ろす。治療者は一側の手を反対側の上前腸骨棘に置いて骨盤を固定し、もう一方の手を膝直上の大腿に置く。障害側の股関節を制限バリア（靭帯性緊張）まで伸展させ、患者に3～5秒間それを押し返すように抵抗してもらう。その後リラック

スしてもらったら、治療者は新たなバリアまで股関節を伸展させる。これを上前腸骨棘と恥骨が左右対称になるまで3～5回繰り返す。患者から受ける力は8～10ポンド（3.6～4.5 kg）なので、部屋の端に飛ばされないように注意する。

仙腸関節の機能不全/恥骨の変位

恥骨骨炎、鼠径部痛、腰痛、股関節痛、骨盤痛、仙骨機能不全による仙腸関節痛が適応。

障害側で前屈テストが陽性、ペルビックロックテスト陽性。仙骨底または腰仙移行部の触診では、恥骨結合または仙腸関節に圧痛がみられる。

治療では、患者は検査台に背臥位を取り、膝と股関節を90度屈曲させる。治療者は腕で患者の膝を抱え込み、患者に最大努力で膝を開くように指示する。これは外転筋群のストレッチや仙腸関節を緩める効果があり、3～5回繰り返す。つぎに患者は同様の肢位で治療者は患者の膝を開いてその間に前腕を入れ、手は一方の膝、肘は対側の膝に当てる。患者に最大努力で両膝を同時に閉じるように指示し、3～5秒間の等尺性収縮を3～5回繰り返す。最後に上前腸骨棘と恥骨の対称性を再評価する。

股関節外転制限

恥骨骨炎、大転子滑液包炎、鼠径部損傷、ヒップポインター（腸骨稜の打撲）、弾撥股症候群（腸脛靭帯の緊張）が適応。

障害側では対側に比べて股関節の外転可動域の制限が認められる。

治療では、患者は障害側の股関節を検査台の端に近づけて背臥位をとる。治療者は患者の下肢の間に立ち、一方の手で障害側の下肢を持ち上げ、もう一方の手で対側の上前腸骨棘を固定する。患者は治療者の力に抵抗して下肢を3～5秒間内転させる。その後リラックスしてもらい、治療者は新たなバリアまで下肢を外転させる。これを3～5回繰り返し、可動域の対称性を再評価する。

股関節内転制限

恥骨骨炎、大転子滑液包炎、ヒップポインター、弾撥股症候群が適応。

障害側では対側に比べて股関節の内転可動域の制限が認められる。

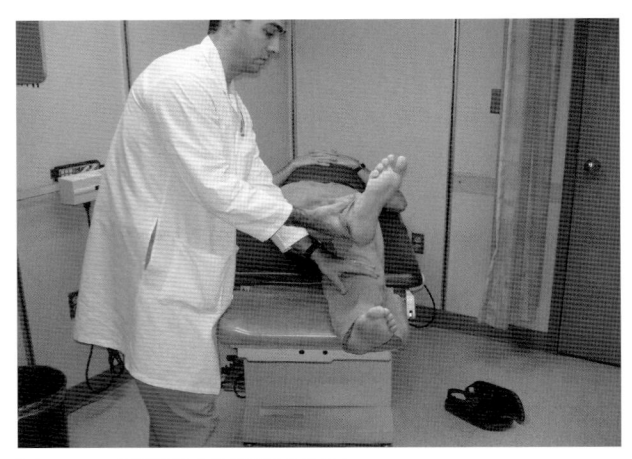

図 11.5　股関節内転制限の治療

治療では、患者は検査台の端に足部がくるように背臥位を取る（**図 11.5**）。治療者は脛骨の近位で障害側の下肢を持ち上げ、制限バリアまで股関節を内転させる。患者は治療者の力に抵抗して下肢を 3〜5 秒間外転させる。その後リラックスしてもらい、治療者は新たなバリアまで股関節を内転させる。これを 3〜5 回繰り返し、内転可動域を再評価する。

股関節伸展制限

寛骨前方回旋の治療の項を参照。治療は寛骨前方回旋に対するテクニックと同じである。

股関節屈曲制限

寛骨後方回旋の治療の項を参照。治療は寛骨後方回旋に対するテクニックと同じである。

股関節外旋制限

恥骨骨炎、ヒップポインター、弾撥股症候群、堅く緊張した内旋筋群が適応。股関節外旋可動域の制限が認められる。

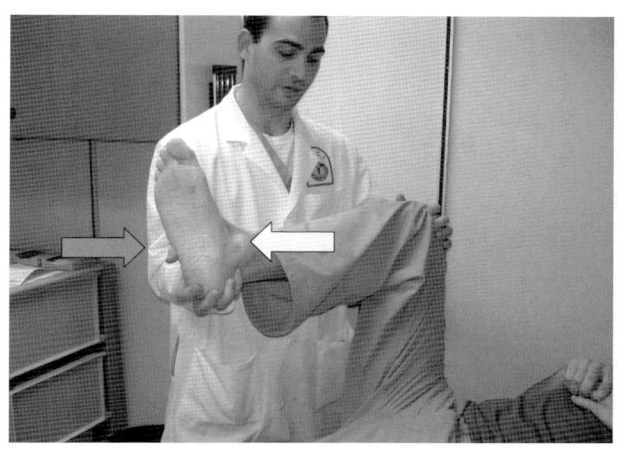

図 11.6　股関節外旋制限の治療

　治療では、患者は障害側の股関節と膝関節を 90 度屈曲して検査台に背臥位を取る（図 11.6）。治療者は頭側の手を患者の膝、尾側の手を抵抗を加えるため足関節に当て、股関節を制限バリアまで外旋させる。患者は治療者の力に抵抗して股関節を 3〜5 秒間内旋させる。その後リラックスしてもらい、治療者は新たなバリアまで股関節を外旋させる。これを 3〜5 回繰り返し、可動域が改善されたかどうかを再評価する。

股関節内旋制限
　恥骨骨炎、腸骨稜の打撲、弾撥股症候群、堅く緊張した外旋筋群（梨状筋）が適応。
　股関節の内旋制限、股関節外旋筋群の緊張が認められる。
　治療では、患者は障害側の股関節と膝関節を 90 度屈曲して検査台に背臥位を取る（図 11.7）。治療者は頭側の手を患者の膝、尾側の手を抵抗を加えるため足関節に当て、股関節を制限バリアまで内旋させる。患者は治療者の力に抵抗して股関節を 3〜5 秒間外旋する。その後リラックスしてもらい、新たなバリアまで股関節を内旋させる。これを 3〜5 回繰り返し、可動域が改善されたかどうかを再評価する。

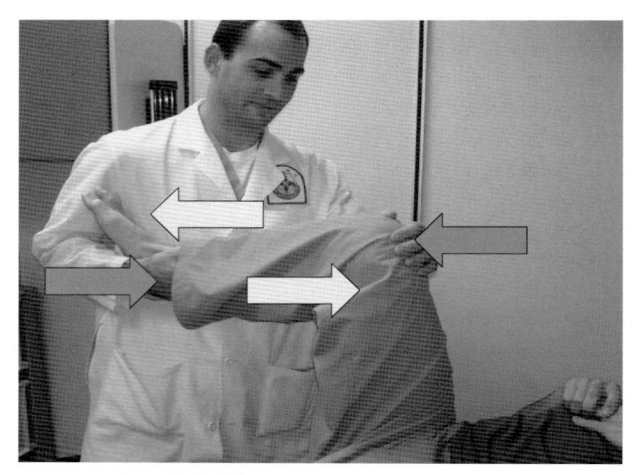

図 11.7　股関節内旋制限の治療

仙骨底前方変位

腰痛、骨盤痛、股関節痛が適応。

検査では仙骨溝は両側で深く、左右の仙骨下外側角は同じ高さ、仙骨底は両側とも前方に変位が認められ仙結節靭帯は両側で緊張している。

治療では、患者は台に背臥位を取り、両側の股関節と膝関節を胸に向かって屈曲する（図 11.8）。治療者は仙骨の動きをモニターするために両方の手を仙骨底の下に入れ、患者は治療者の力に対して 3〜5 秒間抵抗する。その後リラックスしてもらい、治療者は新たなバリアまでさらに圧力をかける。これを 3〜5 回繰り返し、仙骨の動きと位置が改善したか再評価する。

同一軸での仙骨捻転

腰痛、骨盤痛、股関節痛、ヒップポインター、弾撥股症候群が適応。

以下は仙骨の左斜方軸での左回旋について述べるので、右斜方軸での右回旋ではすべて左右反対になる。左仙骨下外側角は右に比べて後下方に変位しており、左上後腸骨棘は下方、つまり右の仙骨溝が左よりも深部に変位している可能性がある。腰椎分節の評価では L5 が左側屈、右回旋（SlRr）しており、左の仙結節靭帯が緊張し右が緩んでいる。

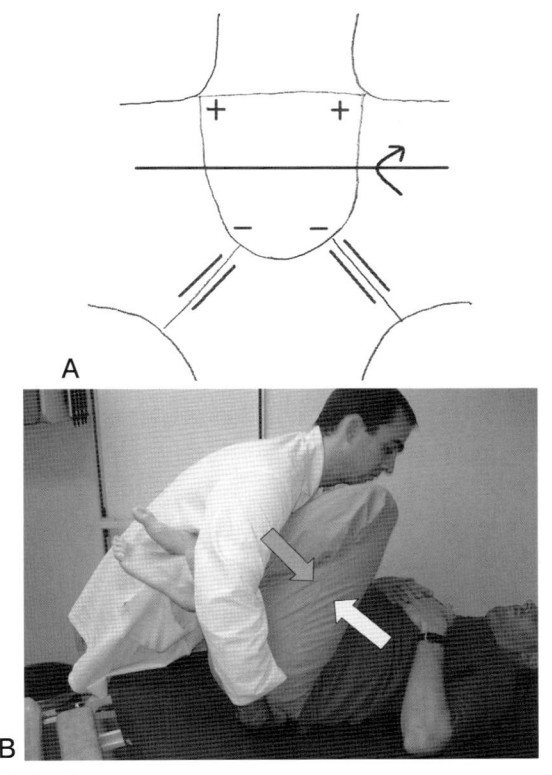

第 11 章　股関節・骨盤に対する徒手医学　233

図 11.8
A：仙骨底前方変位の検査所見を示した図
B：仙骨底前方変位の治療

　治療では患者は検査台に腹臥位を取る（**図 11.9**）。患者はリラックスして左の殿部が台に付くように殿部を回旋し、膝と股関節を 90 度屈曲する。治療者は検査台の横の椅子に腰掛け、患者の下肢を大腿で支える。患者の両足首を押さえ、患者に足を天井へ向かって 3～5 秒間持ち上げてもらう。治療者はそれに抵抗を加え、その後リラックスしてもらい、新たなバリアまで下肢を動かす。治療者のもう一方の手は仙骨底の動きのモニタリングと L4-5 棘突起を左回旋させるのに用いる。これを 3～5 回繰り返し、動きの改善を再評価する。右斜方軸での仙骨の右回旋に対しては、以上と左右反対向きとなる。また、左斜方軸で

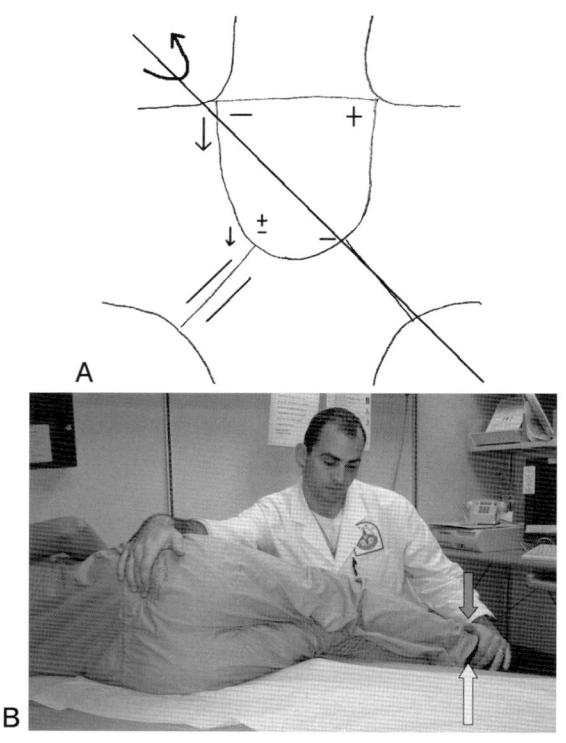

図 11．9
A：左斜方軸での仙骨左回旋の検査所見を示した図
B：左斜方軸での仙骨左回旋の治療

の仙骨の右回旋に対しては背臥位が開始肢位となる（**図 11．10**）。

▶高速低振幅（HVLA）テクニック[15,20,22,23]
一側の仙骨のずれ、寛骨の頭側変位

　腰痛、骨盤痛、仙腸関節痛、股関節痛、腸骨の頭側変位が適応。

　評価では、一方の仙骨下外側角が対側に比べ著しく後下方に変位しており、上後腸骨棘は通常左右対称であるが障害側で高い可能性もある。障害側の仙骨底は前方に変位し、障害側で前屈テスト、ペルビックロックテストが陽性。

　治療では、患者は背臥位を取り、小さく丸めたタオルを障害側の仙骨下外側

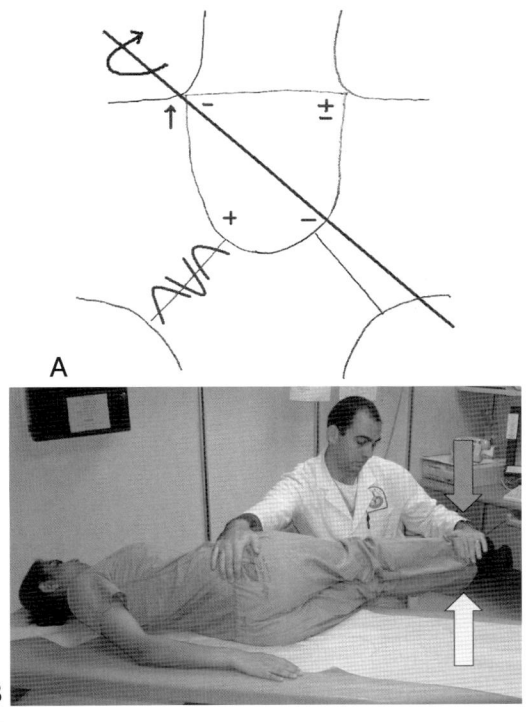

図 11. 10
A：左斜方軸での仙骨右回旋の検査所見を示した図
B：左斜方軸での仙骨右回旋の治療

角の下に置く（**図 11. 11**）。治療者は台の端から両手で患者の障害側の下肢をつかみ、しまりの位置まで股関節を外転、内旋させ、下肢の長軸に沿って穏やかに牽引を加える。患者に数回大きく深呼吸をさせ、息を完全に吐き切った瞬間に下肢を鋭く引っ張る。この時、足首だけを引っ張らないように注意する。下肢を台の上に正中位に戻し再評価する。

右寛骨後方回旋

腰痛、仙腸関節機能障害が適応。

治療では患者は側臥位を取り、下側の下肢を伸展、上側の下肢を屈曲させ（**図**

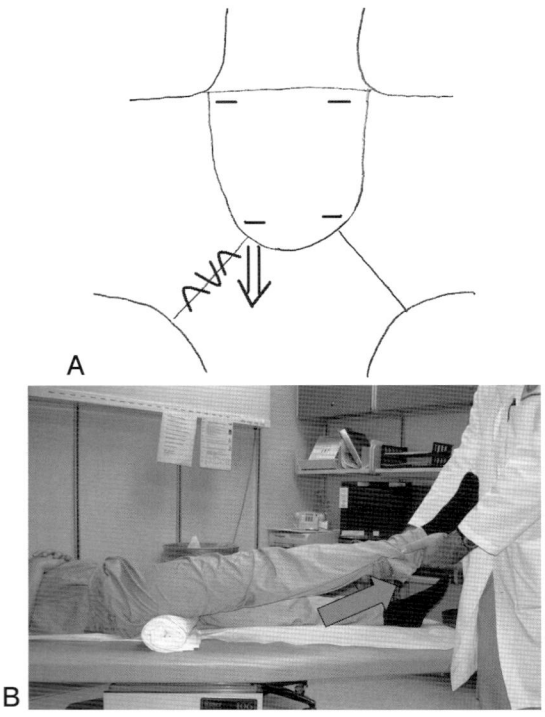

図 11.11
A：仙骨のずれの検査所見を示した図
B：一側性の仙骨のずれの治療

11.12)、骨盤を台の端に寄せる。治療者は患者の前に立ち、尾側の手の豆状骨を上後腸骨棘の下内方に当て、頭側の手を肩の前方に当てる。身体を沈めながら尾側の手で上後腸骨棘を前方に押す。

仙骨底後方変位

　腰痛、仙腸関節痛が適応となり、出産後に非常に多い。
　検査では両側の仙骨溝は浅く、つまり仙骨下外側角は両側ともわずかに動くが仙骨底は動かない可能性がある。上後腸骨棘と仙骨下外側角は左右対称で、仙結節靱帯は両側で弛緩している。

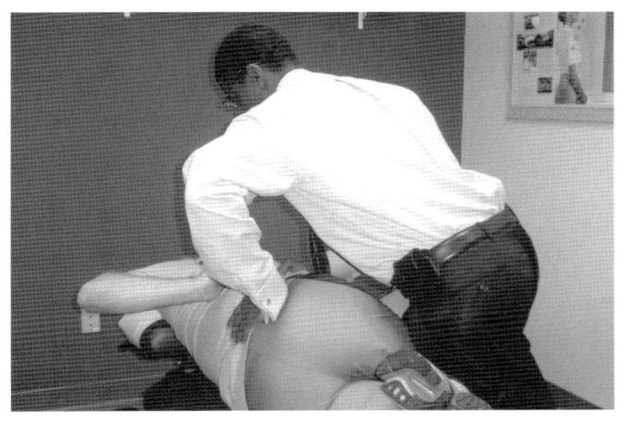

第 11 章　股関節・骨盤に対する徒手医学　237

図 11.12　高速低振幅（HVLA）テクニックによる右寛骨後方回旋の治療

　治療では患者は検査台に腹臥位を取り、肘を立てて上半身を起こす（図 11.13）。治療者は手の基部を仙骨底に置き、もう一方の手で患者の下肢を固定する。バリアを治療するために仙骨底に圧力をかけ、患者の呼気に合わせて鋭いスラストを加える。最後に仙骨の位置を再評価する。

▶テーブルを利用したテクニック
右寛骨後方回旋
　治療者は台の脇に立ち、患者に腹臥位を取らせる（図 11.14）。一方の手を障害側の上後腸骨棘の内下方に置き、もう一方の手を固定のために対側の坐骨結節の下面に置く。スラストまたは矯正は寛骨の下方から上方にかけて後方から前方に向かって行う。

▶腰椎、仙腸関節への関節テクニック[15]
　腰痛、仙腸関節痛、腰椎と骨盤の体性機能障害が適応。
　腰椎分節の機能不全、垂直軸での仙骨回旋、障害側でペルビックロックテストが陽性。
　患者は台に背臥位を取り、治療者は障害側の反対側に立つ（図 11.15）。患者に頸部後方で手を組ませ、治療者は頭側の手を患者の障害側の腕の間を通して

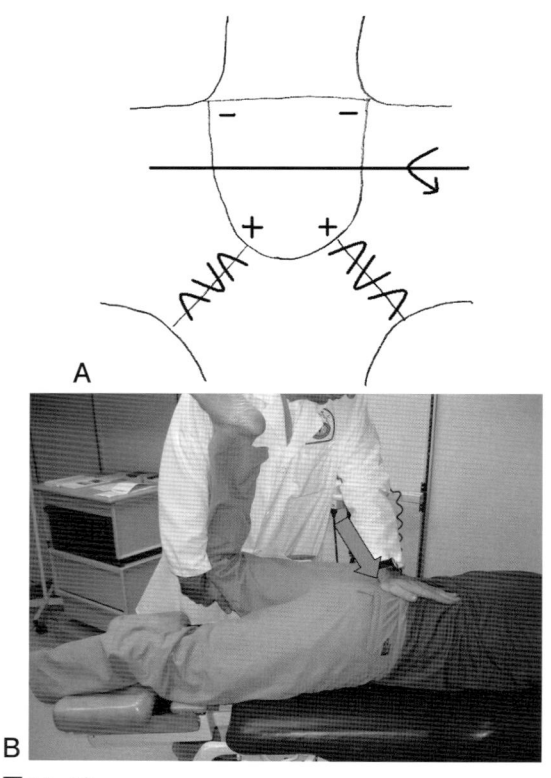

図 11. 13
A：仙骨底の後方変位の検査所見を示した図
B：仙骨底後方変位の治療

胸骨の上に手背を置く（このテクニックは男性患者には良い方法であるが、女性患者に対しては頭側の手を患者の障害側の腕の間を通して肩甲骨の下角をつかむとよい）。尾側の手の基部を対側の上前腸骨棘に置いて骨盤を固定する。患者に深呼吸をしてもらい、治療者は呼気に合わせて胸椎から仙腸関節までの脊椎全体を伸張する。ポップ音がよく聞かれるが心配する必要はない。

▶ストレッチングテクニック

マニピュレーションによって回復した動きを保持するための股関節と骨盤の

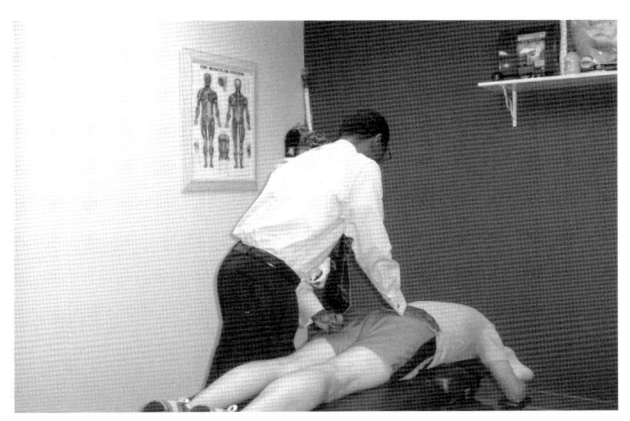

第11章 股関節・骨盤に対する徒手医学　239

図11.14　テーブルを利用した右寛骨後方回旋の治療

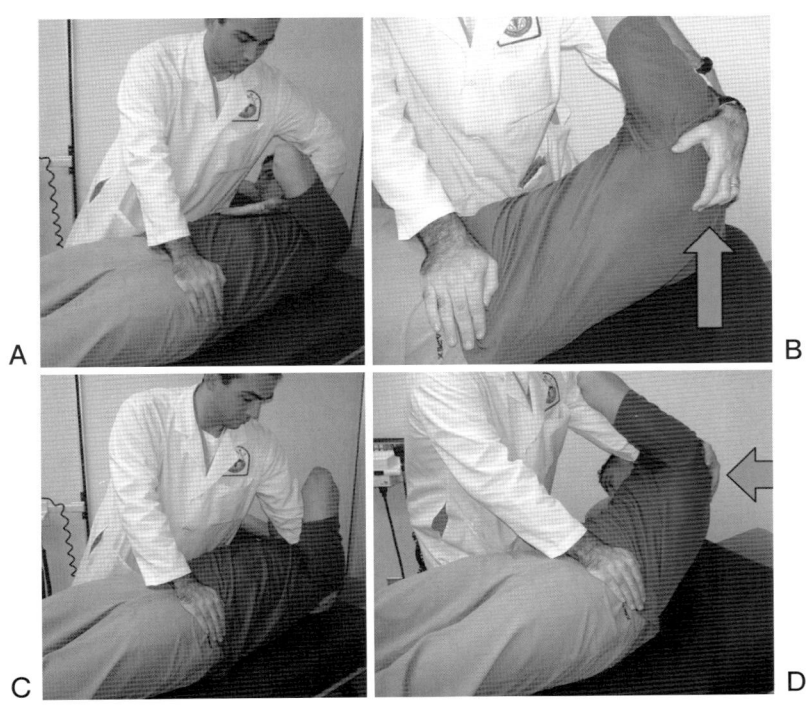

図11.15
A～D：脊椎に対する直接的関節テクニック

ストレッチングは、長期間治療効果を持続させるには欠かせないものである。著者が日頃クリニックを訪れる患者に指導しているストレッチングは以下のとおりであり、患者はストレッチングを日常の一部にしなければならない。これらのストレッチングは15秒を3セット実施される[5,6,8,23]。

ハムストリングス（半腱様筋、大腿二頭筋、半膜様筋）

患者は両足を揃えて立ち、膝の最大伸展を維持したまま、手の平を地面に付けるようにゆっくりと前屈する。これを15秒間保持し、3回繰り返す。次に、左足を右足の上に交差させて、また左足を右足の上に交差させて同様に繰り返す（図11.16）。

腸腰筋

患者は左足を前に出して右膝を床に付き、右足を外側、右股関節を内側に向けて背中を真っ直ぐに保ったまま前傾する。このストレッチングでは右股関節の前方に伸張を感じなければならない（図11.17）。

大腿四頭筋

患者は安定した物に左手を付いてバランスを取りながら立つ。右手で右の足首をつかんで、両方の膝を揃えたまま右脚を殿部の方に引く。このストレッチングでは大腿前面に伸張を感じる。左も同様に繰り返す（図11.18）。

腸脛靭帯

患者はドアもしくは壁から2～3フィート（約60～90cm）離れた所に立って、左手を壁に付き、左足を右足の後に交差させる。治療者が患者の左股関節を押し下げ、患者自身が右股関節を壁と床の境目に向かって押すと、左大腿外側に伸張を感じる（図11.19）。

殿筋（フィギュアフォー　ストレッチ）

患者は台に背臥位をとり、一方の下肢を屈曲、外転、外旋して足関節を対側の膝の直上に置く。反対側の大腿の中央をつかんで股関節と膝関節を屈曲させ、

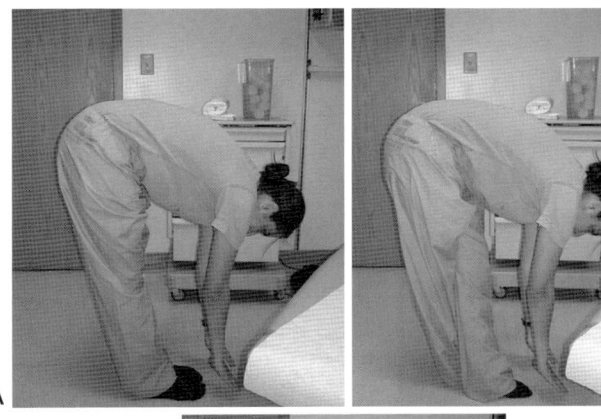

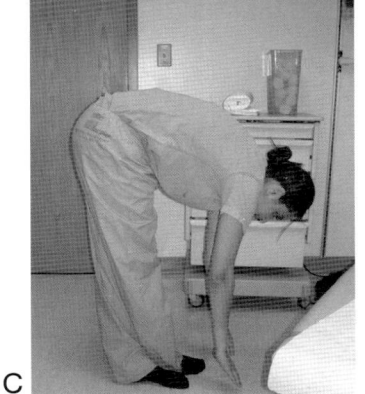

図11.16 ハムストリングスのストレッチング
A：両下肢を揃えて真っ直ぐ伸ばす
B：左足を前
C：右足を前

胸に向かって下肢を引き付けることで伸張を感じる（**図11.20**）。

梨状筋

このストレッチングは殿筋のストレッチングに似ているが、下肢を組んだときに一側の足関節を対側の膝の直上に置く代わりに、膝を対側の膝の直上にくるようにしてから下肢を胸の方に向かって引く。

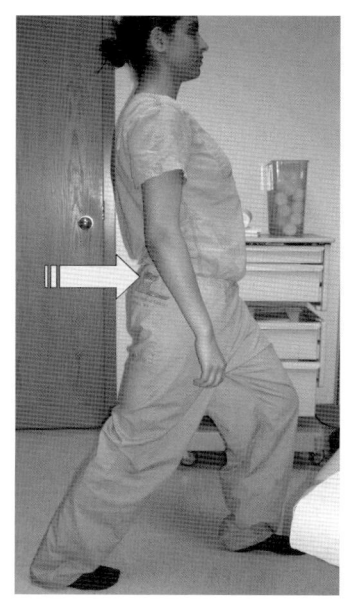

図11.17　腸腰筋ストレッチング

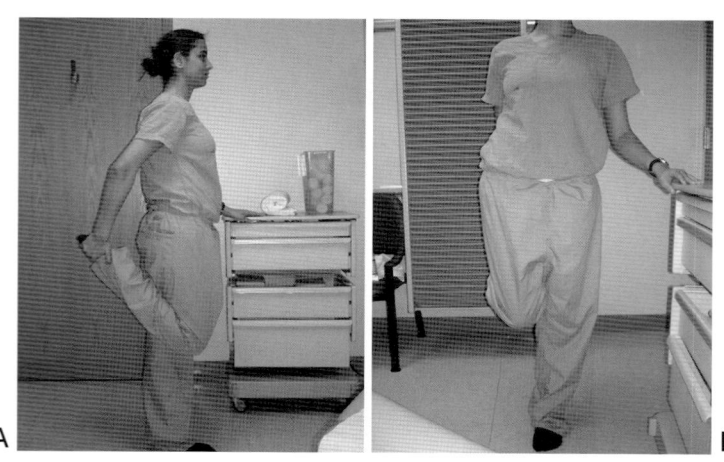

図11.18　大腿四頭筋ストレッチング

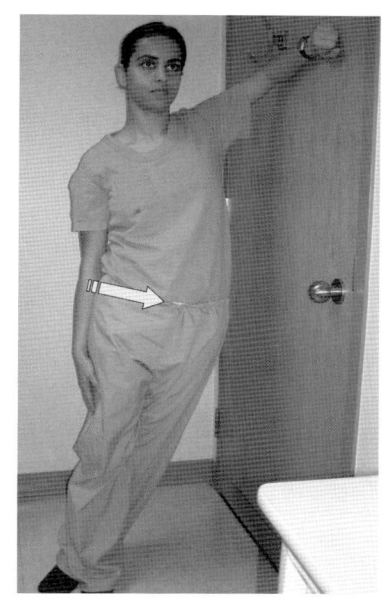

第 11 章 股関節・骨盤に対する徒手医学　243

図 11.19　腸脛靭帯ストレッチング

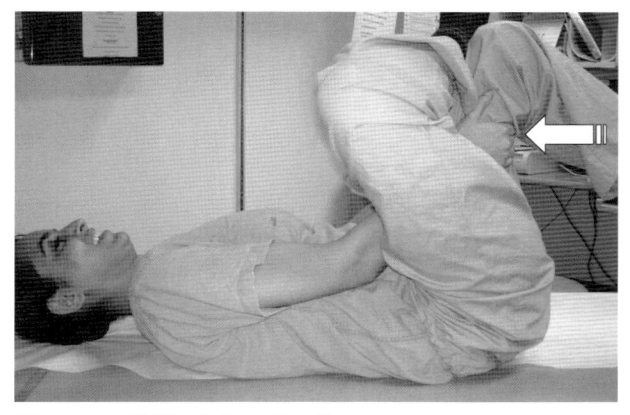

図 11.20　殿筋ストレッチング

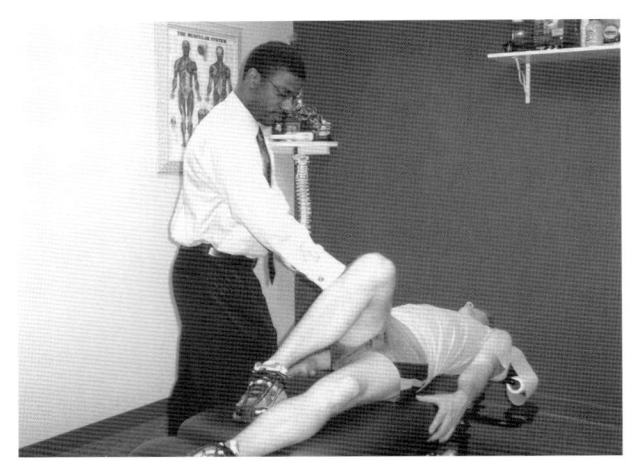

図 11. 21　治療者の抵抗を利用した梨状筋ストレッチング

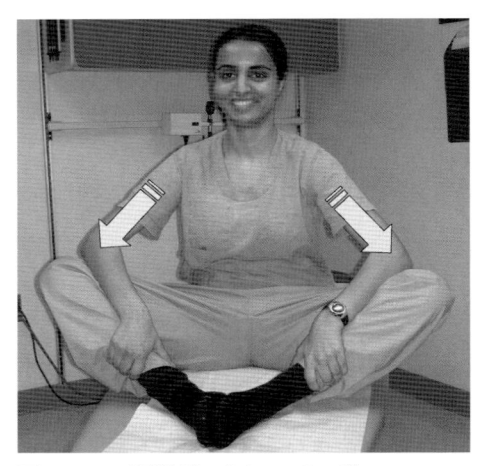

図 11. 22　鼠径部ストレッチング

治療者の抵抗を利用した梨状筋ストレッチング
　患者は台に背臥位をとり、対象の下肢を屈曲して対側の下肢の上から交差させる。対象の下肢の同側に立った治療者は、患者が股関節を外旋しようとするのに対して内旋方向に抵抗を加える。このストレッチングは通常 20 秒間を 2〜

3回実施される（図 11.21）。

鼠径部

患者は両足底を合わせ膝を屈曲して座り、鼠径部と大腿内側に伸張を感じるまで膝を外に開く（図 11.22）。

ケースのまとめ

症例は走るとすぐに痛みが悪化し、止まると間もなく消失することから、腸脛靭帯症候群であることがわかった。彼女は右側でOberテストが陽性、大転子に圧痛、右斜方軸での仙骨の右への捻れがあったが、股関節と骨盤のX線では骨折や関節炎、その他の骨質の異常は認められなかった。治療は前述した手技を含むマニピュレーションが実施され、非常に効果的であった。彼女にはストレッチングプログラムが与えられ、3週後の再診時には困難なく走ることが可能となり、ポートランドマラソンに出場するという目標を達成することができた。

これまで述べてきたテクニックは、カイロプラクティックやオステオパシーの文献に記述されている徒手医学テクニックのほんの一部にすぎない。徒手医学や整復医学、アジャストメントでは、医師の得意とする技術すべてが利用できる。しかし、クリニックの中だけでなく競技場やコート、トラックなど、アスリートが競技する場所によって異なる評価法や治療法が用いられることがある。また、徒手医学テクニックは筋骨格系の治療だけではなく内臓疾患の治療にも効果的であることがわかってきた。逆症療法やオステオパシー、カイロプラクティックなど、どんな治療手技を学んだとしても、スポーツに熱意を持つ徒手医学を実践する治療者は患者の状態を悪化させることなく徒手による治療を実施し、身体のある部分の動きや適切なパフォーマンスのためのアライメントを改善することができる。

文　献

1. Tettambel MA. An osteopathic approach to treating women with chronic pelvic pain. JAOA 2005；105：S20-S22.
2. Pedowitz RN. Use of Osteopathic Manipulative Treatment for Iliotibial Band Friction

Syndrome. JAOA 2005；105：563-567.
3. Patriquin DA. Pain in the lateral hip, inguinal, and anterior thigh regions；differential diagnosis. JAOA 1972；71：729.
4. Anderson K, Strickland SM, Warren R. Current Concepts：Hip and Groin Injuries in Athletes. Am J Sports Med 2001；29：521-533.
5. Adkins SB, Figler RA. Hip Pain in Athletes. Am Fam Physician 2000；61：2109-2118.
6. Morelli V, Smith V. Groin Injuries in Athletes. Am Fam Physician 2001；64：1405-1413.
7. O'Kane JW. Anterior Hip Pain. Am Fam Phys 1999；60(6)：1687-1696.
8. Retzlaff EW, Berry AH, Haight AS, et al. The Piriformis Muscle Syndrome. JAOA 1974；73：799-807.
9. Ward RC, ed. Foundations for Osteopathic Medicine. Baltimore：Williams & Wilkins, 1997.
10. Beal MC. The sacroiliac problem：review of anatomy, mechanics, and diagnosis. JAOA 1982；81：667.
11. Torry MR, Schenker ML, Martin HD, et al. Neuromuscular Hip Biomechanics and Pathology in the Athlete. Clin Sports Med 2006；25(2)：177-197.
12. Braly BA, Beall DP, Martin HD. Clinical Examination of the Athletic Hip. Clin Sports Med 2006；25(2)：199-210.
13. TePoorten BA. The Piriformis Muscle. JAOA 1969；69：150.
14. Kuchera WA, Kuchera ML. Osteopathic Principles in Practice. Kirksville, MO：KCOM Press；1994.
15. Greenman PE, ed. Principles of Manual Medicine 3rd edition. Philadelphia：Lippincott Williams & Wilkins, 2003.
16. Fuller DB. Osteopathic medical component missed in treating anterior hip pain. JAOA 1997；97：514.
17. Gardner S, Mosby JS. Chiropractic Secrets. Philadelphia：Hanley & Belfus；2000：231.
18. Shekelle, PG, Adams AH, Chassin MR, et al. The Appropriateness of Spinal Manipulation for Low Back Pain. Monograph No. R-4025/2-CCR/FCER. Santa Monica, CA：RAND/UCLA；1991.
19. Rumney IC. Techniques for determining, and ultimately modifying, areas of restricted motion in the lumbar spine and pelvis. JAOA 1971；70：1203.
20. Kimberly PE. Outline of Osteopathic Manipulative Procedures；The Kimberly Manual, Millennium Edition. Marceline, MO：Walsworth Publishing, 2000.
21. DiGiovanna EL, Schiowitz S, ed. An Osteopathic Approach to Diagnosis and Treatment. Philadelphia：JB Lippincott；1991.
22. Howard WH. Easy OMT. Ashville：C-4 Publishing；1998.
23. Karageanes SJ, ed. Principles of Manual Sports Medicine. Philadelphia：Lippincott Williams & Wilkins；2005.

第 12 章 股関節・骨盤の傷害に対する テーピングとブレース

クリニカルパール

・股関節と骨盤に対するアスレチックテーピングとブレースの効果に関する研究はほとんどない。
・アスレチックテーピングには、費用がかかる、方法が難しい、皮膚炎が生じるなどの欠点がある。
・テーピングによる可動制限の効果は30分で低下する。
・コンプレッションショーツが障害を予防し、運動能力を向上させる効果があるか判断するには、さらに研究を進める必要がある。

ケースプレゼンテーション

　大学レベルのゴールキーパーである20歳女性。右股関節外側部の痛みのためにアスレチックトレーニングクリニックを受診。痛みが出る前日、シュートをブロックするために飛び込んで右股関節外側部から落ちた。右股関節を外転させると右股関節外側部の痛みが強くなると訴えている。

　検査で大転子に浮腫がみられたが、斑状出血は認められなかった。股関節の他動関節可動域は正常であったが、股関節外転に抵抗を加えると大転子部の痛みが強くなる。ログロールテストは陰性、Oberテストも陰性だが大転子部に痛みが生じる。骨盤傾斜は認められず、神経血管も正常であった。

はじめに

　テーピングは古代ローマ時代から使用されており、団体スポーツでは1890年代に大学の運動部で初めて用いられた。足関節は最も頻繁にテーピングを行う関節であり、また最も研究が行われ、肩関節、肘関節、手関節、手指、膝関

節、足部、股関節など、ほぼすべての部位にアスレチックテーピングが使用される。今までのテーピングに関する研究は、主に足関節、手関節、手部、膝関節についてのものであった。残念ながら、臨床家の指針となる骨盤・股関節に対するテーピングの潜在的有用性を示すデータはほとんどない。

テーピングの適応

アスレチックテーピングは、急性傷害後、リハビリテーション、傷害予防、機能向上などを目的に使用される。通常、運動範囲を制限するために関節を中間位にしてテーピングを行う。圧迫テーピングは、急性傷害に対して関節の可動制限と浮腫をコントロールするための方法である。復帰するまでの間、怪我をした関節が悪化しないように保護する目的で使用することもできる。

テーピングの効果

本来、テーピングは骨同士を近づけて動かないようにすることで、関連する靭帯が損傷するのを防ぐとされてきた。しかし、テーピングは主に固有受容器に作用することが研究で立証されている[1-7]。X線学的検査により、非荷重肢位でテーピングをした場合、荷重したダイナミックな肢位になると骨の位置関係が変化することが示され[8]、これまでの理論が誤りであることが証明された。アスリートの期待に反して、テーピングが関節の動きを制限する効果は運動開始後30分以内に低下する[9,10]。この望ましくない変化は、発汗や体重をかけて動くことによるテープの弛みや伸びが原因である。

テーピングの欠点

広く用いられているアスレチックテーピングであるが、明らかな欠点がいくつかある[6]。例として、罹患部位に正しいテーピングをするには経験を積む必要がある、リサイクルできないためにコストがかかる、また頻繁に行うと皮膚炎になる可能性があることなどが挙げられる。

テープの種類

アスレチックテープにはさまざまなタイプがあるが、ゾナスが最もよく使わ

れている。他のタイプには、エラスチコン、エラストプラスト、ブリスターテープ、ロイコテープ、カバーロール、キネシオテックス（キネシオテープ）などがある。キネシオテックス以外はテープ裏面の粘着剤から皮膚を保護する目的で、スポンジ状のアンダーラップ、あるいはプリラップと呼ばれるものを巻いてからテーピングを行うことが多い。より密着させるために、皮膚に粘着剤（例：タフスキン粘着スプレー）を使用してからアンダーラップを巻く。

　キネシオテープは、Kase K, DC が考案したものである。Kase はアメリカでカイロプラクティックの学校に通っていたが、日本で開業して疼痛や浮腫の軽減、筋機能の補助、関節機能の改善のためにキネシオテープを開発した。1980年代にバレーボールのオリンピック日本代表選手に初めてキネシオテープが用いられ、現在では日本のすべてのプロスポーツで広く利用されている。また、日本ではスポーツ選手以外の人々にも広く浸透している。アメリカに初めて導入されたのは 1995 年であった。

　キネシオテープの作用機序の背後にある理論は、自然治癒の過程を促進することに基づいている。このテープは柔らかくて、神経系、固有受容器、筋骨格系、リンパ系に作用する物理的特性がある。浮腫をコントロールするために圧迫する従来のテーピングとは違って、キネシオテープではリンパ液の排出を促進するために皮膚の表面に貼る。テープの弾性によって皮膚を少し上に持ち上げ、細胞外液の排出を促進することを意図している。Kase と Hashimoto はドップラー超音波法を利用して、循環不全がある患者と対照群の流量を測定した。その結果、キネシオテープを貼ると流量が増加することが示され、テープによる悪影響は認められなかった[11,12]。

　キネシオテープは筋障害の治療にも利用され成果を上げているが、この作用機序は従来のアスレチックテーピングとはまったく異なっている。このテープには貼ると元に戻ろうとする弾性成分があるため、筋の起始部から遠位の停止部にテープを貼ることで筋機能を促通し、反対方向に貼った場合には筋活動を抑制あるいは低下させる性質がある。キネシオテープを筋骨格系障害のリハビリテーションに利用する場合、この特徴は臨床において非常に重要である。各々の方向にテープを貼った場合の筋活動を筋電図で測定した結果、促通する方向に貼ると筋電図活動が増加し、筋を抑制する方向に貼ると筋活動が低下するこ

とが立証された[11,12]。

キネシオテープは人間の皮膚の厚さ、重量、弾力性を再現するように作られており、その弾性成分は元々の長さから30〜40％伸びるようになっている[13]。テープの粘着剤は熱によって活性化し、張り替えなくてもテープの機能は数日間持続する。また、耐水性であることからテープを貼ったままでプール、シャワー、あるいは入浴をしても剥がれない。キネシオテープは「呼吸」するように作られており、皮膚の表面から汗を蒸発させる。テープにはラテックスが含有されておらず、低刺激性である。色は中間色、ブルー、ピンクがあり、東洋医学ではピンクは光をより吸収して加温効果を生み出し、ブルーは光を反射することで冷却効果があるとされている[6]。従来のテープと異なり、縦方向に切ってもその特異的性質は失われない。

テーピングテクニック

さまざまなテーピングが骨盤・股関節の傷害予防や治療に有効であると言われている（図12.1）。テーピング/ブレースが用いられている傷害/コンディショニングの例として、大転子滑液包炎、腸骨稜の打撲（ヒップポインター）、変形性股関節症などがある。

ブレース

ブレースにはテーピングよりも優れている点がいくつかある。例えば、特殊な専門技術がなくても使用でき、テープを何度も貼りかえるためにかかる費用もかからないなどが挙げられる（図12.2）。傷害のある関節に対するブレースとテーピングの効果を比較したいくつかの研究では、著明な違いは認められなかったことが示されている。しかし、ブレースとテーピングの両方で固有受容器のフィードバック効果が向上し、着地時における筋活動の減少が認められた[2,7,10,14]。

▶コンプレッションショーツ

スポーツでの骨盤・股関節の傷害予防やリハビリテーションによく用いられるブレースにコンプレッションショーツがある。この効果を支持する研究がほ

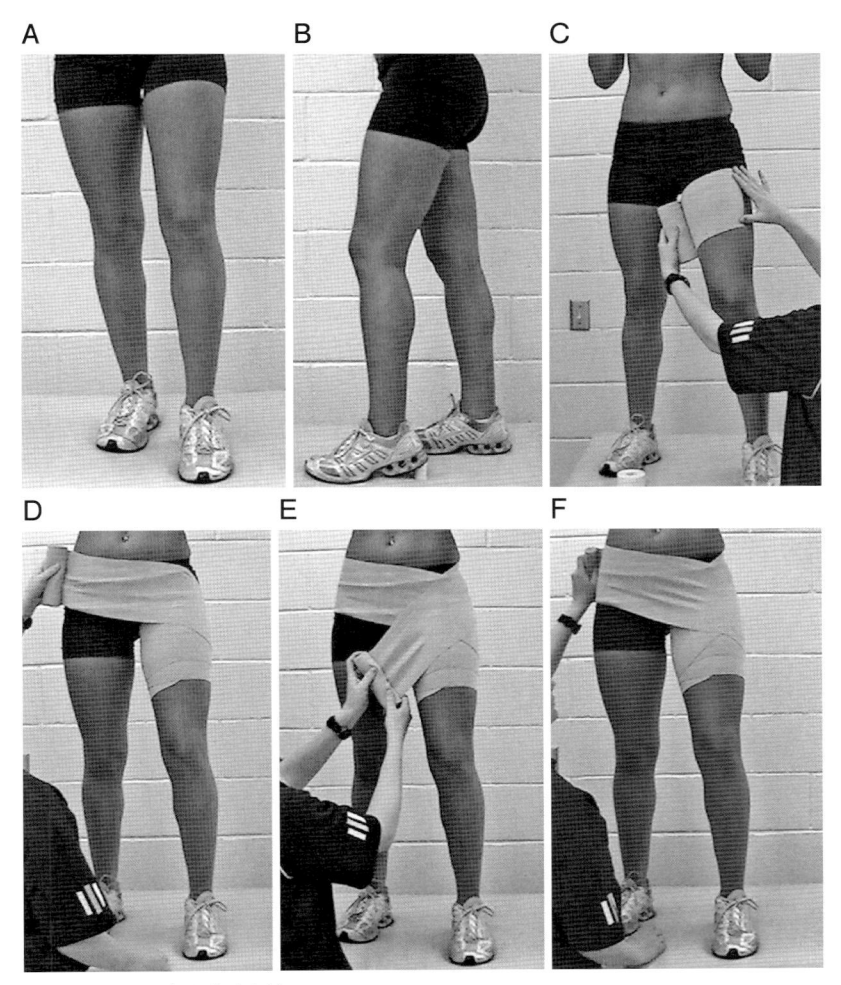

図 12.1　ヒップスパイカ法

A：1～2インチ（2.5～5 cm）程度のものを踵の下に置いて股関節を軽度屈曲させる。
B：12.1Aを外側から見た図。
C：6インチ（15 cm）、ダブルレングスの伸縮性バンデージを使用し、少し下方に角度をつけて患側の外側から内側に巻く。
D：バンデージを患側周囲と股関節前方を覆うように巻く。
E：後側を通って患側前面に巻きつける。
F：続いて股関節の前方を通す。

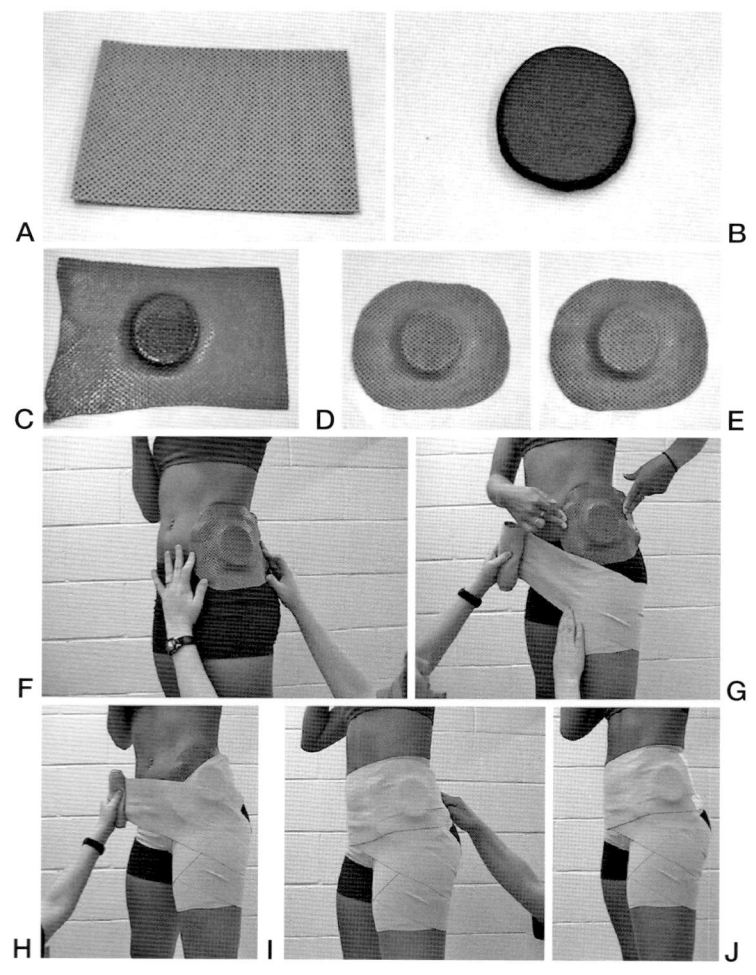

図 12.2　股関節の保護用熱可塑性プラスチックモールド
A：適当な熱可塑性プラスチック材料を選ぶ。
B：1/2 インチ（1.27 cm）の高密度フォーム。
C：熱した熱可塑性プラスチックを高密度フォームの上から被せる。
D：熱可塑性プラスチックを適当な大きさに切る。
E：高密度フォームを取り外す。
F：熱可塑性プラスチックを患部に当てる。
G～I：モールドをヒップスパイカ法で巻きつける。
J：ホワイトのアスレチックテープで弾性バンデージを止める。

とんどないにもかかわらず、ここ10年間で使用する人が増加している。軽く圧迫する素材（例：スパンデックス）は、パフォーマンスを妨げないことが認められており[1,15]、1回の最大跳躍力は増加しないが、垂直跳びを繰り返すエクササイズ中の跳躍力を維持することが示されている[15]。

股関節のパフォーマンスや固有感覚の向上を目的に使用されている伸縮性のあるコンプレッションショーツは、従来のコンプレッションショーツよりも圧迫力や動きを制限する力が強いことがわかっている。しかし、これを使用しても股関節屈曲の自動運動以外のパフォーマンスは抑制されない[16,17]。活動している筋を覆っている皮膚が動くことで皮膚受容器が働き、固有感覚情報を脳に伝えるが[2,9]、コンプレッションショーツを使用しても股関節の固有感覚は向上しないという科学的根拠がある[17]。主観的なデータによると、体に合うかの問題はあるが、93％の対象者がコンプレッションショーツは助けになっていると感じている[17]。Doanら[16]は、先行研究で使用されたショーツと同じ圧迫力のネオプレーン製とラバー製のコンプレッションショーツを着用することで、反動を利用した垂直跳びの高さと60m走のタイムが向上したと報告している。コンプレッションショーツが傷害を予防し、運動能力を向上させる効果があるか判断するには、さらに研究を進める必要がある。

ケースのまとめ

患者の診断名は外傷性大転子滑液包炎であった。痛みをコントロールするためにアイシングと鎮痛薬を使用し、練習中と試合中はコンプレッションショーツを着用することとヒップスパイカテーピングをするようにアドバイスを受けた。この治療によって自信をもって股関節を動かせるようになったが、痛みは軽減しなかった。2週間後、症状は完全に消失した。

文 献

1. Kraemer WJ, Bush JA, Triplett-McBride NT, et al. Compression garments：Influence on muscle fatigue. J Strength Cond Res 1998：12：211-215.
2. Simoneau GG, Denger RM, Cramper CA, Kittleson KH. Changes in ankle joint proprioception resulting from strips of athletic tape applied over the skin. J Athl Train 1997：32：141-147.
3. Carmines DV, Nunley JA, McElhaney JH. Effects of ankle taping on the motion and

loading pattern of the foot for walking subjects. J Orthop Res 1988；6：223-229.
4. Cordova ML, Ingersoll CD, LeBlanc MJ. Influence of ankle support on joint range of motion before and after exercise：a meta-analysis. J Orthop Sports Phys Ther 2000；30：170-182.
5. Refshauge KM, Kilbreath SL, Raymond J. The effect of recurrent ankle inversion sprain and taping on prorioception at the ankle. Med Sci Sports Exerc 2000；32：10-15.
6. Kase K. Illustrated Kinesiotaping, 3rd ed. Albuquerque：Universal Printing and Publishing；1994.
7. Hopper DM, McNair P, Elliott BC. Landing in netball：Effects of taping and bracing the ankle. Br J Sports Med 1999；33：109-113.
8. Cameron MH. Patellar taping in the treatment of patellofemoral pain. A Prospective randomized study. Am J Sports Med 1997；25：417.
9. Moberg, E. The role of cutaneous afferents in position sense, kinaesthesia, and motor function of the hand. Brain 1983；106：1-19.
10. MacKean LC, Bell G, Burnham RS. Prophylactic ankle bracing versus taping：Effects on functional performance in female basketball players. J Orthop Sports Phys Ther1995；22：77-81.
11. Kinesio-taping Association. Kinesio-taping Perfect manual. Albuquerque：Universal Printing and Publishing；1998.
12. Karlsson J, Sward L, Adreason GO. The affect of taping on ankle stability. Practical implications. Sports Med 1993；16：210-215.
13. Burke WS, Bailey C. Believe the hype. Physical therapy products. July/August 2002.
14. McGaw ST, Cerullo JF. Prophylactic ankle stabilizers affect ankle joint kinematics during drop landings. Med Sci Sports Exerc 1999；31：702-707.
15. Kraemer WJ, Bush JA, Bauer JA, et al. Influence of compression garments on vertical jump performance in NCAA Division I volleyball players. J Strength Cond Res 1006；10：180-183.
16. Doan BK, Kwon Y-H, Newton RU, et al. Evaluation of a lower-body compression garment. J Sports Sci 2003；21：601-610.
17. Bernhardt T, Anderson GS. Influence of moderate prophylactic compression on sports performance. J Strength Cond Res 2005；19(2)：292-297.

第13章 非手術的介入（保存的治療）

クリニカルパール

- 保存的治療で効果が得られない場合には、経済的効果や相対的な安全のために注射による治療が有用であろう。
- 局所麻酔剤を含んだ注射は、特に正確に画像情報に基づいて行われる場合には診断確定の一助になるであろう。
- インフォームド・コンセントは手技のすべての情報を与えるべきであり、適応、予想される効果、可能性のあるリスクや合併症、可能性のある副作用について議論し、他の方法についても示す必要がある。
- 注射の実施者は関連する解剖、手技の手順、可能性のあるリスクや手技上の禁忌について理解しておく必要があり、不測の合併症に対する準備を整えておかなければならない。
- 注射が治療の第一選択になることは極めて稀である。

ケースプレゼンテーション

症例は24歳男性。レクリエーションレベルのバスケットボールプレーヤー。2カ月前から右殿部と鼠径部に疼痛を感じた。バスケットボール中に右脚はぎこちなく着地した。主に殿部前方の鼠径部への放散痛を伴う鋭い痛みが活動とともに徐々に強くなっていった。機械的な引っ掛かり感やロッキング症状はないが、不快感なく走ったり、バスケットボールのプレーをしたりすることができなくなった。背臥位で膝関節と股関節を屈曲すると疼痛が軽減する。非ステロイド抗炎症剤（NSAIDs）や理学療法にも少し効果を認めた。

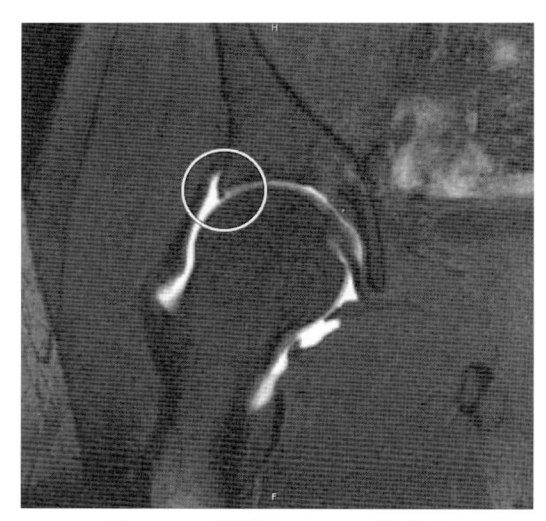

図 13.1 股関節の MRI 関節造影
上方関節唇の小さな損傷を認める。

▶身体的検査
・歩行、立位姿勢は正常。
・筋強度、腱反射は正常であり、股関節の可動域制限を認めない。
・腸腰筋の骨盤辺縁部と外転筋に圧痛を認める。
・FABER テスト陰性；Stinchfield テスト陽性。
・他動的な股関節伸展、内旋および外転で違和感を生じるが、典型的な疼痛ではない。
・修正 Thomas テストで股関節前方の疼痛が陽性である。

▶鑑別診断
・股関節外転筋の肉離れ
・腸腰筋の滑液包炎/腱炎
・股関節唇損傷
・弾撥股
・恥骨骨炎

- スポーツヘルニア
- 大腿骨/骨盤の疲労骨折

▶画像診断
- 単純 X 線写真で明らかな異常を認めず。
- 磁気共鳴画像（MRI）関節造影では、上外側関節唇臼蓋付着部に小さな線状の造影剤の侵入を認める（図 13.1）。

はじめに

　本章の目的は、股関節と骨盤のスポーツに関連する傷害に対する一般的な注射方法について紹介することである。加えて、興味のある治療者に対する外来診療の基本手技として、技術的な指導になるであろう。

　注射の代表的なものは、コルチコステロイドと麻酔剤の混合液を症状のある筋骨格周辺に直接注射することである。コルチゾンは 1949 年にメイヨークリニック[1]のチームが最初に報告し、1950 年にノーベル賞を受賞した。1950 年以降はコルチコステロイド注射が多くの筋骨格に利用され、さまざまな効果をもたらせた。

　今日ではコルチコステロイド注射は一般的に幅広く使用されているが、スポーツ傷害の治療においてはいくつかの議論を残すところである。無作為化前向き比較研究の結果では、変形性股関節症や膝関節症に対する効果は支持されている[2,3]。しかしながら、その結果をもってすべての筋骨格系への有効性があると一般化すべきではない。

　加えるならばコルチコステロイドと局所麻酔剤のプロロセラピー（prolotherapy）や粘性液補充（ヒアルロン酸注射）のスポーツ傷害に対する治療についても調査が行われている。予備的研究では筋骨格系傷害の限られたものへの効果が示されており、無作為化臨床試験が行われる見込みである[4-7]。

合理的な使用法

　保存的治療で効果が得られない場合には、経済的効果や相対的な安全のために注射による治療が有用であろう。いかなる注射を行うにしても、治療者は局

所の解剖ばかりではなく禁忌や予防措置について十分に理解していなければならない。さらにさまざまな注射成分やその副作用についても理解していなければならない。

診断的注射

　局所麻酔剤による注射治療は、正確に施行された場合には診断確定の一助になりうる。その理論的根拠としては、局所麻酔剤が浸潤することで傷害された構成体が同定できるということである。例えば関節内（股関節、仙腸関節、恥骨結合）、軟部組織への注射（滑液包や腱周囲への浸潤）、神経周囲ブロック（大腿外側皮神経ブロック）などが含まれる。

　偽陽性反応を減らすためには、標的となる傷害構成体だけに作用する最低限の注射剤を使用すべきである。そうしなければ、目的としない構成体に麻酔剤が散らばり効果が及んでしまう。

　画像ガイドは目的とする組織への到達精度が上がることにより、その診断精度も高くなる。画像ガイドは診断的注射（SOR-A）を施行する際には非常に推奨される。超音波はガイド下注射を外来診療で行う場合に使用される頻度が高くなっている[8,9]。末梢神経や筋骨格の診断的ブロックを施行する際に超音波は非常に有用である[10]。注射施行時の超音波の長所としては、股関節の腫脹、滑液包炎や腱炎が視覚的に捉えられる点が挙げられる。欠点を挙げるとすれば、深部組織の視覚化に限界があることであろう。加えてこの方法での効果的な診断をするためにはかなりのトレーニングと経験が必要である（Jay Smith、2007年4月）。

　ペインクリニック、放射線治療部門、スポーツ外来においては透視装置の使用が一般的である。透視ガイド下では造影剤を使用すれば標的組織に対する針先の正確な位置を直接確認できる。さらに神経ブロックなどの際には、造影剤によって薬液の血管内への侵入なども確認でき、偽陰性反応（不慮の血管注射）を減らし、薬剤による中毒症状への対策にもなりうる。

　診断的ブロック注射を行う場合にはさらに正確なコンピュータ断層撮影（CT）やMRIによるガイドが考えられるが[11]、経験のある治療者では超音波や透視で十分可能である（SOR-B）。

他に注射による診断としては、関節穿刺液の分析により感染、痛風、偽痛風、炎症、血腫などの鑑別が可能である。

治療的注射

治療的注射の目的は原則として疼痛の改善と機能回復である。その効果は、注射した部位と薬理作用によって決まる。

薬理学的作用物質

▶コルチコステロイド

コルチコステロイドは炎症に対する有効性が高いため、最も一般的な薬剤として使用されている。リソソーム膜の安定化、細胞代謝の制限（好中球の走化性機能など）、白血球膜の微小管機能の抑制、局所滑膜の透過性を減少させるなどにより炎症反応を鎮静化する。コルチコステロイドは滑液の粘性を高め、ヒアルロン酸産生を増やし、滑液の白血球活性を変化させる[12]などの作用により変性、炎症やオーバーユースによる二次的な症状も改善させる。

コルチコステロイドの力価、溶解性、効果持続期間などにより関節や軟部組織に使用可能な数種類の製剤が提供されている。各コルチコステロイドの力価の換算を表13.1に示す。コルチコステロイドの関節や軟部組織における効果持続期間についての報告は限られている。一般的に効果持続期間は溶解性と相反する。溶解性が低い物質は関節や軟部組織に長くとどまりより長く効果が持続する。しかしながら、短時間作用型のほうが関節内への刺激が少なく、注射による痛みも弱い。溶解性の低い物資は基本的に関節内注射に使用し、局所に長時間とどまることによって生じる軟部組織の萎縮のリスクを減らすため軟部組織への使用は控えるべきである。

▶ヒアルロン酸

関節内へのヒアルロン酸注射は変形性膝関節症に対して使用され、無作為化比較試験によっても有用性が示されている[14]。ヒアルロン酸は関節の衝撃吸収や潤滑剤として働く滑液の重要な構成要素である（SOR-A）。ヒアルロン酸は軟骨細胞の細胞外基質の主成分として存在し、圧力に対する弾性力を維持する

表 13.1　ステロイド製剤の相対的な効力

コルチコステロイド	相対的な抗炎症効力	同等になる用量（mg）
コルチゾン	0.8	25
ハイドロコルチゾン	1.0	20
プレドニゾン	4	5
メチルプレドニゾロン酢酸 （デポ・メドロール）	5	4
デキサメサゾンリン酸塩 （デカドロン）	25	0.6
ベタメサゾン （セレストンソラスパン）	25	0.6

Cardone, Tallia[13]から引用

ことで剪断力に抗する関節軟骨の活性を補助する役割を担う[15]。数少ないが変形性股関節症に対する効果を支持する研究の報告もある[6]。しかしながら、プラセボによる対照研究がないため、ヒアルロン酸の股関節注射の効果を決定づけることはできない。

▶麻酔剤

　局所麻酔剤は注射や薬液注入後に疼痛を軽減させる作用により、傷害されて症状を呈する構造物を同定する手助けになる。しかしながら一般的には関節内や軟部組織への注射の際に、通常はコルチコステロイドを混ぜて施行する。ステロイドを加えることは一時的な除痛や標的器官に対して薬剤が正確に到達したかの確認ばかりでなく、コルチコステロイドの結晶成分を希釈することで組織への薬剤の拡散を促す。リドカインやブピバカインのようなアミドタイプの局所麻酔剤によるアレルギー反応は非常に稀である。

リドカイン

　多くの場面で効果出現の早さから1％リドカインが使用される頻度が高い。しかしながら、半減期が短いため効果持続時間が短い（1〜2時間）[12]。高濃度リドカイン（5％）は局所の末梢神経に対する神経毒性があり、神経剥離術に使用される[16]。一般的なスポーツ診療の場合に全身的な毒性は稀であろう。局所麻

酔剤の毒性発現は、急激な拡散や末梢血管に取り込まれるなど投与経路に依存する部分が高い[17]。関節内や多くの軟部組織の血管密度は低いため毒性が全体に波及する確率は低くなる。

ブピバカイン

　長時間作用型の局所麻酔剤が必要な場合には、効果持続時間が3〜6時間のブピバカインなどが好んで使用される[18]。しかしながら、ブピバカインは効果発現時間がリドカイン（2〜10分）に比べて長いため注射手技による疼痛消失効果の判定には向いていない。一般的に筋骨格系への注射には0.25％ブピバカインが用いられる。

▶プロロセラピー

　プロロセラピー（prolotherapy）とは、線維芽細胞の増殖に作用する炎症カスケードを活性化させる物質を注射することである。プロロセラピーの目的の1つは緩みを増した靱帯組織の強化である[19]。例えば仙腸関節の過運動性による腰痛を呈する体操選手に対して、後仙骨靱帯にプロロセラピーを繰り返し、ある期間にわたって靱帯を強化し動きを抑えることで疼痛を軽減させる。他の適応としては炎症反応を刺激することで治癒機転の活性化を利用して、変性した腱（腱炎）の修復を刺激することである[19]。プロロセラピーにはフェノール、グルコース、グリセリンなどの多種類の物質が使用される。他によく使われるデキストロース（濃度10〜12％）はフェノールに比べて神経毒性は弱い。しかしながら、薄めたフェノールの毒性によって疼痛除去効果が得られるという側面もある[20]。

安全への配慮

　本章で紹介した治療法は侵襲が少ないと考えているが、リスクがまったくないという意味ではない。どの治療法を行うにせよ関連するリスクについてのインフォームド・コンセントを行わなくてはならない。適応、期待される効果、想定されるリスクや合併症、起こりうる副作用、他に選択可能な治療法について患者と話し合わなければならない。患者はインフォームド・コンセントを受

けて理解したことを同意書にサインする必要がある。同意書は患者の記録とともに保管しなければならない。

禁　忌

コルチコステロイド注射の禁忌は、薬剤アレルギー、血栓症、出血傾向である。あらゆる手技を行う前に患者に対してアレルギーの既往や出血性素因に関して確認をすべきである。

潜在的な合併症

関節内や関節周囲へのステロイド注射は説明を行ったうえで行えば安全性が高く合併症のリスクは低いとされている[21,22]。関節や軟部組織への注射により想定される合併症：注射部分の痛みの残存、皮下結合織の萎縮、軟部組織の石灰化、腱断裂、出血、感染、アレルギー反応[21]。禁忌となる患者を除外するとともに、注射部位の準備と注射技術に細心の注意を払うことでこれらの想定される合併症を最小限に減らすことができる。

注射部分の準備は最も大切である。皮膚の消毒にはアルコール、クロルヘキサジン、アルコール溶液、イソジンなどさまざまなものが用いられる。選択した消毒薬によっては使用後に殺菌効果を示すまでに時間を要する（一般的には30〜60秒で十分、イソジンは乾燥後に殺菌効果を示す）。注射後の感染率は1：16,000から1〜2：150,000と報告されている[12]。

注射部位の局所反応としては腫脹、疼痛、熱感などがあり注射後2〜3時間から始まり2日間程度続く。ステロイドに含まれる結晶成分によって誘発される炎症反応は、薬液に含まれる防腐剤が原因と考えられ24〜36時間以内に発生する[23]。この反応は自然治癒するが、症状の強い患者には患部にアイスパックを当てるように指導する。消毒薬の落としそこないも痒みの原因になる。

軟部（脂肪）組織の萎縮や局所の結節形成はどのステロイド注射によっても起こりうるが、特に浅い部位への注射や皮下脂肪の薄い骨隆起部分で起こりやすい。注射回数が多くなると血管周囲や軟部組織に石灰化を生じることもある。ステロイドを腱実質に注入しないように細心の注意を払うことで腱断裂のリスクを減らすことができる。腱鞘炎や腱炎では腱周囲が注射の標的である。注射

針による軟骨や末梢神経の損傷を避けるために解剖学的ランドマークや針を刺入する深さに注意を要する。

特に血流に富んだ組織（手術後の部分）や、不注意に血管内へ注入してしまった場合に全身的な反応が起きうる。実施者は起きうる全身の副作用を減らすために細心の注意を払わなければならない。患者は注射後に何らかの反応が起こるか確認するため、しばらく待機するべきである。小さな手技ではおよそ10分程度で十分であろう。もし長時間作用型の局所麻酔剤を大量に使用した場合は、少し長めに経過をみる必要がある。局所麻酔剤が血管内に取り込まれた場合にはめまい、耳鳴り、口腔内の金属味、口唇周囲のしびれなどの症状がみられる。このような症状を呈した場合には患者を帰宅させず、中枢神経系や心毒性に対するモニターができる場所へ移動させるべきである。

外因性のコルチコステロイドは内分泌系にも作用する。コントロール不良や高用量のインスリンを使用している糖尿病患者では、コルチコステロイド注射後に高血糖を起こす可能性が高い[23]。すべての糖尿病患者に対して高血糖に関する注意を行い、数日間は血糖チェックの回数を増やすように指導する。他の稀な合併症としては副腎機能抑制や不正性器出血の報告がある[13,24]。

解　剖

上前腸骨棘（ASIS）、後前腸骨棘（PSIS）、大転子、坐骨結節、尾骨などの体表ランドマークは股関節や骨盤病変へ注射をする際の助けになる。股関節、仙腸関節、恥骨結合、仙尾関節を触れることができる。坐骨切痕は腸骨と仙骨外側縁で形成される。施行者は筋付着部、滑液包、神経、血管を含めた筋骨格系解剖の詳細を理解していなければならない。一般的に注射の対象となる股関節と骨盤の解剖を**図13.2**に示す。

手　技

▶同意書

前に述べたように、治療者は手技の理論的背景を含めた文書による同意を得なければならない。2004年7月に医療機関の認定に関する共同委員会（JCAHO）は部位間違い、手技の間違い、患者取り違えを予防するために普遍的なプ

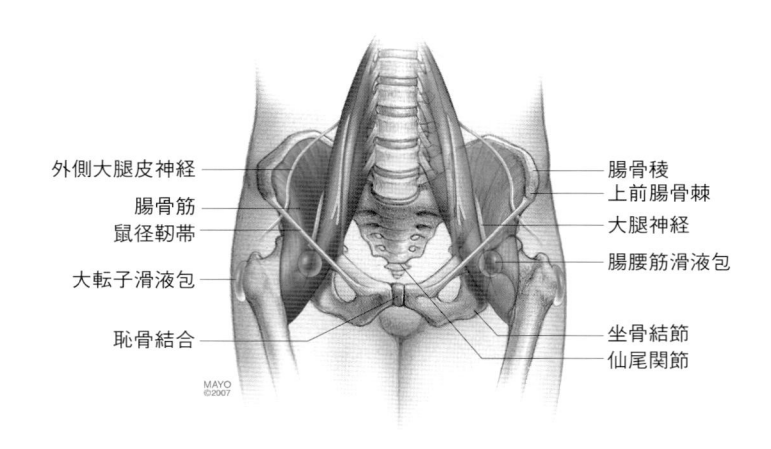

図 13.2　一般的に良く用いられる指標を示した腸骨

ロトコールに則ったプロバイダを必要とし始めている。プロトコールに含まれる 3 つの大きな要素は、① 目的とする患者、方法、部位に対しての検証、② 目的とする部位に滅菌したペンでマークを付ける、③ 手技を行う前に最終確認を行う、の 3 点である[25]。

▶注射方法の基本
画像ガイド

　注射の正確な位置決定のためには画像ガイドが必要であろう。股関節、腸腰筋滑液包、仙腸関節、恥骨結合などに注射する場合には画像ガイドの使用が推奨される。

体　位

　対象部位への到達が容易で患者に無理のない体位をとらせる。

標的の選択

　体表解剖に従って針の刺入点に目印をつける。

清潔操作
消毒薬で周囲の消毒を行う。

ドレープ（覆布）
殺菌部位を清潔に保つために覆布を使う場合もあるが、たいていは軟部組織や関節周囲を広めに消毒することで十分である。

普遍的な注意事項
常に一般的な注意事項に気を配る。

手　袋
初心者は刺入部位の消毒後や針に触る場合には、必ず滅菌手袋を着用しなければならない。手技に慣れている術者の場合は一度刺入点を決めてしまえば、消毒部位や針に触る（汚染してしまう）ことがないので滅菌手袋を着用しないこともある。

皮膚膨疹
術者が30ゲージ針を用いて1％リドカインで皮膚に膨疹を作り、皮下に少量のリドカインを注入する時間をとることで、患者は注射による痛みに耐えやすくなる。皮膚の膨疹、注入をゆっくりすることで、皮下組織にリドカインが浸みることによる焼けつくような痛みを最小にできる。患者はこの手技の後で、術者が最小の痛みで最高の技術を施すかどうかを知るであろう。

陰圧吸引
針先が標的部位に達したら予期せぬ血管内注射のリスクを減らすために、注射器に陰圧をかけなければならない。筆者は片手で使える指ループ付きの10 mlシリンジを推奨している。

注射分量
一般的に治療目的の注射の場合には、標的組織に対して十分な分量の薬液を

使用すべきである。もし診断が確定せず患者の反応によってこの先の治療に影響があるときには、可能な限り少ない量を使用すべきである。薬液量は、この後に述べる注射においては診断的用量よりも標準的治療用量を示す。

ステロイド効力

　さまざまな手技において、「必要な」コルチコステロイド量を明確にしたデータは少ない（SOR-C）。正確な用量は糖尿病や骨粗鬆症などの全身疾患、外因性のコルチコステロイドの投与を受けているなどさまざまな要因によって影響を受ける。筆者が好むリストはメチルプレドニゾロンをミリグラムで表示してある。他のコルチコステロイドとの力価換算を**表 13.1**に示す。

注射への抵抗力

　関節内や軟部組織では薬液注入の際にシリンジにかかる抵抗力はわずかである。もし抵抗が強いとき、明らかな痛みを引き起こした場合には針先の位置を変えなければならない。このようなときは骨、骨膜下、腱実質などに入っていることが多く、これらすべては避けなければならない！　針を1〜2mm抜くことでこれらの問題は解決されることが多い。

消毒薬の除去

　皮膚の痒みを起こさないように消毒薬はきれいに拭きとらなければならない。

保　護

　出血が止まるまで刺入部位に圧力をかける。多くの場合は絆創膏で十分である。

鋭利なもの

　すべての鋭利なものは穿刺予防コンテナに確実に処分する。

軟部組織への注射

▶大転子滑液包（図13.3）

体位：側臥位で下の脚を伸展し、上側の股関節と膝関節を軽く屈曲させる。

注射の指標：股関節外側に大転子を触ることができる。転子部の最も痛みが強い部位を標的部位とする。

注射液の組成：1%リドカイン5 ml＋メチルプレドニゾロン30 mg

注射手技：皮膚に膨疹を作った後に5 cm、25ゲージ針で骨に達するまで針を進める。骨に当たったら3〜5 mm針を引き抜き（滑液包の位置）、陰圧吸引の後に薬液を注入する。

備考：患者が大転子の広い部分に痛みを訴えた場合には最も痛い部分に1/2の分量を注入し、残りを1/4ずつ大転子周囲に注入する。

▶坐骨滑液包（図13.4）

体位：腹臥位

注射の指標：殿部下方に坐骨を触れる。坐骨の最も痛みが強い部分を標的部位とする。

注射液の組成：1%リドカイン4 ml＋メチルプレドニゾロン20〜30 mg

注射手技：皮膚に膨疹を作った後に6 cm、22ゲージ針で骨に達するまで針を進める。骨に当たったら3〜5 mm針を引き抜き（滑液包の位置）、陰圧吸引の後に薬液を注入する。

備考：患者が坐骨の広い部分に痛みを訴えた場合には最も痛い部分に1/2の分量を注入し、残りを1/4ずつ坐骨周囲に注入する。肥満患者の場合には長い（9 cm）針が必要になるであろう。

▶ハムストリング付着部（図13.5）

体位：腹臥位

注射の指標：殿部下方に坐骨を触れる。患者にハムストリングを動かしてもらい坐骨付着部を確認する。最も痛みが強い部分を標的部位とする。

注射液の組成：1%リドカイン4 ml＋メチルプレドニゾロン20〜30 mg

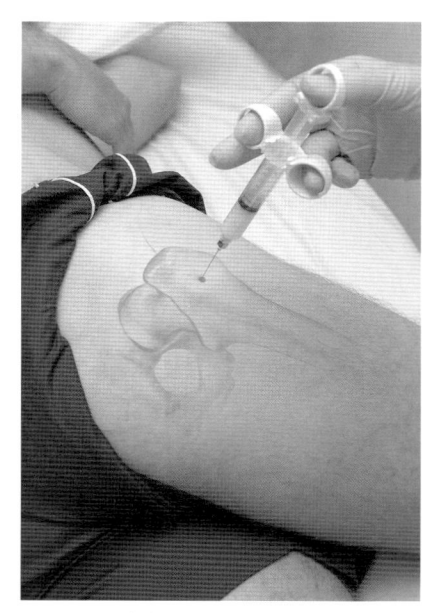

図 13.3　大転子滑液包注射

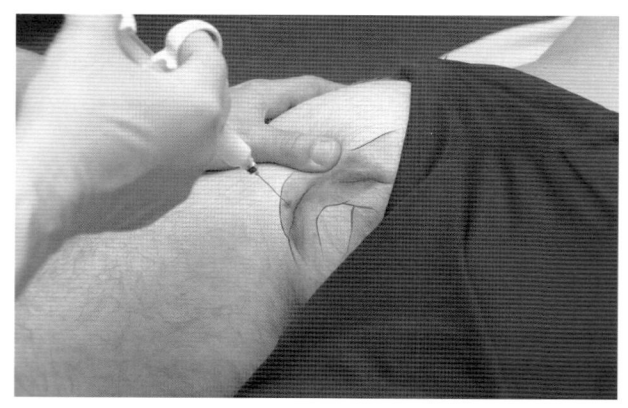

図 13.4　坐骨滑液包注射

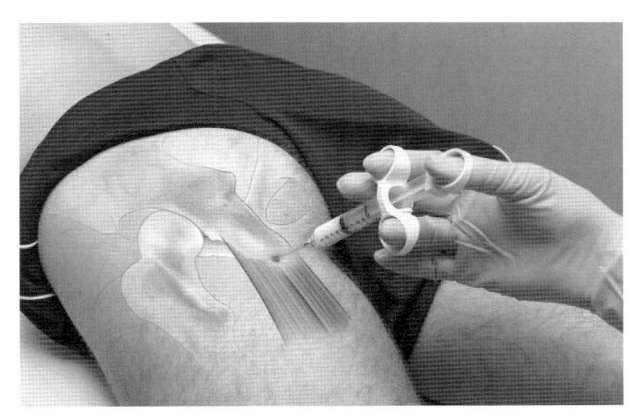

図 13.5　ハムストリング付着部注射

　注射手技：皮膚に膨疹を作った後に 6 cm、22 ゲージ針でハムストリング腱の坐骨付着部まで針を進める。最初の目的は腱の近位部でさらに針先を坐骨下方に当たるまで進める。骨腱移行部に当たったら 1〜2 mm 針を引き抜き、陰圧吸引の後に薬液を注入する。

　備考：注入時にはほとんど抵抗がない。もし抵抗が強い場合には針先が腱実質に入っているであろう。その場合には抵抗が小さくなるまでゆっくり針を抜いていく。肥満患者の場合には長い（9 cm）針が必要になるであろう。

▶腸腰筋滑液包（図 13.6）

　体位：背臥位

　注射の指標：鼠径靱帯レベルで大腿動脈の拍動を触知することで神経血管束を確認する。刺入点はその 2.5 cm 外側、2.5 cm 下方である。

　注射液の組成：1%リドカイン 5 ml ＋ メチルプレドニゾロン 20〜30 mg

　注射手技：皮膚に膨疹を作った後に 9 cm、22 ゲージ針で刺入点からやや上内方に向かって骨に達するまで針を進める。骨に当たったら 3〜5 mm 針を引き抜き（滑液包の位置）、陰圧吸引の後に薬液を注入する。

　備考：この注射は画像ガイドを使用することで正確性に明らかに影響を受ける。超音波では腸腰筋と滑液包を見ることができる。透視では臼蓋縁か大腿骨

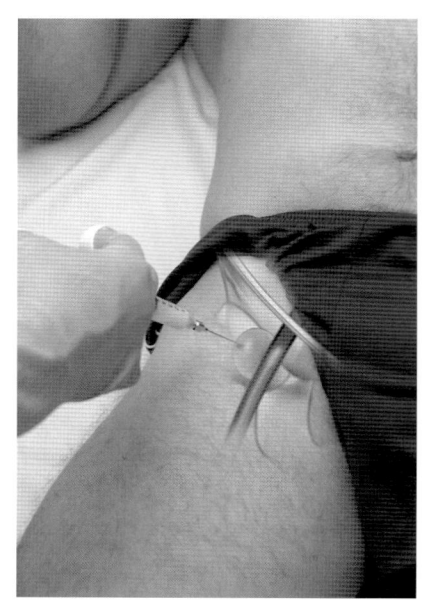

図 13.6　腸腰筋滑液包注射

頸部の内下方を直接標的にする。

▶股関節内転筋（図 13.7）

体位：背臥位で股関節を軽度屈曲、外転、外旋させる。

注射の指標：鼠径内側に恥骨を容易に触れる。患者に内転筋を動かしてもらい恥骨下枝の付着部を確認する。最も痛みが強い部分を標的部位とする。

注射液の組成：1%リドカイン 4 ml＋メチルプレドニゾロン 20〜30 mg

注射手技：皮膚に膨疹を作った後に 6 cm、22 ゲージ針で恥骨下枝の内転筋付着部まで針を進める。骨/腱移行部に達したら 1〜2 mm 針を引き抜き、陰圧吸引の後に薬液を注入する。

備考：注入時にはほとんど抵抗がない。もし抵抗が強い場合には針先が腱実質に入っているであろう。その場合には抵抗が小さくなるまでゆっくり針を抜いていく。

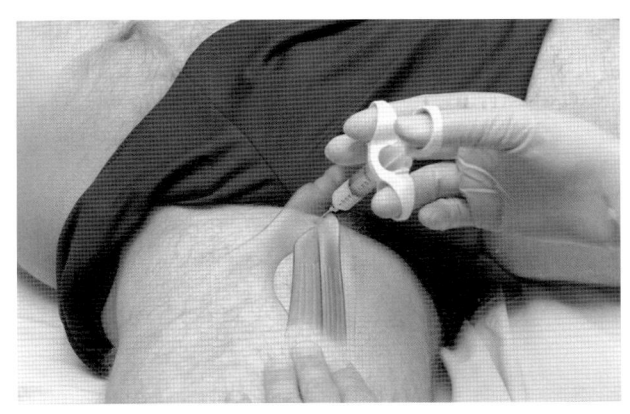

図 13.7　股関節内転筋付着部注射

関節注射

▶仙腸関節（図 13.8）

体位：腹臥位

注射の指標：後前腸骨棘を確認する。刺入点は後前腸骨棘中央の 1 cm 内側である。

注射液の組成：1%リドカイン 5 ml＋メチルプレドニゾロン 30〜40 mg

注射手技：皮膚に膨疹を作った後に 6 もしくは 9 cm、22 ゲージ針で PSIS の下方から外側に向けて斜めに骨に当たるまで針を進める。後仙腸靱帯方向に扇状に薬液を注入する。この手技は関節周囲注射である。

備考：透視（超音波）のような画像ガイドの使用により仙腸関節注射の正確性は大きな影響を受ける。仙腸関節の後下方（滑膜）方向を標的にしていくと関節内注射になる。

▶股関節（図 13.9）

体位：側臥位—症状のある側を上にして下の脚は股関節と膝関節を屈曲させる。腸骨、大転子、大腿骨骨幹部の中央点が直線状になるようにする。

注射の指標：腸骨の最頂点、大転子、大腿骨近位骨幹部を触れる。刺入点は

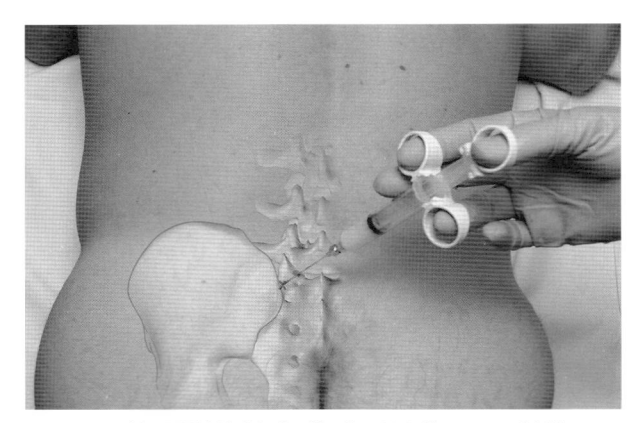

図13.8　仙腸関節注射（画像ガイドを使わない方法）

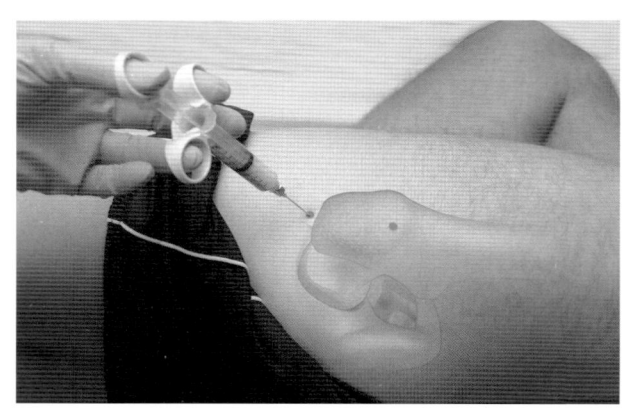

図13.9　股関節注射（画像ガイドを使わない方法）

大転子近位から1 cm頭側（大転子の最も触れやすい部位から約5 cm頭側）である。

注射液の組成：1％リドカイン5〜8 ml＋メチルプレドニゾロン40 mg

注射手技：皮膚に膨疹を作った後に9 cm、22ゲージ針で冠状面において30度下方に向けて針を刺入する。骨に当たるまで針を進める。大腿骨頸部の関節包付着部を通して注射を行う。

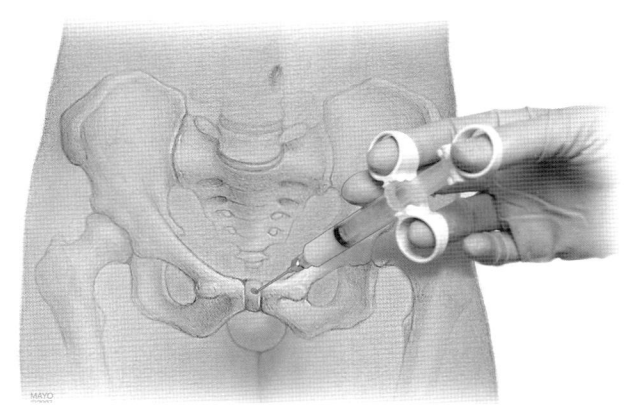

図 13.10　恥骨結合注射

　備考：透視のような画像ガイドの使用により、股関節注射の正確性は大きな影響を受ける。透視下ではより前方からのアプローチで関節内に達する。

▶恥骨結合（図 13.10）
　体位：背臥位
　注射の指標：両側の恥骨結節を触れて、その中央にあるくぼみを確認する
　注射液の組成：1％リドカイン 3 ml ＋ メチルプレドニゾロン 20 mg
　注射手技：皮膚に膨疹を作った後に 3.75～5 cm、25 ゲージ針で結合部に針を進める。線維軟骨板に当たったらさらに 5 mm 針を進める。
　備考：画像ガイドの使用により股関節注射の正確性は大きな影響を受ける。恥骨部の症状に対してコルチコステロイド注射を行う前に、感染性恥骨結合炎を確実に除外しなければならない。

▶仙尾関節（図 13.11）
　体位：腹臥位
　注射の指標：両側の仙骨角を触れて、その中央から 1 cm 下方の正中を確認する。その周辺に仙尾関節を触れ、刺入点を調整する。
　注射液の組成：1％リドカイン 3 ml ＋ メチルプレドニゾロン 20 mg

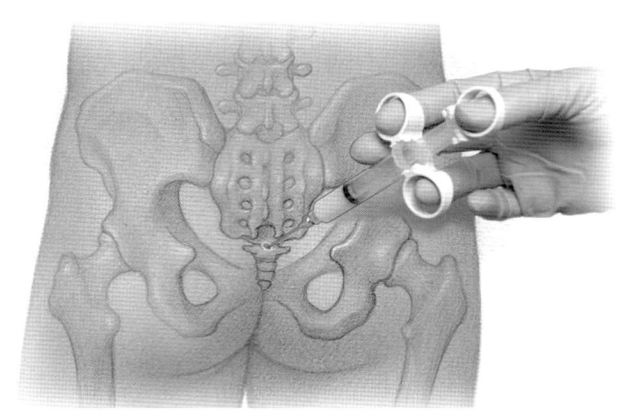

図13.11 仙尾関節注射

注射手技：皮膚に膨疹を作った後に3.75 cm、25ゲージ針で骨に当たるまで針を進める。骨に当たったら1～2 mm針を引き抜き、陰圧吸引の後に薬液を注入する。

備考：針を進めていて尾骨を外して不注意に直腸を刺してしまわないように注意を要する。

神経ブロック

▶外側大腿皮神経（図13.12）

体位：背臥位
注射の指標：上前腸骨棘の1 cm内下方が刺入点である。
注射液の組成：1%リドカイン6 ml＋メチルプレドニゾロン20 mg
注射手技：皮膚に膨疹を作った後に5 cm、25ゲージ針でやや上外側に向けて腸骨に当たるまで上前腸骨棘の下で針を進める。外側大腿皮神経を横切って垂直方向に扇状に薬液を注入する。
備考：腸骨鼠径神経、腸骨下腹神経がすぐ近くを走行しているため、患者に対してあらかじめこれらに麻酔が効いてしまう可能性があることを了承してもらう。

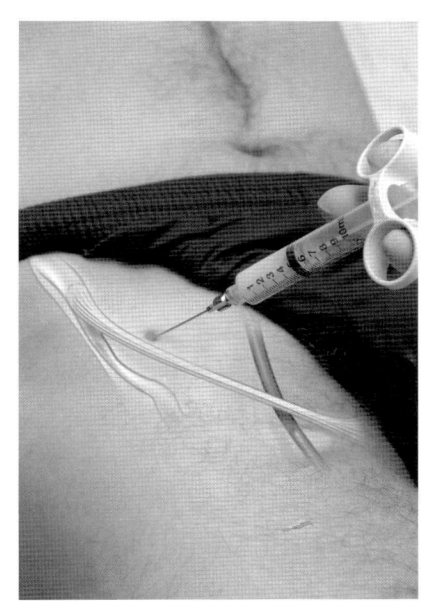

図 13.12　外側大腿皮神経ブロック

ケースのまとめ

　透視下での局所麻酔/コルチコステロイドの股関節注射で彼の痛みは改善しなかった（**図 13.13**）。また、透視下で局所麻酔/コルチコステロイドの腸腰筋滑液包注射も完全に痛みを取り除けなかった（**図 13.14**）。診断は腸腰筋滑液包炎であった。

　治療は一時的な活動制限、NSAIDsの内服、腸腰筋に対する静的なストレッチの理学療法、腸腰筋と骨盤帯の筋力強化である。

　患者は徐々にランニングやバスケットボールに復帰していった。MR関節造影で確認された関節唇損傷による機能障害は認められなかった。

　股関節や骨盤の傷害の多くはしばしば同様の症状、臨床所見を呈する。診断的注射は痛みの原因を同定するために有用な手段である。本症例では腸腰筋滑液包注射で診断を確定し付随的な症状のない股関節唇損傷と鑑別した。

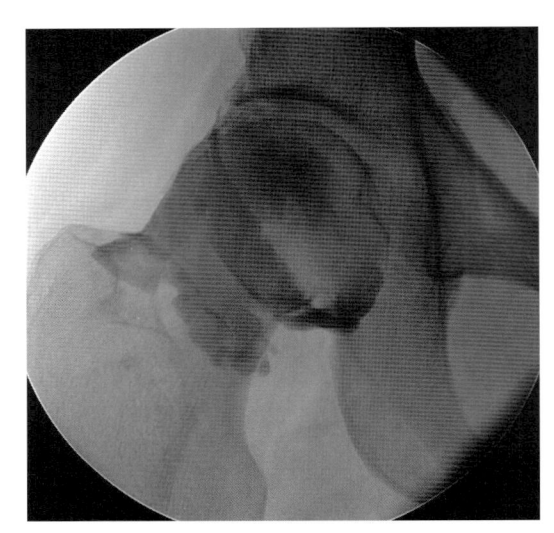

図 13.13　透視下での股関節注射
関節包を通して造影剤が拡散している。

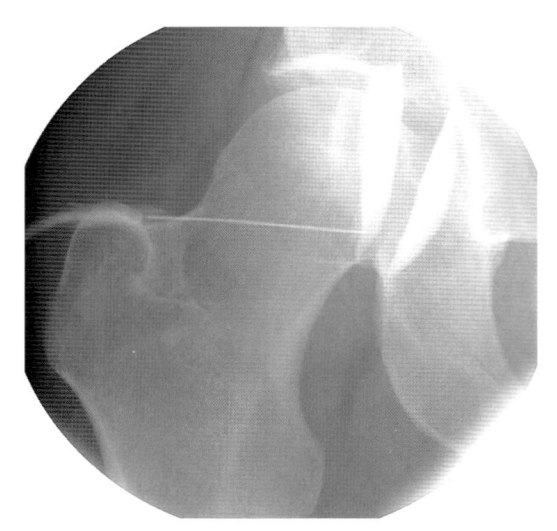

図 13.14　透視下での腸腰筋滑液包注射
腸腰筋腱が滑液包の中心を横切っている。

文 献

1. Hench PS, Kendall E, Slocumb CH, Polly HF. The effect of a hormone of the adrenal cortex (17-hydroxy-11dehydrocorticosterone：Compound E) and of pituitary adrenocorticotropic hormone on rheumatoid arthritis. Proc Staff Meet Mayo Clin 1949；24：181-197.
2. Raynauld JP, Buckland-Wright C, Ward R, et al. Safety and efficacy of long-term intra-articular steroid injections in osteoarthritis of the knee：a randomized, double-blind, placebo-controlled trial. Arthritis Rheum 2003；48：370-377.
3. Qvistgaard E, Christensen R, Torp-Pedersen S, Bliddal H. Intraarticular treatment of hip osteoarthritis：a randomized trial of hyaluronic acid, corticosteroid, and isotonic saline. Osteoarthritis Cartilage 2006；14(2)：163-170.
4. Rabago D, Best TM, Beamsley M, Patterson J. A systematic review of prolotherapy for chronic musculoskeletal pain. Clin J Sport Med 2005；15(5)：376-380.
5. Topol GA, Reeves KD, Hassanein KM. Efficacy of dextrose prolotherapy in elite male kicking-sport athletes with chronic groin pain. Arch Phys Med Rehabil 2005；86(4)：697-702.
6. Fernandez Lopez JC, Ruano-Ravina A. Efficacy and Safety of Intraarticular Hyaluronic Acid in the Treatment of Osteoarthritis of the Hip：A systematic review. Osteoarthritis Cartilage 2006；14(12)：1306-1311.
7. Kim SR, Stitik TP, Foye PM, et al. Critical review of prolotherapy for osteoarthritis, low back pain, and other musculoskeletal conditions：a physiatric perspective. Am J Phys Med Rehabil 2004；83(5)：379-389.
8. Naredo E, Cabero F, Beneyto P, et al. A randomized comparative study of short term response to blind injection versus sonographic-guided injection of local corticosteroids in patients with painful shoulder. J Rheumatol 2004；31：308-314.
9. Sofka CM, Adler RS. Ultrasound-guided interventions in the foot and ankle. Semin Musculoskelet Radiol 2002；6(2)：163-168.
10. Smith J, Hurdle MF, Locketz AJ, Wisniewski SJ. Ultrasound-guided piriformis injection：technique description and verification. Arch Phys Med Rehabil 2006；87(12)：1664-1667.
11. Pulisetti D, Ebraheim NA. CT-guided sacroiliac joint injections. J Spinal Disord 1999；12(4)：310-322.
12. Carek PJ. Joint and Soft Tissue Injections in Primary Care. Clin Fam Pract 2005；7(2)：359-378.
13. Mader R, Lavi I, Luboshitzky R. Evaluation of the pituitary-adrenal axis function following single intra-articular injection of methylprednisolone. Arthritis Rheum 2005；52(3)：924-928.
14. Bellamy N, Campbell J, Robinson V, et al. Viscosupplementation for the treatment of osteoarthritis of the knee. Cochrane Database Syst Rev 2006 Apr 19；(2)：CD005321.
15. Kelly MA, Kurzweil PR, Moskowitz RW. Intra-articular hyalurons in knee osteoarthritis：rationale and practical considerations. Am J Orthop 2004；33：15-22.
16. Choi YK, Liu J. The use of 5% of lidocaine for prolonged analgesia in chronic pain patients：a new technique. Reg Anesth Pain Med 1998；23(1)：96-100.
17. Product Information：Xylocaine injection, lidocaine HCl and epinephrine injection. AstraZeneca Pharmaceuticals, Wilmington, DE, 2001.
18. Product Information：Marcaine injection, bupivacaine HCl injection. Hospira, Inc, Lake Forest, IL, 2004.
19. Hackett GS. Ligament and Tendon Relaxation (Skeletal Disability) Treated by Prolotherapy (Fibro-Osseous Proliferation), 3rd ed. Springfield, IL：Charles C Thomas

Publishers ; 1958.
20. Saunders S, Longworth S. Injection Techniques in Orthopedics and Sport Medicine, 3rd ed. New York : Elsevier ; 2006.
21. Gray RG, Gottlieb NL. Intra-articular corticosteroids : an updated assessment. Clin Orthop 1983 ; 177 : 235-263.
22. Kumar N, Newman RJ. Complications of intra- and peri-articular steroid injections. Br J Gen Pract 1999 ; 49 : 465-466.
23. Cardone DA, Tallia AF. Joint and soft tissue injection. Am Fam Physician 2002 ; 66 : 283-288.
24. Menes JMA, De Wolf AN, Berthoud BJ, Stem HJ. Disturbance of the menstrual pattern after local injection with triamcinolone acetonide. Ann Rheum Dis 1998 ; 57 : 500.
25. Universal Protocol for Preventing Wrong Site, Wrong Procedure, Wrong Person Surgery.™ Copyright © 2007 Joint Commission. At : <jointcommission. org/Patient-Safety/UniversalProtocol/>. Accessed May 8, 2007.

第 14 章　変形性股関節症に対する治療選択

クリニカルパール

・筋力強化トレーニングと有酸素エクササイズは変形性股関節症患者の痛みを軽減し、身体機能や健康状態を改善することが可能で、すべての患者に推奨されるべきである（SOR-C）。
・アセトアミノフェンは変形性股関節症における薬物治療の第一選択として推奨されている（SOR-C）。
・付加的な治療選択には関節内注射、栄養補助食品、代替療法が含まれる。
・現在の治療は症状のコントロールに焦点を当てているが、最近では疾患修飾性薬が発展している。
・すべての保存的な方法をやり尽くした後は、痛みと身体機能が手術を決定する第一要因となる（SOR-C）。

ケースプレゼンテーション

　患者はうつ病と線維筋痛症の既往をもつ 40 歳の看護師兼エアロビクスインストラクターであり、過去 2 年間で増大してきたという股関節痛を訴えている。彼女は股関節外側から鼠径部に波及する鈍くてうずくような痛みを訴えている。痛みは活動によって悪化し、彼女の関節可動域を制限しているが、自転車での活動は維持できている。検査では BMI は 24 であり、股関節の触診では圧痛はなかったが、股関節の内旋によって痛みが再現する。左と比較して右の股関節の内旋可動域が減少している。X 線写真は関節裂隙の中等度の狭小化と、軟骨下骨の硬化を示す（**図 14.1**）。

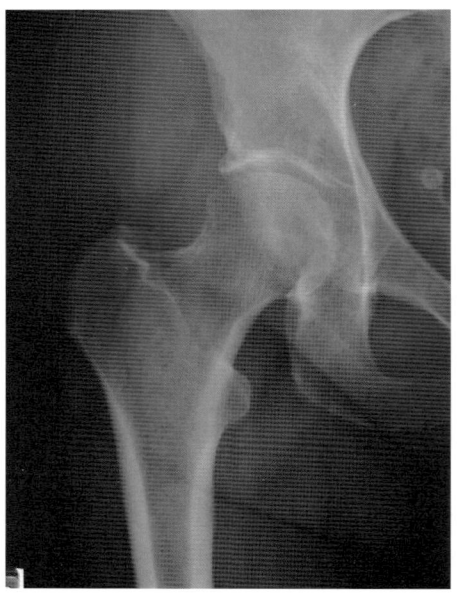

図 14.1 関節裂隙の狭小化と、軟骨下骨の硬化を伴う右変形性股関節症

疫　学

　変形性関節症は筋骨格系の痛みや障害の最も一般的な原因である。進行性および消耗性の疾患である変形性関節症は、世界人口の15%以上に影響し[1]、病的状態や保健費用負担の主な原因である。この集団の加齢に伴って、変形性関節症によるコストや影響は増大し続けていく。

　関節痛と機能障害によって特徴づけられる変形性関節症は関節軟骨の欠損に関係し、軟骨下骨や関節裂隙の変化に結びつく。現在、変形性関節症を治癒させる方法はわかっていない。新しい治療や疾患修飾療法について最近研究されているが、変形性関節症の原因については未だ完全に理解されていない。治療は痛みや機能障害を軽減し、移動や全体的な生活の質を改善することを目的にしている。股関節は変形性関節症によって2番目に影響を受ける最も一般的な大関節である[2,3]。変形性股関節症の罹患率は35歳以上の西部地区の集団では

3〜11％の範囲にあり[3]、この範囲はX線写真による対象の定義の違いによって変化する[4]。

リスクファクター

変形性関節症に関連するリスクファクターには、遺伝や骨密度のような全身性の要因が含まれ、筋力低下のような関節に影響する生体力学的要因も含まれる。年齢、関節の位置、肥満、関節のアライメント異常、傷害、性別、合併症、生化学的変化、生活習慣のすべてが変形性関節症の進行に関連する[1]。関節軟骨の加齢による変化はコラーゲンやプロテオグリカンの生体力学的特徴を変化させる。力学的摩耗、軟骨細胞、細胞質分裂、第1インターロイキン（IL）-1β、トランスフォーミング増殖因子（TGF）-β はすべて疾患の病因に影響する[5]。

男性では傷害や加齢は変形性関節症に関連がある。股関節の傷害は両側ではなく片側の変形性股関節症に関連することがわかっている。肥満は片側ではなく両側の変形性股関節症に関連する[6]。変形性股関節症に対する肥満の影響を調査した最近のシステマティックレビューでは、変形性股関節症の進行に肥満が影響することを支持する根拠は中等度のものしかなく、この主な理由は質の高い研究が不足していることにある[7]。

診 断

変形性股関節症の正確な診断は、臨床所見とX線学的所見の組み合わせによって行われる。関節変形のX線学的根拠と、痛みや障害の特有の主観的症状は臨床的基準単独よりも価値があることがわかっている。

身体的症状には股関節全体の痛み、大腿部の外側や前部の痛み、鼠径部の痛み、長距離歩行に伴う痛みが含まれる。身体的徴候には鎮痛歩行、関節可動域の減少、内旋に伴う痛みが含まれる。痛みは深部でうずくと表現されることが多い。初期の疾患では、痛みは断続的で、関節の使用に伴うことがほとんどであるかもしれないが、痛みがより慢性化すると患者は夜間にも痛みを経験することが多い。関節は「こわばり」があると表現されることが多く、患者は動き始めが困難になる。疾患が進行すると、軋轢音が進行することが多く、関節可動域が制限されるかもしれない[8]。変形性関節症患者のX線学的所見には関節

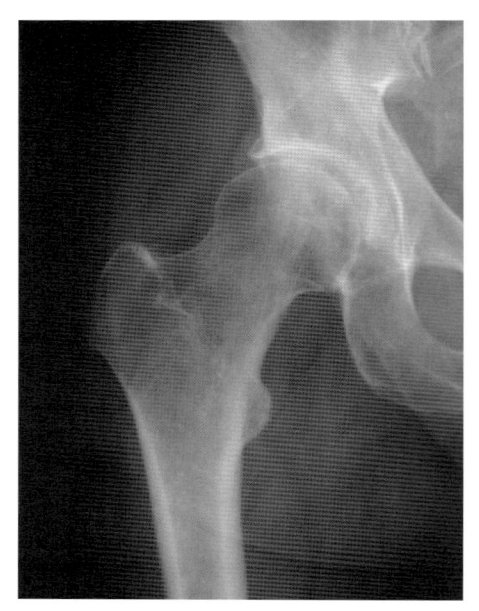

図14.2　関節裂隙狭小化を伴う変形性股関節症

裂隙の狭小化、骨棘、軟骨下骨の嚢胞、軟骨下骨の硬化、大腿骨頸部の強固化、大腿骨頭のリモデリングが含まれる（**図14.2〜図14.5**）[5,9]。歴史的に、骨棘、骨嚢胞、軟骨下骨硬化のX線学的な根拠は変形性関節症の診断に使用されてきたが、最近の研究では、第一決定因子や変形性股関節症のX線学的な基準として関節裂隙幅が注目されている。

　Jacobsen らは、平均年齢61歳の3,807人の対象において、2mm以下の最小関節裂隙幅は主観的股関節痛と強く関連することを示した[4]。Gupta らの最近の研究によると、軟骨裂隙の狭小化は変形性股関節症に対して最も感度の高い指標である[5]。Croft らは60〜75歳の1,315人について調査し、疫学的研究で使用するものとして、少なくとも男性において、最小関節裂隙幅は変形性股関節症に対する最も適したX線学的基準であることを明らかにした[10]。1991年にAltman らは、①股関節痛と骨棘もしくは、②22mm以下の沈降速度を伴う股関節痛と関節裂隙狭小化への分類を試みた。この研究では変形性股関節症に対

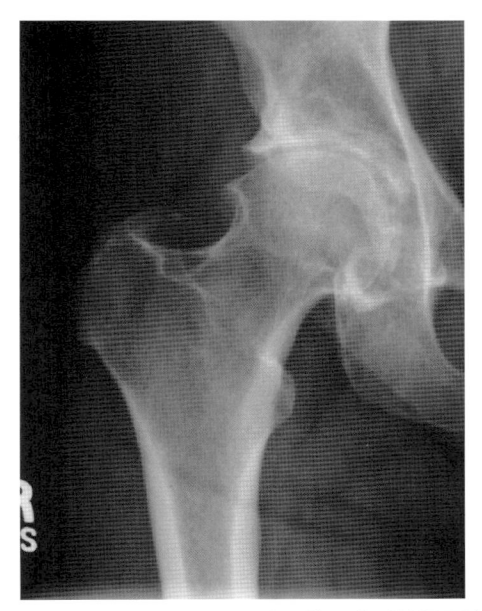

図 14.3　骨棘と軟骨下骨硬化を伴う変形性股関節症

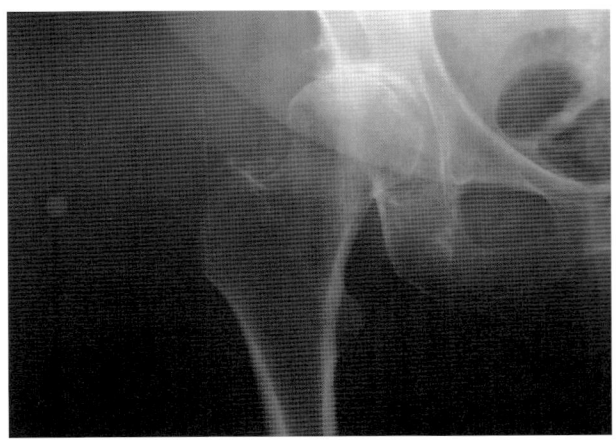

図 14.4　関節裂隙消失と軟骨下骨硬化を伴う重度の変形性股関節症

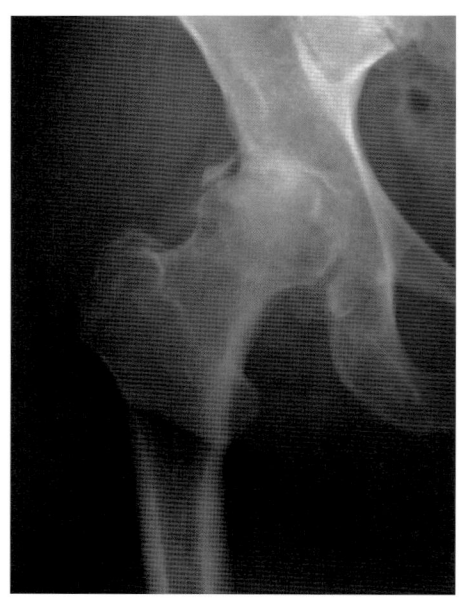

図 14.5 軟骨下骨の囊胞、骨棘、軟骨下骨硬化、関節裂隙消失を伴う重度の変形性股関節症

する 91％の感度と 89％の特異度が示された[11]。

非観血的マネージメント

　変形性関節症における非観血的マネージメントの目標は痛みと身体機能障害の軽減や、移動能力の改善であるべきで、おそらく手術を遅らせたり回避することである。治療は、それに伴う副作用を制限するために選択されるべきである。エキスパートの意見によると変形性股関節症の適切なマネージメントには非薬物治療と薬物治療の組み合わせが求められることが支持されている[3]。

　さまざまな専門分野のエキスパートグループ（European League Against Rheumatism）による文献のシステマティックレビューは変形性股関節症の治療のための勧告を作成した。このレビューは臨床的有効性、費用効果、変形性股関節症に対する重要な 10 の勧告の強さについて評価した。一般的に、変形性股関節症に特異的な根拠は明らかに不足しており、ほとんどの勧告はエキス

パートの意見に基づくか、変形性膝関節症の根拠や研究から推定されたものである[3]。

変形性股関節症の治療では患者の合併症、現在の投薬、痛みの程度、障害およびハンディキャップ、構造的損傷の段階、身体活動性や機能的状態を考慮し、個々の患者に合わせるべきである（SOR-C）。

▶非薬物治療

変形性股関節症の非薬物治療には患者教育、自己管理プログラム、エクササイズおよび理学療法、生活習慣の改善、杖のような補助具、肥満もしくは過体重がある場合の体重減少が含まれるべきである。

エクササイズ：一般的な利点

エクササイズや身体活動には、大きな関節の変形性関節症に対して明らかな利点があることが示されている[2,8]。下肢筋力の弱化は、変形性関節症患者における障害の増大に関係する。筋機能の障害や体力の低下のような疾患に関連する因子は、治療的エクササイズに反応しやすい。Tak らは 109 人の患者における無作為化比較試験（RCT）を行い、8 週間のエクササイズプログラムには痛みと股関節機能に対する改善効果があることを示した[12]。筋力増強や有酸素エクササイズは、変形性股関節症において痛みを軽減し、身体機能と健康状態を改善することが示されている。最近のシステマティックレビューによるエキスパートの意見では、エクササイズプログラムによる筋力や固有感覚の改善は、変形性股関節症の進行を遅らせるかもしれないと述べられている。明らかに、エクササイズの効果は X 線学的な所見の存在や重症度とは独立していると考えられている[2]。

エクササイズ：タイプ

地面で行うエクササイズプログラム、水治療法、筋力増強トレーニングのすべてにおいて、変形性関節症における機能的パフォーマンスの改善や痛みの軽減が報告されている。2005 年に発表されたシステマティックレビューでは、変形性股関節症の管理におけるエクササイズの勧告を発展させるために、研究に

よる根拠とエキスパートの意見が統合された。研究の不足のために、多くの勧告は変形性膝関節症の研究から推定されたが、変形性股関節症に対する有酸素エクササイズについての1つの無作為化比較試験では、ホームエクササイズには水治療法と同等の効果があることが示された[2]。監視下での講習には1対1での治療と同等の効果があるようである[8]。グループエクササイズとホームエクササイズには同等の効果が認められており、一方では、監視下グループの形式はより高い費用効果を与える可能性があるうえ、仲間との社会的な接触は指示順守度を高めるかもしれない[2,8]。変形性股関節症に対するエクササイズの強度についてのデータはないが、変形性膝関節症患者における異なる強度の治療的エクササイズの効果を調査したコクランレビューでは、高い強度と弱い強度の有酸素エクササイズの両方に、患者の身体機能状態、歩行、痛み、有酸素許容能力を改善させる同等の効果があることが示された[13]。研究によって脱落率はエクササイズの強度に関係し、高い強度は高い脱落率を有することも示された[13]。エクササイズのタイプと強度を個々の患者に注意深く適合させることが重要であり、進行が遅く強度が低すぎるエクササイズプログラムは最大の短期および長期効果に至るには不適切である。

水治療法

　もし資源や設備が利用できるのであれば、水治療法（水中理学療法/水中療法）は変形性関節症患者にとって理想的な環境になりうる。十分な効果を得るためには水治療法に有酸素および筋力増強/抵抗トレーニングを含むべきである（SOR-C）。水の浮力は痛みに影響する関節への負荷を軽減し、別の状況では非常に難しいであろう機能的な閉鎖性エクササイズの遂行を可能にする。温熱や水圧は痛みを和らげ、浮腫を減らし、動きを容易にするのを助けるかもしれない。温水は筋のリラクセーションを促進し、関節周囲の防御を軽減し、これは可動域の増大や最終的な機能の改善につながる。

　71人の患者を対象に6週間の水治療法と非治療を比較した最近の無作為化比較試験では、対象群と比較して水治療法群で有意に痛みが低下し、身体機能、筋力、生活の質が改善し、この効果はプログラム中断後6週間持続した[14]。Foleyらは105人の患者を対象とし、6週間のうち1週間の水中もしくは地上エ

クササイズの3群に無作為に分けて研究した。水中およびジムでのエクササイズの両方で身体機能が改善することが明らかになり、地上でのエクササイズは筋力の増強により適しており、水中のものは有酸素コンディションを向上させるのに有利であることが示された[15]。

エクササイズ：指示順守度とリスク

　エクササイズ治療による成功と利益をもたらす指標の1つに患者のプログラムに対する指示順守度がある。肝心なことはエクササイズを行うことが実施したエクササイズのタイプよりも重要であるということである。エクササイズの処方では指示順守度を改善するための戦略が考慮されるべきであり、これには長期間のモニタリングや再考、エクササイズに関連した容易に遂行できる特異的なゴール設定、頻回な励まし、配偶者や他の家族をエクササイズに引き込むことなどがある。

　変形性股関節症に対するエクササイズの禁忌に関する直接的な根拠はないが、エキスパートによるグループは筋力増強や有酸素運動の処方におけるいくつかの禁忌について推奨している[2]。一般的な患者に対するケアと同じく、変形性関節症へのエクササイズの処方では有酸素トレーニングと筋力増強トレーニングを含むべきであり、個別的なものとするべきである。年齢、合併症、原因、全般的な移動は最終的に患者の指示順守度や全般的な成果を改善するために考慮するべきである（SOR-C）。

患者教育とセルフマネージメントプログラム

　関節炎の患者にマネージメントの方法を指導している自助グループによって変形性関節症患者における痛みが軽減し、生活の質（QOL）が改善するようである。患者教育と変形性股関節症に関する1つの無作為化比較試験によって教育は痛みを軽減することが示され、教育についてのシステマティックレビューでは対象群と比較して有意ではないが肯定的な効果が示された[3]。地域共同体の組織や関節炎協会が教育資料の供給源として利用可能である。

　セルフマネージメントプログラムによって不安が軽減し、患者自身が変形性関節症を管理するための自己効力感が改善されることが示された。疾患は非常

に過酷な状態に進行するわけではないということや、痛み、疲労、欲求不満、孤独などの問題に対処するテクニックのような自己管理の手段を教育することによって医師の診察に訪れる回数を減らすことができる。加えて、変形性関節症患者における抑うつ状態の治療は痛みの程度を軽減し、機能的状態や生活の質を改善するかもしれない[16]。

介助器具

　変形性股関節症の治療のための杖や足底板[3]のような器具に関する研究の根拠は見当たらないが、理論的には、これらは関節にかかる力を変化させる手助けとなるかもしれない。一般的に、個々の患者で器具の効果が認められた場合には、いくつかの禁忌事項がある。

減　量

　肥満と変形性股関節症の間には正の相関関係がある。無作為化比較試験による根拠はないが、いくつかのケースコントロールスタディによって、減量には痛みや障害を軽減する効果があることが示されている。筋力増強トレーニングを組み合わせた減量は関節周囲の筋力を改善し、衝撃負荷をも減らすかもしれない。一般的に、弱化した股関節を横切る力を減らすための減量や介助器具の使用のような介入は妥当だと思われ、エキスパートの意見により支持されている（SOR-C）[3]。

▶薬物療法

　変形性関節症への薬物療法は関節置換術を受けない場合や非薬物治療の補助として始めるべきである。薬物治療には非薬物治療と組み合わせた際に最も効果があることが示されている。変形性関節症における現在の主要な薬物選択は症状修飾性の治療であるが、構造および疾患修飾性の治療が最近発展してきている。現在の症状修飾性の薬物には鎮痛薬（アセトアミノフェン、オピオイド、トラマドール）、非ステロイド性抗炎症薬（NSAIDs）、COX-2阻害薬、コルチコステロイド、関節内補充療法が含まれる。

アセトアミノフェン

 効果と安全性のバランスが取れたアセトアミノフェン（1日4g以上）は変形性関節症による軽度から中等度の痛みに対して第一選択となる経口鎮痛薬であり、長期間の鎮痛が期待できる（SOR-C）[3]。

 いくつかの研究で、アセトアミノフェンはNSAIDsより痛みの軽減効果が劣ると言われているが、アセトアミノフェンは毒性が低く、有益で安全なプロフィールをもつ（服用制限は1日4g）[3]。アセトアミノフェンとNSAIDsおよびCOX-2阻害薬を比較したKamathらによる決定解析モデルでは、アセトアミノフェンは最も毒性が低く、最も費用効果が高い治療であることが示された[17]。無作為化比較試験のシステマティックレビューでは、アセトアミノフェンが胃腸に異常を生じさせるリスクはプラセボと比べて高くはなく、腎臓の毒性についてのわずかな根拠がある[3]。変形性膝関節症における研究では、アセトアミノフェンはNSAIDsや、NSAIDsと胃保護薬を組み合わせたもの、選択的COX-2阻害薬（コキシブ系）と比べて、胃腸の副作用を避けるコストの面で優れていることが示された[3]。

 アセトアミノフェンを処方する際に一般的に警戒すべきことは肝性機能障害、アルコールの多量摂取、コーマディンの使用である。肝機能が正常な患者がアセトアミノフェンで治療されている際の、肝毒性やアラニントランスアミナーゼ（ALT）の上昇への懸念について最近システマティックレビューが行われた。低いレベルの一過性のアラニントランスアミナーゼの上昇は通常は分解され、治療の継続とともに減少し、肝損傷の徴候に伴うことはない。したがって、一過性の上昇は臨床的に重大な意味はないと考えられており、アセトアミノフェンを1日の最大量服用することによって肝臓の不全や機能障害を引き起こすことはなく、アセトアミノフェンは「依然として最も安全な経口鎮痛薬」[18]として使用できる。

NSAIDs

 NSAIDsは変形性関節症の痛みをコントロールするために広く使用されている。NSAIDsは変形性関節症に対して痛みの明らかな緩解をもたらすという強い根拠があるが、これらは明らかな副作用やリスク、特に有害な胃腸障害に関

連する[3]。NSAIDs の使用に関連する胃腸の副作用にかかるコストは、医療保険コストの中で毎年 50 億ドルを超えると報告されている[19]。重度の胃腸潰瘍の毎年の有病率は 2〜4％であり、NSAIDs 使用者における合併率は非使用者の 4 倍高い[20]。アメリカにおいて NSAIDs は最低でも毎年 7,000 人の死亡につながる[21]。

　NSAIDs は 65 歳以上の患者や、過去に消化性潰瘍、上部胃腸出血、経口グルココルチコイド療法、抗凝固療法の経験がある患者には注意して処方されるべきであり、喫煙、アルコール摂取、腎臓病のような他の合併症状を持つ患者でも同様である。健康な腎臓はプロスタグランジン抑制により代償できるが、腎機能が障害されている場合は影響を受けるであろう[22]。エキスパートの意見では、最低限の効果がある服用量の NSAIDs をアセトアミノフェンに適切に反応しない患者に付加することや、代用することが推奨されている。変形性関節症による痛みに対してこれらを処方する前にはリスクと利益を注意深く考える必要がある。胃腸のリスクが増大した患者には、非選択的 NSAIDs に胃保護薬を付加したものや、選択的 COX-2 阻害薬が使用されるべきである。しかし、腎臓血管系のリスクが高い患者に NSAIDs を処方する際には注意が必要である（SOR-C）。これらの治療法はより高価であり、胃腸のリスクが高い患者においてのみ費用効果がある[3]。

COX-2 阻害薬

　COX-2 阻害薬は、胃腸への安全性が非選択的 NSAIDs と比べてより高いことを支持する根拠がある；しかし、胃保護薬を付加した伝統的な NSAIDs も同等であるかもしれない。COX-2 阻害薬と心血管系への副作用の関係には関心が深まってきており、クラス効果であるかどうかを明らかにするために現在研究が進んでいる。COX-2 阻害薬はアセトアミノフェンに反応しない可能性が高い患者（高齢者で複合的な随伴性治療を受けている者や、潰瘍や出血を含む胃腸の問題の既往がある者）において費用効果があるようである[17]。COX-2 阻害薬で他に警戒することは非選択的 NSAIDs と同様に肝臓や腎臓の問題である。

オピオイド

オピオイドはアセトアミノフェンやNSAIDsに反応しない中等度から重度の変形性関節症による痛みに対する安全かつ効果的な治療選択である（SOR-A）。システマティックレビューにより変形性股関節症においてアセトアミノフェンを付加、もしくは付加しないオピオイドの鎮痛効果があることが示された[3]。オピオイドには、中等度から重度の慢性的な変形性関節症を持つ患者における痛み、機能、生活の質の値を改善させる効果がある[23]。継続的かつ安定した鎮痛を与えるためには、即時的に放出される形式より放出を延長した形式が望ましい。それはオピオイドの投薬を変換する際に必要かもしれず、患者が異なるオピオイドにさまざまな反応を示す場合に、有害事象と鎮痛のバランスを許容できる範囲で保つことを何度も行う。用量作用関係がある副作用には吐き気、嘔吐、便秘、めまい、傾眠、かゆみが含まれる。

トラマドール

トラマドールはオピオイド作動薬であり、化学的にオピオイドに関与せずに中枢系に働く鎮痛薬である。コクランレビューによると、変形性関節症に対してトラマドールを3カ月使用すると、痛みの減少、こわばり、機能、全体的な幸福感を改善させるというゴールドレベルの根拠が示された（SOR-A）[24]。2006年の最近の無作為化比較試験ではトラマドールERは、膝関節および股関節の変形性関節症患者に対して少なめの副作用で効果があることを示した[25]。

NSAIDsとは逆に、トラマドールは胃腸の出血、腎臓の問題もしくは高血圧の増悪、うっ血性心不全を招くことはない。麻酔薬と比べて、トラマドールには重大な乱用の可能性はない。トラマドールによる一般的な副作用には悪心、嘔吐、めまい、発汗、便秘、疲労、頭痛が含まれる。

関節内注射療法

グルココルチコイドと関節内補充療法は、変形性股関節症に対して使用される最も一般的な関節内注射療法である。股関節の位置のために、股関節内注射は直接的にX線透視下や超音波ガイド下で行うことが推奨されている（**図14.6**）。股関節内注射はよく許容され、超音波によるガイドがあると実施しやすい。

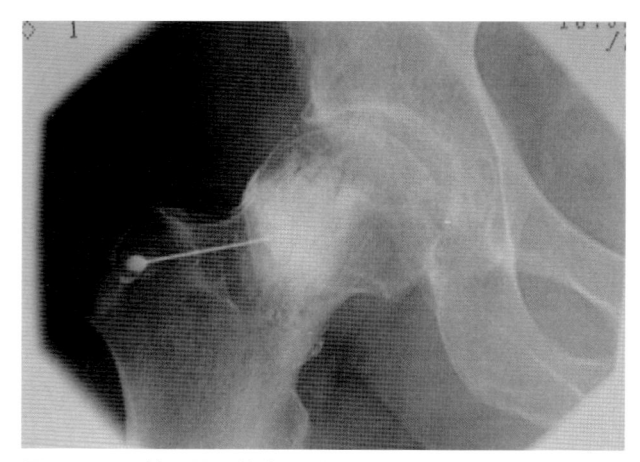

図 14.6　X 線：股関節内注射の透視下イメージ（Dr. Brian J. McGrory の許可を得て）

一般的にこの方法は無害かつ安全であると考えられている[26]。関節内注射の禁忌には、菌血症、貫通できない関節、人工関節、隣接骨髄炎、軟部組織の明らかな感染が含まれる。

コルチコステロイド

　コルチコステロイドは炎症性、免疫性のカスケードをさまざまなレベルで抑制するもので、局所的な感染や関節滲出の患者に最も有用かもしれない。関節内コルチコステロイドには全般的な抗炎症効果があり、変形性関節症の管理に効果があることが示されている。しかし、これらの長期的な効果や安全性は明確にされてはいない[1]。さまざまな注射のリスクについて調査した長期的な研究はないが、一般的に、1年間に3～4回以上の注射は推奨されてはいない。

　変形性股関節症を持つ101人の患者についての無作為化比較試験では、コルチコステロイドによる治療を受けた患者は3カ月の介入期間に明らかな改善を経験したことが示された。しかし、コルチコステロイドの効果は短期間しか持続しないことから、これらの結果は、変形性股関節症における急性疼痛の改善のための治療にコルチコステロイドを使用することを支持する。股関節における滲出の存在は、コルチコステロイド注射への臨床的に良好な反応と関係して

いる[26]。

近い将来に人工股関節全置換術（THA）が予期される場合は、関節内へのステロイド注射の継続には注意を払うべきである（SOR-C）。関節内へのステロイド注射から1年以内に初回人工股関節全置換術を施行された224人の患者と、注射を施行されていない224人を比較した後方視的なレビューでは、術後の感染率に統計学的な有意差は認められなかった。しかし、術後の深部感染を合併した患者における注射から人工股関節全置換術までの平均経過時間は44日であった。股関節への関節内ステロイド注射は人工股関節全置換術前の最低2カ月間は避けるべきであると推奨されている[27]。

関節内補充療法

ヒアルロン酸（HA）は滑膜にあるタイプB滑膜細胞と線維芽細胞が合成された長鎖多糖類であり、関節裂隙内に分泌されている。ヒアルロン酸が中にあることで、滑液は粘性（潤滑油の役割）と弾性（ショック吸収）の特性を持つ[19]。正常な膝には$2.5～4.0\,mg/ml$濃度のヒアルロン酸を含んだ滑液が$2\,ml$入っている。変形性関節症のある膝では、分解や希釈による2～3つの要因によってヒアルロン酸濃度は減少し、ヒアルロン酸の分子重量も同様に減少する[19]。

関節内補充療法は外因性のヒアルロン酸を関節内に注射するものである。関節内に外因性のヒアルロン酸が残存する時間は短い。しかし、コルチコステロイドよりも長い時間効果を発揮し、この効果に達するまでには長い時間がかかるかもしれない。そのメカニズムは完全に理解されてはいないが、滑液の流動性（粘弾性）の回復、抗炎症作用、抗侵害受容作用、内因性HA合成の正常化、軟骨保護作用を含むさまざまな理論がある。

一次性変形性股関節症患者56人についての前方視的研究では、X線透視下ガイド下でhylan G-Fを単純に$2\,ml$投与した後に、50％以上の対象で痛みが軽減し、機能が改善した。変形性関節症が重度でない場合に結果は良好であり、痛みの軽減と関節裂隙狭小化スコアに負の相関がみられた[28]。低分子ヒアルロン酸、コルチコステロイド、食塩水（プラセボ）を比較した1つの二重盲検化比較試験では、3カ月の時点ですべてに差を認めなかったが、中等度の疾患ではプラセボと比べてヒアルガンがより優位に出現した[26]。

米国では、変形性股関節症に対する補充療法は適応外使用であり、現在は変形性膝関節症のみ食品医薬品局（FDA）によって承認されている。股関節において、関節内補充療法は超音波ガイド下で行うと安全であることが明らかにされている[26]。副作用の全体的な発生率は注入ごとに1～4％であり、自己限定性の局所的な反応を伴う。鳥類アレルギーがある患者では予防措置をとる必要がある。

　まとめると、補充療法は変形性股関節症、特に中等度の病態に対して症状を軽減するかもしれず、安全で耐性がある。

　非薬物治療や経口薬治療に反応しなかった患者に必要となるが、この方法のコストや侵襲のために標準的な治療としては推奨されえない。必要性は依然として個々で大きく異なる[26]（SOR-C）。

サプリメント/代替療法

グルコサミンとコンドロイチン

　グルコサミンサルフェートは硝子軟骨にみられるプロテオグリカンとグリコサミノグリカンの合成に関与する。コンドロイチンサルフェートは関節軟骨や他の結合組織にみられるグリコサミノグリカンである。これらは食事性のサプリメントとして考えられており、FDAによって規制されてはいない。市販の調合剤は処方箋なしで容易に使用できるが、安全性や効果は調合剤の種類によって大きく変わることに注意すべきである[1,19]。推奨されている投与量はグルコサミンでは1,500 mg/日、コンドロイチンは800～1,200 mg/日である。効果の開始時期はさまざまであり、2カ月経過しても結果がみられないかもしれない。

　変形性関節症における構造修飾効果については確立されていないが[3]、プラセボと比較して、グルコサミンとコンドロイチンによる痛みの軽減と機能に対する効果や、グルコサミンの関節裂隙狭小化に対する効果が結果で支持されている。しかし、大半の研究は変形性膝関節症に対して行われたものである。システマティックレビューでは変形性股関節症におけるグルコサミンの臨床的効果（痛みの軽減や機能の改善）を支持する直接的な根拠は認められなかったが、1つの無作為化比較試験では、変形性股関節症による痛みと障害を効果的に改

善することが示された[3]。グルコサミン/コンドロイチン関節炎介入試験（GAIT）は、1,583人の変形性膝関節症患者の治療におけるグルコサミンとコンドロイチンの効果について評価し、2006年に発表した。この研究では高いプラセボ反応があり、結果では20％の対象における関節炎の痛みに対して、サプリメントとプラセボの改善効果には有意差を認めなかった。これにもかかわらず、サブグループ解析では組み合わせたものは中等度から重度の膝関節痛に対して効果があることが示された[30]。

その他のサプリメント

アボカドやダイズの不けん化物は、生体外で炎症誘発性の細胞質分裂を抑制し、軟骨細胞コラーゲンの合成を刺激する栄養補助食品である。限られた研究では変形性関節症の症状を改善することが示されているが、長期間の研究では否定的な結果が示されている[1]。

ローズヒップは変形性関節症の早期および後期において効果があるかもしれず、最近のCRTでは、ローズヒップの亜種から作られた薬草レメディ5gを3カ月間服用すると、変形性関節症による症状を和らげ、救急薬の使用を減らすことが示されている[31]。

鍼

最近、鍼による変形性関節症治療に関する研究が行われている。鍼と変形性関節症に関する2006年の無作為化比較試験によると、通常のケアに加えて鍼治療を行った患者では症状や生活の質が、通常のケアのみ行った患者と比較して有意に改善したことが示された[32]。鍼は医師が行えば安全な介入であり、有害事象を生じる可能性は低く、変形性股関節症の治療の補助として考慮すべきである[32]（SOR-C）。

ジアセレイン

ジアセレインはインターロイキン-1β（IL-1β）抑制性作用を持ち、変形性関節症の症状にゆっくりと作用する薬（SYSADOA）である。米国では現在、FDAは認めておらず、ジアセレインはヨーロッパにおいて変形性関節症の治

療に使用することが可能である。19の無作為化比較試験のメタアナリシス（2,637人の患者）において、Rintelenらはジアセレインはプラセボよりも優れており、変形性関節症に対してNSAIDsと同様に有効な治療であることを明らかにした。NSAIDsと比べて耐性に違いはなく、ジアセレインには治療期間後の付加的な持ち越しや、残余効果がある[33]。一般的に、ジアセレインは安価で安全であり、変形性関節症による症状を改善させ、関節軟骨の分解を軽減させる。

▶将来的な動向

遺伝子治療、マトリックスメタロプロテアーゼ阻害剤、ビスホスホネート製剤を含む疾患修飾性治療薬や、緑茶やしょうがなどの物質はすべて効果がある可能性を持つ治療であり、変形性関節症の治療においてさらなる研究が求められている。

手術の適応

股関節の主な再建術が推奨される前に、保存的な方法をやりつくす必要がある。これらには減量、薬物療法、活動の妥当な制限、杖の使用が含まれる。これらの方法は手術を遅らせ、不要にするかもしれない。夜間時の痛みや、荷重活動時や運動時の痛みを経験しており、仕事、生活を楽しむこと、日常生活を送ることを妨げている場合には、手術が適応になるかもしれない。このような痛みとともに、股関節にX線学的な変性過程がある場合には手術の適応となる。

人工股関節全置換術の最も重要で同意が得られた測定項目は、痛みと機能である[3]（SOR-C）。X線学的な変化は診断を確かめるために重要であるが、変化の程度の重要性と人工股関節全置換術の適応については不明なままである[3]。Vinciguerraらは人工股関節全置換術となるリスクに関係する因子は、診断時に54歳以上であること、BMIが27以上であること、診断時に重度の関節裂隙狭小化を示すX線学的根拠があることとした[34]。

症候性の変形性股関節症をもつ若い成人では、骨切りや関節温存術が考慮されるべきであり、特に臼蓋形成不全や内外反変形がある場合はそういえる[3]。

ケースのまとめ

　患者は変形性股関節症と診断され、グルコサミン、コンドロイチン、日常的なアセトアミノフェンの内服を開始した。明らかな効果はみられなかったが、彼女はNSAIDsの日常的な使用を試みた。痛みは彼女の機能的能力や生活の質を制限し続けた。超音波ガイド下でのさまざまなコルチゾンの注射が行われたが、効果は1カ月以上続かなかった。彼女は若さと適度な活動を望み、関節内補充療法を試みることを選んだ。超音波ガイド下での3週間の注射は不運にも非常に短期間の緩和しか与えなかった。すべての非観血的治療を使い果たした後に人工股関節全置換術が行われた。その後、彼女は多くの活動に復帰することができ、生活の質が向上した。

文献

1. Fajardo M, Di Cesare PE. Disease-modifying therapies for osteoarthritis current status. Drugs Aging 2005；22(2)：141-161.
2. Roddy E, Zhang W, Doherty M, et al. Evidence-based recommendations for the role of exercise in the management of osteoarthritis of the hip or knee-the MOVE consensus. Rheumatology 2005；44：67-73.
3. Zhang W, Doherty M, Arden N, et al. EULAR evidence based recommendations for the management of hip osteoarthritis：report of a task force of the EULAR Standing Committee for International Clinical Studies Including Therapeutics (ESCISIT). Ann Rheum Dis 2005；64：669-681.
4. Jacobsen S, Sonne-Holm S, Soballe K, et al. Radiographic case definitions and prevelance of osteoarthritis of the hip：A survey of 4,151 subjects in the Osteoarthritis Substudy of the Copenhagen City Heart Study. Acta Orthop Scand 2004；75(6)：713-720.
5. Gupta KB, Duryea J, Weissman BN. Radiologic evaluation of osteoarthritis. Radiol Clin North Am 2004；42：11-41.
6. Tepper S, Hochberg MC. Factors associated with hip osteoarthritis：data from the First National Health and Nutrition Examination Survey (NHANES-I). Am J Epidemiol 1993；137(10)：1081-1088.
7. Lievense AM, Bierma-Zeinstra SM, Verhagen AP, et al. Influence of obesity on the development of osteoarthris of the hip：a systematic review. Rheumatology 2002；41：1155-1162.
8. Fransen M, McConnell S, Bell M. Exercise for osteoarthritis of the hip or knee. The Cochrane Database of Systematic Reviews 2006；4.
9. Kellgren JH, Lawrence JS. Radiological assessment of osteo-arthrosis. Ann Rheum Dis 1957；16：494-502.
10. Croft P, Cooper C, Wickham C, et al. Defining osteoarthritis of the hip in epidemiologic studies. Amer J Epidemiol 1990；132(3)：514-522.
11. Altman R, Alarcon G, Appelrouth D, et al. The American College of Rheumatology

criteria for the classification and reporting of osteoarthritis of the hip. Arthritis Rheum 1991 ; (34) 505-514.
12. Tak E, Staats P, Van Hespen A, et al. The effects of an exercise program for older adults with osteoarthritis of the hip. J Rheumatol 2005 ; 32(6) : 1106-1113.
13. Brosseau L, MacLeay L, Robinson VA, et al. Intensity of exercise for the treatment of osteoarthritis. The Cochrane Database of Systematic Reviews 2006 ; 4.
14. Hinman RS, Heywood SE, Day AR. Aquatic physical therapy for hip and knee osteoarthritis : results of a single-blind randomized controlled trial. Phys Ther 2007 ; 87 (1) : 32-43.
15. Foley A, Halbert J, Hewitt T, Crotty M. Does hydrotherapy improve strength and physical function in patients with osteoarthrits- a randomised controlled trial comparing a gym based and hydrotherapy based strengthening programme. Ann Rheum Dis 2003 ; 62 : 1162-1167.
16. Buszewicz M, Rait G, Griffin M, et al. Self management of arthritis in primary care : randomised controlled trial. BMJ 2006 ; 333 : 879-882.
17. Kamath CC, Kremers HM, Vanness DJ, et al. The cost-effectiveness of acetaminophen, NSAIDs, and selective COX-2 inhibitors in the treatment of symptomatic knee arthritis. Value in Health 2003 ; 6(2) : 144-157.
18. Kuffner EK, Temple AR, Cooper KM, et al. Retrospective analysis of transient elevations in alanine aminotransferase during long-term treatment with acetaminophen in osteoarthritis clinical trials. Curr Med Res Op 2006 ; 22(11) : 2137-2148.
19. Brockmeier SF, Shaffer BS. Viscosupplementation therapy for osteoarthritis. Sports Med Arthrosc Rev 2006 ; 14(3) : 155-162.
20. Lin J, Zhang W, Jones A, et al. Efficacy of topical non-steroidal antiinflammatory drugs in the treatment of osteoarthritis : meta-analysis of randomised controlled trials. BMJ, doi : 10.1136/bmj.38159.639028.7C (published 30 July 2004).
21. Schnitzer TJ, Burmester GR, Mysler E. Comparison of lumiracoxib with naprosyn and ibuprofen in the Therapeutic Arthritis Research and Gastrointestinal Event Trial (TARGET), reduction in ulcer complications : randomised controlled trial. Lancet 2004 ; 364 : 665-674.
22. Gorsline RT, Kaeding CC. The Use of NSAIDs and nutritional supplements in athletes with osteoarthritis : prevalence, benefits and consequences. Clin Sports Med 2005 ; 24 : 71-82.
23. Kivitz A, Ma C, Ahdieh H, et al. A 2-week, multicenter, randomized, double-blind, placebo-controlled, dose-ranging, phase Ⅲ trial comparing the efficacy of oxymorphone extended release and placebo in adults with pain associated with osteoarthritis of the hip or knee. Clin Therap 2006 ; 28(3) : 352-364.
24. Cepeda MS, Camargo F, Zea C, et al. Tramadol for osteoarthritis. The Cochrane Database of Systematic Reviews 2007 ; 1.
25. Gana TJ, Pascual MLG, Fleming RRB, et al. Extended-release tramadol in the treatment of osteoarthritis : a multicenter, randomized, double-blind, placebo-controlled clinical trial. Curr Med Res Op 2006 ; 22(7) : 1391-1401.
26. Qvistgaard E, Christensen R, Torp-Pedersen S, et al. Intra-articular treatment of hip osteoarthritis : a randomized trial of hyaluronic acid, corticosteroid, and isotonic saline. Osteoarthrits Cartilage 2006 ; 14(2) : 163-170.
27. McIntosh AL, Hanssen AD, Wenger DE, et al. Recent intraarticular steroid injection may increase infection rates in primary THA. Clin Orthop Rel Res 2006 ; 451 : 50-54.
28. Conrozier T, Bertin P, Bailleul F, et al. Clinical response to intraarticular injections of

    hylan G-F 20 in symptomatic hip osteoarthritis : the OMERACT = OARSI criteria applied to results of a pilot study. Joint Bone Spine 2006 ; 73 : 705-709.
29. Adebowale AO, Cox DS, Liang Z, et al. Analysis of glucosamine and chondroitin sulfate content in marketed products and the caco-2 permeability of chondrointin sulfate raw materials. J Am Nutraceutical Assoc 2000 ; 3 : 37-44.
30. Clegg DO, Reda DJ, Harris CL, et al. Glucosamine, chondroitin aulfate, and the two in combination for painful knee osteoarthritis. N Engl J Med 2006 ; 354(8) : 795-808.
31. Winther K, Apel K, Thamsborg G. A powder made from seeds and shells of a rose-hip subspecies (Rosa canina) reduces symptoms of knee and hip osteoarthritis : a randomized, double-blind, placebocontrolled trial. Scand J Rheumatol 2005 ; 34 : 302-308.
32. Witt CM, Jena S, Brinkhaus B, et al. Acupuncture in patients with osteoarthritis of the knee or hip. Arthritis Rheum 2006 ; 54(11) : 3485-3493.
33. Rintelen B, Neumann K, Burkhard FL. A meta-analysis of controlled clinical studies with diacerein in the treatment of osteoarthritis. Arch Intern Med 2006 ; 166 : 1899-1906.
34. Vinciguerra C, Gueguen A, Revel M, et al. Predictors of the need for total hip replacement in patients with osteoarthritis of the hip. Rev Rheum 1995 ; 62(9) : 563-570.

第15章 股関節・骨盤傷害に対する手術的治療

クリニカルパール

- アスリートに生じた股関節痛の診断は難しいが、たいていは局所解剖の理解と詳細な身体的検査によって達成される。
- アスリートの股関節痛では手術治療を考える前に保存的治療を行うべきである。
- 大腿骨頸部骨折や股関節脱臼は緊急手術が必要である。
- 股関節や骨盤に対して考えうる画像は重要な診断ツールであり、剝離による腱の伸長、恥骨骨炎の診断、腫瘍によって生じる痛みの評価の鑑別などが可能である。
- 若年者では股関節とともに膝の痛みを生じることがよくみられる。若年者の膝痛に対しては股関節の評価も行うべきである。

ケースプレゼンテーション

▶主 訴
右鼠径部痛

▶現病歴
16歳男性。2週間前から右鼠径部に痛みがあり活動によって増強する。彼は来たるべきサッカーシーズンに備えてトレーニングメニューを増やしていた。彼は衝突や転倒などについて否定したが、過去に同様の症状があった。夜間に弱い痛みがある。

▶身体的検査

患者は歩いて診察室に入ってきて、わずかに痛みによる歩行状態を呈していた。股関節の可動域、筋力、感覚は正常であった。股関節完全屈曲位から伸展位にかけて引っかかりは認めなかった。疼痛は鼠径中央に限局していた。抵抗をかけて股関節の屈曲、伸展、内旋、外旋をさせても疼痛は誘発されないが、患側下肢で立たせるとわずかに違和感が増した。

▶画像所見

骨盤前後像、患側股関節正面、側面像は正常である。MRI T2強調像で大腿骨頸部上方の高信号を認める。

はじめに

解剖学的に複雑であること、症状を引き起こす原因がさまざまであること（下位腰椎障害も含まれる）、同時にいくつかの病気が存在する可能性があることなどによりアスリートの股関節や骨盤痛の診断は難しい。骨盤傷害は一般的にカッティングや加速、減速を繰り返すスポーツに参加するアスリートに発生しやすい[1]。

スポーツに関連して生じた障害の多くは非手術的治療で解決できるが、アスリートに対して手術が必要なのかどうかを適切に判断することも重要である。股関節脱臼や大腿骨頸部骨折などいくつかの傷害では緊急手術が必要であるが、多くの傷害では手術治療を考慮する前に保存的治療を継続する必要がある。

筋の挫傷／剥離

筋挫傷や剥離は恥骨のスポーツ傷害の中で最も一般的である。筋肉の収縮方向に力が加わっていると同時に伸長される際に発生することが多い[2,3]。筋の挫傷や断裂は一般的に筋腱移行部に生じるが、筋腹にも発生しうる[2]。障害程度は筋線維の損傷量に比例する[4]。

患者は自発痛や損傷した筋群の引っ張られる感じを訴える。誘発テストによって痛みが増強する。裂離骨折の評価のために単純X線写真正面像を撮影するが、まだ骨端核が骨化していない若いアスリートでは骨片を捉えられない

であろう。MRI は傷害の広がりや回復の見込みについて描出する[5]。

筋挫傷は3つのグループに分類され[6]、グレード I：筋腱移行部の小さな損傷、グレード II：筋の部分断裂、グレード III：筋の完全断裂。グレード I と II ではリハビリテーションによって保存的に治療される (SOR-C)[1,2]。グレード III になると筋の陥没を触れることができ、MRI でその部位を同定できる[1,7]。さらに筋力低下や可動域制限などの機能低下もみられる。グレード III に対する一次修復は難しく推奨されない (SOR-C)[1,2]。筋腹断裂の陳旧例では瘢痕組織が筋組織に置き換わる。この瘢痕組織が慢性痛を出し、パフォーマンスの低下を招く。

標準的な治療が行われ、他の鼠径部痛を起こす原因が見つからず機能損失が残る場合には、症状をとるために内転筋起始部の瘢痕組織を切除するか、内転筋腱切離を行うこともある (SOR-C)[7-9]。慢性鼠径部痛に対して長内転筋切離を行った 16 例の男性アスリートを 35 カ月間追跡した結果は、1 例はスポーツに復帰、10 例では元の競技レベルに復帰し、すべての症例で症状がなくなったと報告している[10]。

坐骨に付着する筋の起始部では剥離が生じる可能性がある。股関節屈曲または伸展位、膝関節伸展位において強力な筋収縮（特に伸張性収縮）のときに[11]、大腿直筋（下前腸骨棘）や縫工筋（上前腸骨棘）などの二関節筋に生じる傾向にある。ハムストリング（坐骨）に剥離が生じたものはハードラー骨折として知られている（図 15.1）。坐骨結節部は 20 代まで完全に癒合しないため（表 15.1)[12]、その年齢に達するまでは骨端剥離のリスクがある[1,2]。固定することが可能な程度に裂離骨片が大きく転位が 2 cm 以上ある場合には手術が必要になるかも知れない (SOR-C)[2]。リハビリテーション単独よりも最終的な結果が良いことから、早期に坐骨裂離部の固定手術を推奨する著者もいる (SOR-C)[1,13]。Kujala ら[14]は坐骨結節の骨端核や裂離損傷に対して保存的治療を推奨している。しかしながら、その報告の中でも 21 人中 7 人は保存的治療後にスポーツ復帰のために手術治療が必要になったと報告している。

坐骨結節骨端核裂離の合併症は稀であるが、神経剥離術を要する遅発性の坐骨神経麻痺がある[15]。

鑑別疾患は腱損傷、ヘルニア、恥骨骨炎、弾撥股、腰痛や椎間板由来の痛みが挙げられる。

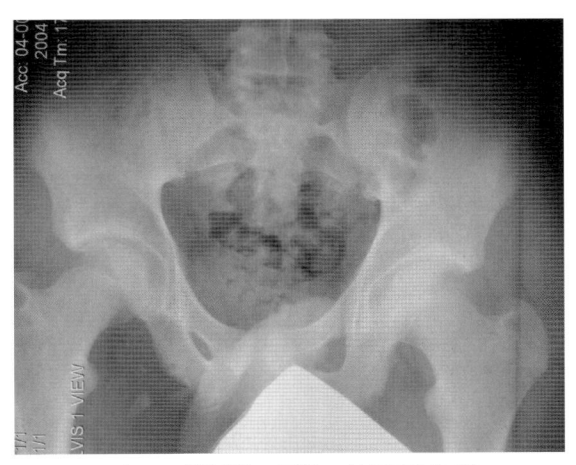

図15.1　坐骨骨端剥離の骨盤X線写真正面像

表15.1　若年者における骨盤骨端の出現と閉鎖時期

部　位	出現時期（歳）	閉鎖時期（歳）
腸骨稜		
女性	13	15
男性	14	16
下前腸骨棘	13〜15	16〜18
坐骨結節	13〜15	16〜18
小転子		
女性	11	14〜15
男性	12	16〜17

Metzemaker and Pappas[12]より引用

股関節脱臼

　スポーツにおいて股関節脱臼の発生は珍しいが、高エネルギー外傷の結果として発症する。通常は後方に脱臼する。頭から衝突するときに股関節が完全屈曲、もしくは伸展位にあると危険である[2]。後方脱臼は股関節が屈曲、内旋、内転位で生じる。前方脱臼は股関節が外旋、外転で屈曲もしくは伸展位で生じる。X線写真では骨盤正面像と股関節側面像によって脱臼方向を診断する。
　鎮静し筋弛緩した状態を整え早急に徒手整復することで大腿骨頭の軟骨損傷

による骨頭壊死のリスクを減少させることができる。関節内の骨片の有無や骨頭の求心性を確認するために、整復後にCTを撮影すべきである。徒手整復ができなかったり、臼蓋や大腿骨頭の骨折を合併したりしている場合には手術が必要になる。関節鏡視下に関節内の骨軟骨片切除ができる[16]。

股関節脱臼後の合併症として最も多いものは大腿骨頭壊死であり、Anderson ら[2]によると股関節脱臼の10〜20%に生じる。よって、彼らは骨壊死を評価するために受傷後3ヵ月にMRIを撮影することを推奨している。

鑑別診断は臼蓋骨折である。

股関節骨折

衝突や転倒などの高エネルギー外傷によって発生した股関節骨折では鼠径部痛を呈する。X線写真撮影には骨盤正面像、罹患股関節の正面・側面像、罹患側の大腿骨正面・側面像を含めるべきである。たいていはこれらのX線写真で十分に診断可能である。

股関節の骨折は観血的整復固定術を行うべきである。大腿骨頸部骨折は骨頭壊死のリスクがあるため早急な対応が不可欠である。(治療の詳細については疲労骨折を参照のこと)

疲労骨折

軍人やアスリートでは、トレーニング強度の増加による繰り返す股関節へのストレス負荷が疲労骨折のリスクである。無月経や摂食障害の女性アスリートもまた疲労骨折のリスクがある[2,4]。大腿骨頸部の疲労骨折は荷重時の鼠径部、大腿前面や膝痛を呈し、痛みは関節可動時に強くなり、時に夜間痛を生じる[17]。疼痛は徐々に生じて増強していき最終的には活動制限が生じ、安静により軽減する[4]。身体的検査では局所の圧痛、鎮痛歩行、股関節の内旋可動域の低下を呈する。

症状の出現から2〜4週間後にX線写真上で骨折が確認できる[17]。急性期には臨床診断を確定させるために骨シンチグラフィーやMRIが必要である[18]。骨折部の転位、続発する大腿骨頭壊死や偽関節の予防のためにも早期診断は重要である[18,19]。

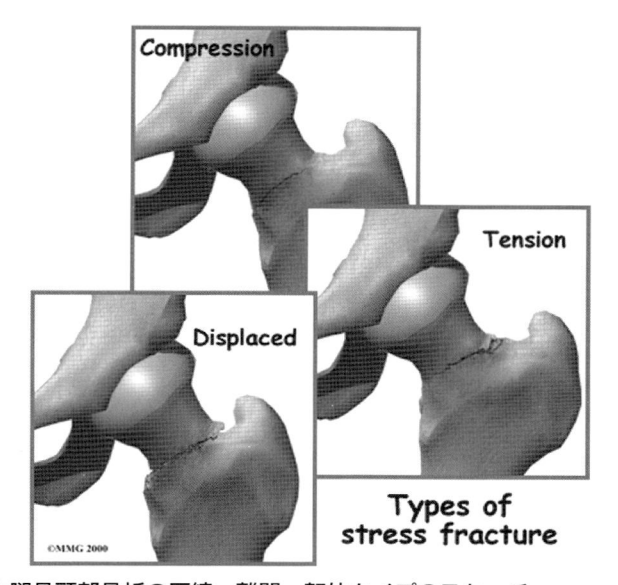

図 15.2 大腿骨頸部骨折の圧縮、離開、転位タイプのスケッチ
http://www.eOrthopod.com から引用。Medical Multimedia Group から画像提供を受ける。
http://www.medicalmultimediagroup.com/。許可を得て引用。

　治療は骨折形態によって異なる。治療方針は股関節の X 線写真や MRI 所見に基づいて決定される[20]。アルゴリズムは Fullerton と Snowdy[17]（図 15.2）によって定義された圧縮、離開、転位の疲労骨折分類を用いる[20]。加えて圧縮骨折は大腿骨頸部の 50％未満か 50％以上によってさらに分類される。

　このアルゴリズムでは単純 X 線写真が診断に使用されている。骨折部の転位を認める場合には緊急で観血的整復固定術を行う（SOR-B）[17,18,20]。大腿骨頸部の伸展側に皮質の亀裂を認めた場合には経皮ピンニングを行う（SOR-C）[17,20]。亀裂が圧縮側に認められ大腿骨頸部の幅の 50％以上である場合には経皮ピンニングを行う；50％未満では松葉杖を使用した非荷重として頻回に経過観察を行い（SOR-C）[20]、骨折部が広がる場合にはピンニングを行う（SOR-B）[17,20]。

　X 線写真で所見を認めない場合には MRI を撮影する。MRI で伸展側に骨折を認めたならば経皮ピンニングが推奨される（SOR-C）[20]。圧縮側の骨折では 50％ルールが適応される（50％以上ではピンニングを行い 50％未満では非荷重

歩行）（SOR-C）[20]。非荷重歩行に関して患者の受け入れに支障がある場合には手術的介入も推奨される[19,20]。

圧縮側に対する経皮的固定術では6.5～7.0 mmの海綿骨スクリュー3本が使用され、術後には荷重歩行も許可される[20]。転位のない伸展側の骨折も同様に3本の経皮的スクリューで治療される。転位のある骨折の場合には観血的整復の後にスライディングヒップスクリューとサイドプレート、もしくは海綿骨スクリューで内固定される。患者は偽関節のリスクがあるために8～12週間の免荷をしなければならない。大腿骨頭壊死、偽関節、内反変形治癒、変形性関節症の評価をするために長期間経過観察をしなければならない[20]。転位のある骨折患者の2/3では臨床的に明らかな合併症を生じるという報告もある[21]。

寛骨臼唇損傷

寛骨臼唇は寛骨臼周囲の線維軟骨縁である。寛骨臼唇の機能は股関節的蓋窩を深くすることで安定性を増し、関節内を陰圧にし、関節の流体層膜を維持することである[22,23]。下方では関節唇は寛骨横靭帯と連続し臼蓋窩の外側縁を明瞭にする。関節唇のすべてにおいて自由神経終末が認められるため、その損傷によって半月板損傷と同様に痛みを生じる[23]。

関節唇損傷は外傷、股関節脱臼、ねじれによる傷害により引き起こされるが、原因が明らかではないこともある[2,23,24]。関節唇損傷は変性過程の一部分でもある[23,25]。放射状フラップ、変性、バケツ柄、水平断裂、辺縁縦断裂などの断裂形態を呈する[26]。最も損傷されやすい部分は前方[26,27]、もしくは前上方[23]関節唇である。

関節唇損傷ははじめに鼠径部痛を呈し、ピボットやねじりによって悪化する[27]。しばしば股関節に「キャッチング」やクリック、関節可動域の制限を呈する[2,23,24]。他動的に関節を動かしたり、抵抗をかけて内転させたりすることで痛みが誘発される[23,26]。

関節唇損傷の診断技術にはさまざまな方法がある。X線写真では臼蓋形成不全やしばしば関節唇損傷と同時にみられる骨嚢腫様の変性変化を認めるが、それらの所見だけで診断するには不十分である[26]。歴史的にみても、MRIは関節唇損傷を診断できると信じられている関節唇周囲骨嚢腫の存在[28]を除いては、

診断をするには特異度、感度ともに不十分である[22,24,26]。MR 関節造影は関節包が描出され、断裂部に造影剤が侵入するので選択すべき画像診断法である[23]。麻酔剤を加えて造影剤を関節内に注射することで診断にも役立つ。この注射で痛みが取れるならば、痛みの発生源は関節内にあり、それは関節唇損傷か軟骨病変であろう。新しい高解像度の MRI では造影剤は不要である。

すべてのタイプの初期治療としては、必要であれば非ステロイド性消炎鎮痛剤 (NSAIDs) を使用して 4 週間の免荷である (SOR-C)[2]。自然治癒するのか、変化しないのか、損傷の自然経過は知られていない。保存的治療に失敗し症状が残ってしまった場合には関節唇切除が行われる。関節を展開して切除した場合の成功例はあるが、大腿骨頭壊死や大転子部滑液包炎などの合併症発生リスクが高い[27]。よって、損傷した関節唇の関節鏡視下デブリードマンは外科手技として好まれる (SOR-B)[22,24]。手術による合併症のリスクを減らすことができ、股関節を脱臼せずに関節表面を観察することもできる[22-24,27]。

術後に患者は部分荷重から徐々に全荷重が許可される[26]。ある後ろ向き研究では関節鏡視下の関節唇デブリードマンを受けた 28 人を変形性股関節症の有無によって均等に 2 群に分け関節鏡視下に関節唇デブリードマンを施行した[26]。関節症のない群では 71％、関節症のある群では 21％が良好な結果であったと報告している[26]。

アスリートに対する股関節鏡では若くて外傷によって生じた患者、および骨棘のインピンジ、遊離体、靭帯部分の損傷のある若い患者において良好な結果であったという研究もある[16]。軟骨と関節唇損傷の患者に著しい利点がある[16]。合併症は稀であるが腓骨、陰部、坐骨神経の神経損傷の報告が多い[22,29]。

鑑別診断は鼠径捻挫、ヘルニア、弾撥股、恥骨骨炎である。

スポーツ/ホッケーヘルニア

スポーツヘルニアは持続性の疼痛として発症する[1]。後腹壁の脆弱化の結果、直接もしくは間接的にヘルニアを生じる。ねじりやカット動作の多いサッカー、アイスホッケー、テニス競技者においてオーバーユース、先天的な後腹壁の脆弱性、腹筋群の付着部異常などが発生の原因と考えられている[1,2]。

気づかぬうちに進行する非特異的な深部痛という症状が典型的である。荷重

や咳により疼痛が強くなる。恥骨の圧痛もあるが、抵抗をかけた内転時の痛みがより一般的であると報告されている[30]。深部の筋膜だけが障害されているため真のヘルニアは触知しない[31]。画像検査は診断確定に寄与しないが、疲労骨折や恥骨骨炎などとの鑑別のために必要である。

6～8週間の保存治療後にも症状が残った場合には手術治療を考慮すべきである[31]。157人のうち97％は、腹直筋付着部の再逢着だけで元の競技レベルに復帰したという報告がある[30]。さらに開腹または鏡視下でのヘルニアの縫合術の成績も良好である[32]。

鼠径ヘルニアはアスリートに捉えどころのない持続性の鼠径部痛として生じスポーツヘルニアと呼ばれている。幸いに視鏡下での腹膜ヘルニア縫合術を行うことは診断がついていない鼠径部痛のあるアスリートの診断と治療に有用である[33]。術後3週以内に競技復帰が可能である[33]。

鑑別診断は恥骨骨炎、腹直筋遠位挫傷、内転筋挫傷、内転筋腱周囲炎、恥骨結合不安定症である。

Gilmore's groin/鼠径部痛症候群

Gilmore's groin は脚の付け根の深刻な筋腱傷害である。外斜腱膜損傷、共同腱の断裂や剝離、共同腱と鼠径靱帯の離開などが含まれるという報告がある[34]。Gilmore[34]は、サッカー選手の症例のうち98％が男性で、70％の患者で知らぬ間に発症し使うほどに増す片側性の鼠径部痛があると述べている。強力な股関節屈筋群のバランス不良の結果、骨盤が前方に傾き弱い腹筋が引き延ばされることで傷害を受けやすいのであろう[34]。

診断は浅鼠径輪の拡大と疼痛の触知によってなされる。骨盤不安定症を除外するために、両脚立位と片脚立位（「フラミンゴ」像）のX線写真を撮るべきである。片脚立位像で恥骨結合の移動は3mm以下でなければならない[34]。

すべての患者はリハビリテーションプロトコールに基づいて初期治療を受け、数週間かけて徐々に復帰していかなければならない。リハビリテーションによる反応がない場合には、解剖学的な修復術が推奨される（SOR-C）[34]。サッカー選手において修復術後の平均復帰時期は6週以内で成功率は97％であったという報告がある[34]。

鑑別診断はヘルニア、腱挫傷、恥骨骨炎、寛骨臼唇損傷である。

恥骨骨炎

　恥骨骨炎は恥骨結合の不安定症に関連する弱い炎症であり[34]、時に分娩後の女性がスポーツ活動に復帰する際にみられることがある。腹直筋もしくは内転筋による継続的な引っ張りによって恥骨結合に繰り返し傷害が加わることで生じる。典型的な症状はキック、ジャンプ、ねじりなどにより増強する痛みで、ランナー、サッカー選手、ホッケー選手などにみられる[2]。診断は骨盤正面像において恥骨結合部の硬化像や吸収像によってなされる。結合部のずれを認めることもある。骨シンチグラフィーでは結合部の取り込みを認めるが恥骨結節には及ばない[34]。

　治療は長期間の安静であるが、症状が強いときにはNSAIDsやステロイド注射を使用することもある。恥骨結合の固定術が必要になる（稀であるが）こともある[34]。加えて長引く症例では内転筋切離も有用であろう[10]。

　鑑別診断はヘルニア、内転筋挫傷や剥離、Gilmore's groin、寛骨臼唇損傷である。

弾撥股

　弾撥股は内因性と外因性に分類される。内因性の場合は股関節屈曲から伸展の間に鼠径前方の深部に引っかかりを感じる。これは腸腰筋が大腿骨頭、骨盤のつば（腸恥隆起）、または小転子の上を滑ることで生じると考えられている[35]。外因性の場合は股関節内転位で屈曲または伸展時に、大転子部上を腸脛靭帯（ITB）が通過するときに引っかかりを感じる。どちらのタイプも長距離ランナーにみられる。

　外因性、内因性弾撥股の初期治療は安静、NSAIDs、腸腰筋と腸脛靭帯のストレッチである。腸脛靭帯の下にある滑液包にステロイド注射を行うこともある[36]。加えて腸腰筋や腸脛靭帯の緊張が強い場合には、ストレッチ、筋力トレーニング、バランストレーニングが重要である。

　保存治療で効果がないときには手術治療を考慮する（SOR-C）[37]。JacobsonとAllen[37]は腸腰筋の腱様部を切離して、20人中14人で症状が消失したと報告し

表 15.2　閉鎖神経と大腿神経

神　経	起　始	支配領域	圧迫の生じる部位/タイプ	症　状
閉鎖神経[39,40]	第 2〜4 神経根の脊髄前枝	内転筋群	恥骨（腫瘍もしくは妊娠） 恥骨骨炎の閉鎖孔への二次的波及 肥厚した内転筋腱	内転筋付着部の深い、急激な疼痛 脛骨内側への放散痛
大腿神経[41]	L2-4 脊髄前枝	腰筋 前根：縫工筋、大腿前面の感覚 後根：大腿四頭筋、膝前内側と下腿の感覚	鼠径靱帯 鈍的外傷もしくは伸張傷害	大腿四頭筋筋力低下 大腿前面と膝内側の感覚低下
腸骨鼠径靱帯[42]	第 1 腰椎神経根	陰茎基部もしくは陰唇、陰嚢前面、大腿内側	鈍的外傷 腹部肥大	鼠径、生殖器、下腹部痛
腸骨下腹神経[42]	第 1 腰椎神経根	下腹部と鼠径の感覚/大腿外側の感覚	鈍的外傷 腹部肥大	鼠径、生殖器、下腹部痛
陰部大腿神経[42]	第 1-3 腰椎神経根	陰嚢前面/陰唇と大腿内側	鈍的外傷 腹部肥大	鼠径、生殖器、下腹部痛
大腿外側皮神経[43]	腰部脊髄前枝と高位は多様	同側大腿部と殿部	鼠径靱帯による圧迫 スクワットの繰り返し	大腿外側/殿部の痛み/感覚鈍麻

ている。White ら[35]は腸脛靱帯の切離を行っていると述べている。Glazer と Hosey[36]は滑液包下の腸脛靱帯切除、Brignall と Stainsby[38]は難治例に対して Z 形成術を行い成功したと述べている。

神経の圧迫

　アスリートの骨盤部痛の原因として神経の圧迫は珍しい。骨盤部の神経（**表15.2**）は、瘢痕組織や線維性癒着もしくは骨盤腫瘍によって絞扼される。これらの問題の診断と治療においては神経の感覚と運動の支配領域と周囲組織との

関連についての理解が必要である。筋電図と神経伝導試験は圧迫部位の局在診断の手助けになる。治療はまず保存的とし（腫瘍症例を除く）；手術治療では圧迫されている神経周囲の剝離を行う。発生頻度が低いため、治療に関する情報は症例報告に譲る[39-43]。

坐骨/梨状筋/ハムストリング症候群

坐骨神経の圧迫は梨状筋またはハムストリングの絞扼や癒着によって生じる[2,44,45]。患者には殿部の強打、ハムストリングの肉離れの繰り返し、化膿性筋炎、骨化性筋炎、筋肉深部への注射などの既往があるだろう[44,45]。

梨状筋症候群は仙腸関節にある梨状筋に沿った痛みを呈し、座位や股関節内旋で悪化し下肢に放散痛を生じる[44]。ハムストリング症候群はハムストリングのストレッチにより生じる痛みで、同時に座位や高速で走るときにも痛みがある[2,45]。坐骨神経の症状が脊椎由来か梨状筋由来かを判別することは難しいが、MR神経造影が手助けになる[46]。

初期治療は保存的に安静、NSAIDs、理学療法、殿部周囲のエクササイズ、トリガーポイント注射である[44]。梨状筋の外科的切除でというより、むしろ初めは刺激炎症を治療することによって仙腸関節炎に次ぐ梨状筋症候群を治療することが最良である[44]。上記の方法で効果がなければ手術治療を考慮する（SOR-C）[44,45]。手術の際には梨状筋を大腿骨付着部から切離して、短縮させた位置で再逢着する。アスリートに対するものではないが、この手術を7例に行ったところ100％が復職し、70％は以前と同様の仕事であったという報告がある[44]。同様にハムストリング症候群に対して虚血により硬化した腱付着部を切離する手術を行い、59人中52人で完全に症状がなくなったという報告もされているが[45]、アスリートに対してこのような手術を行うことは最後の手段である。

若年者

▶大腿骨頭すべり症

大腿骨頭すべり症（SCFE）は大腿骨頭の骨端軟骨板の過形成に伴う破壊により生じる。リスクファクターは男性、肥満、甲状腺機能低下症のような内分泌異常である。これらに当てはまる者がコンタクトスポーツに参加することに

よってもリスクが高まる[34]。大腿骨頭すべり症の患者は股関節、鼠径部、膝関節の痛みを呈し、歩行により疼痛は強くなる。転位した大腿骨頭が大腿骨頸部に対して前方と外旋方向に位置するようになるため、股関節の内旋可動域が制限される。診断は単純 X 線写真の骨盤正面像と患側の正面および側面像で確定する。

大腿骨頭すべり症の治療は骨折線に対して垂直な経皮的スクリュー固定がなされるまでは完全に免荷とする（SOR＝B）[47]。甲状腺機能低下症のような内分泌異常、大腿骨頭の転位を認めないものの患者が痛みを訴える場合には、健側に対する予防的ピンニングが推奨される（SOR＝C）[48]。すべりの程度によって機能や X 線写真の結果は悪くなるが、整復操作は長期成績には影響を与えない[47]。

大腿骨頭すべり症の自然経過はすべりの重症度に比例して悪く、骨壊死や軟骨融解などの合併症は重症のすべりで多く発生する[47]。

▶骨端裂離

骨端裂離は、骨端核が出現して閉鎖するまでの 14〜25 歳[49]の骨格的に未成熟なアスリートに発生する。骨端閉鎖年齢の遅い坐骨の罹患リスクが高い。坐骨（53％）、下前腸骨棘（22％）、上前腸骨棘（19％）[50]のリスクであるとする報告がある。小転子や恥骨結合では罹患頻度が低い[50]。

キックやランニング後の強い股関節痛の急激な発症により診断される[2,49,51]。患者はポップ音を聞き、激しい痛みとともに機能低下を経験する。明らかな外傷がないことが多い。裂離部の圧痛、可動域の低下、罹患筋もしくは罹患筋群の筋力低下を認める。腫れや皮下出血を呈することもある[49]。骨端の石灰化以前では X 線写真で裂離像は認められない。骨化が進んでいない場合があるので、臨床的に疑いがある場合には超音波もしくは MRI はより信頼性が高い。

保存的治療は段階的なリハビリテーションプログラム、安静、冷却、NSAIDs の利用などである。転位骨片が固定可能な大きさであり、少なくとも 2 cm 以上転位している場合には手術治療により良い結果を得られるだろう（SOR-C）[52]。それ以外では保存的治療でも良好な結果であると報告されている[2,4,11]。

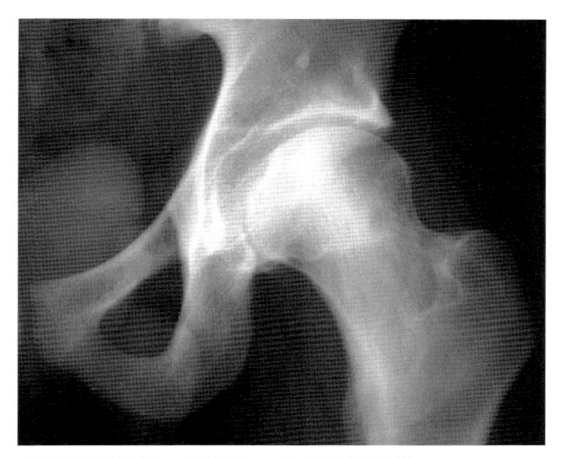

図 15.3 類骨骨腫患者の股関節 X 線写真正面像
大腿骨頸部に境界明瞭で中心が硬化した円形の透過性病変が確認される。
(Photograph by John C. Hunter, MD. Reprinted by permission from The University of Washington Projects website：http://uwmsk.org/residentprojects.)

腫　瘍

　アスリートの股関節痛を引き起こす原因が腫瘍であることは珍しい。痛みを伴う良性骨腫瘍として比較的多くみられるものは類骨骨腫である（**図 15.3**）。典型例では突然痛みを生じ、夜間に増強し、NSAIDs が著効する。類骨骨腫は X 線写真や CT で特異的な所見を示す：どちらの画像でも稀に境界明瞭で硬化した円形の透過性病変が確認される。電熱的焼灼や切除生検によって早期にスポーツ復帰できるであろう[53]。

　鑑別診断は骨腫、骨芽細胞腫、反応性骨膜炎、骨肉腫、骨島（内骨症）である。

ケースのまとめ

▶手　術

経皮的に 6.5 mm 海綿骨スクリューで固定を行った。

▶経　過

骨折が治癒し、通常歩行になるまで週に1回の頻度でX線写真撮影を行った。

▶意思決定

骨折部を内固定せずに歩かせた場合には骨折を悪化させることになってしまうため、本症例の場合はMRIが診断の鍵となった。ひとたび大腿骨頸部疲労骨折と診断されれば、手術で骨折部を安定させるか骨折が治癒するまで免荷にするという判断がなされる。信頼のおける患者であったとしても免荷を継続することは難しく、特にすべったり転倒したりすることもありうる。転位を生じて悲惨な結果になる可能性と、経皮的スクリュー固定の低侵襲を比べ、この症例では固定手術を行った。

文　献

1. Morelli V, Weaver V. Groin injuries and groin pain in athletes : part 1. Prim Care 2005 ; 32 : 163-183.
2. Anderson K, Strickland SM, Warren R. Hip and groin injuries in athletes. Am J Sports Med 2001 ; 29 : 521-533.
3. Garrett WE Jr, Safran MR, Seaber AV, et al. Biomechanical comparison of stimulated and nonstimulated skeletal muscle pulled to failure. Am J Sports Med 1987 ; 15 : 448-454.
4. Lynch SA, Renstrom PAFH. Groin injuries in sport : treatment strategies. Sports Med 1999 ; 28 : 137-144.
5. Pomeranz SJ, Heidt RS Jr. MR imaging in the prognostication of hamstring injury. Work in progress. Radiology 1993 ; 189 : 897-900.
6. Brown TD, Brunet ME. Thigh. Section A. Adult thigh. In : DeLee JC, Drez D Jr, Miller MD, editors. DeLee & Drez's Orthopaedic Sports Medicine : Principles and Practice, 2nd ed. Philadelphia : WB Saunders ; 2003 : 1481-1505.
7. Hughes C Ⅳ, Hasselman CT, Best TM, et al. Incomplete, intrasubstance strain injuries of the rectus femoris muscle. Am J Sports Med 1995 ; 23 : 500-506.
8. Martens MA, Hansen L, Mulier JC. Adductor tendinitis and musculus rectus abdominis tendopathy. Am J Sports Med 1987 ; 15 : 353-356.
9. Weinstein RN, Kraushaar BS, Fulkerson JP. Adductor tendinosis in a professional hockey player. Orthopedics 1998 ; 21 : 809-810.
10. Akermark C, Johansson C. Tenotomy of the adductor longus tendon in the treatment of chronic groin pain in athletes. Am J Sports Med 1992 ; 20 : 640-643.
11. Schlonsky J, Olix ML. Functional disability following avulsion fracture of the ischial epiphysis. Report of two cases. J Bone Joint Surg 1972 ; 54A : 641-644.
12. Metzmaker JN, Pappas AM. Avulsion fractures of the pelvis. Am J Sports Med 1985 ; 13 : 349-358.
13. Orava S, Kujala UM. Rupture of the ischial origin of the hamstring muscles. Am J Sports

Med 1995；23：702-705.
14. Kujala UM, Orava S, Karpakka J, et al. Ischial tuberosity apophysitis and avulsion among athletes. Int J Sports Med 1997；18：149-155.
15. Spinner RJ, Atkinson JLD, Wenger DE, Stuart MJ. Tardy sciatic nerve palsy following apophyseal avulsion fracture of the ischial tuberosity. Case report. J Neurosurg 1998；89：819-821.
16. Byrd JWT, Jones KS. Hip arthroscopy in athletes. Clin Sports Med 2001；20：749-761.
17. Fullerton LR Jr, Snowdy HA. Femoral neck stress fractures. Am J Sports Med 1988；16：365-377.
18. Johansson C, Ekenman I, Tornkvist H, Eriksson E. Stress fractures of the femoral neck in athletes. The consequence of a delay in diagnosis. Am J Sports Med 1990；18：524-528.
19. Devas MB. Stress fractures of the femoral neck. J Bone Joint Surg Br 1965；47：728-738.
20. Shin AY, Morin WD, Gorman JD, et al. The superiority of magnetic resonance imaging in differentiating the cause of hip pain in endurance athletes. Am J Sports Med 1996；24：168-176.
21. Visuri T, Vara A, Meurman KOM. Displaced stress fractures of the femoral neck in young male adults：a report of twelve operative cases. J Trauma 1988；28：1562-1569.
22. Byrd JWT. Labral lesions：an elusive source of hip pain case reports and literature review. Arthroscopy 1996；12：603-612.
23. Narvani AA, Tsiridis E, Tai CC, Thomas P. Acetabular labrum and its tears. Br J Sports Med 2003；37：207-211.
24. Hase T, Ueo T. Acetabular labral tear：arthroscopic diagnosis and treatment. Arthroscopy 1999；15：138-141.
25. Dorrell JH, Catterall A. The torn acetabular labrum. J Bone Joint Surg Br 1986；68：400-403.
26. Farjo LA, Glick JM, Sampson TG. Hip arthroscopy for acetabular labral tears. Arthroscopy 1999；15：132-137.
27. Fitzgerald RH Jr. Acetabular labrum tears. Diagnosis and treatment. Clin Orthop Relat Res 1995；311：60-68.
28. Byrd JWT, Jones KS. Diagnostic accuracy of clinical assessment, magnetic resonance imaging, magnetic resonance arthrography, and intra-articular injection in hip arthroscopy patients. Am J Sports Med 2004；32：1668-1674.
29. Sampson TG. Complications of hip arthroscopy. Clin Sports Med 2001；20：831-835.
30. Meyers WC, Foley DP, Garrett WE, et al. Management of severe lower abdominal or inguinal pain in high-performance athletes. PAIN（Performing Athletes with Abdominal or Inguinal Neuromuscular Pain Study Group）. Am J Sports Med 2000；28：2-8.
31. Hackney RG. The sports hernia：a cause of chronic groin pain. Br J Sports Med 1993；27：58-62.
32. Taylor DC, Meyers WC, Moylan JA, et al. Abdominal musculature abnormalities as a cause of groin pain in athletes. Inguinal hernias and pubalgia. Am J Sports Med 1991；19：239-242.
33. Azurin DJ, Go LS, Schuricht A, et al. Endoscopic preperitoneal herniorrhaphy in professional athletes with groin pain. J Laparoendosc Adv Surg Tech A 1997；7：7-12.
34. Gilmore J. Groin pain in the soccer athlete：fact, fiction, and treatment. Clin Sports Med 1998；17：787-793.
35. White RA, Hughes MS, Burd T, et al. A new operative approach in the correction of external coxa saltans：the snapping hip. Am J Sports Med 2004；32：1504-1508.
36. Glazer JL, Hosey RG. Soft-tissue injuries of the lower extremity. Prim Care 2004；31：

1005-1024.
37. Jacobson T, Allen WC. Surgical correction of the snapping iliopsoas tendon. Am J Sports Med 1990 ; 18 : 470-474.
38. Brignall CG, Stainsby GD. The snapping hip. Treatment by Z-plasty. J Bone Joint Surg Br 1991 ; 73 : 253-254.
39. Bradshaw C, McCrory P, Bell S, Brukner P. Obturator nerve entrapment. A cause of groin pain in athletes. Am J Sports Med 1997 ; 25 : 402-408.
40. Brukner P, Bradshaw C, McCrory P. Obturator neuropathy : a cause of exercise-related groin pain. Phys Sportsmed 1999 ; 27 : 62-73.
41. Miller EH, Benedict FE. Stretch of the femoral nerve in a dancer. A case report. J Bone Joint Surg 1985 ; 67A : 315-317.
42. Harms BA, DeHaas DR Jr, Starling JR. Diagnosis and management of genitofemoral neuralgia. Arch Surg 1984 ; 119 : 339-341.
43. Williams PH, Trzil KP. Management of meralgia paresthetica. J Neurosurg 1991 ; 74 : 76-80.
44. Foster MR. Piriformis syndrome. Orthopedics 2002 ; 25 : 821-825.
45. Puranen J, Orava S. The hamstring syndrome. A new diagnosis of gluteal sciatic pain. Am J Sports Med 1988 ; 7 : 517-521.
46. Filler AG, Haynes J, Jordan SE, et al. Sciatica of nondisc origin and piriformis syndrome : diagnosis by magnetic resonance neurography and interventional magnetic resonance imaging with outcome study of resulting treatment. J Neurosurg Spine 2005 ; 2 : 99-115.
47. Carney BT, Weinstein SL, Noble J. Long-term follow-up of slipped capital femoral epiphysis. J Bone Joint Surg Am 1991 ; 73 : 667-674.
48. Eldridge JC. Slipped capital femoral epiphysis. In : Sponseller PD, editor. Orthopaedic Knowledge Update : Pediatrics 2. Rosemont (IL) : American Academy of Orthopaedic Surgeons ; 2002 : 143-152.
49. Waters PM, Millis MB. Hip and pelvic injuries in the young athlete. Clin Sports Med 1988 ; 7 : 513-526.
50. Rossi F, Dragoni S. Acute avulsion fractures of the pelvis in adolescent competitive athletes : prevalence, location and sports distribution of 203 cases collected. Skeletal Radiol 2001 ; 30 : 127-131.
51. Boyd KT, Peirce NS, Batt ME. Common hip injuries in sport. Sports Med 1997 ; 24 : 273-288.
52. Paletta GA Jr, Andrish JT. Injuries about the hip and pelvis in the young athlete. Clin Sports Med 1995 ; 14 : 591-628.
53. Ahlfeld SK, Makley JT, Derosa GP, et al. Osteoid osteoma of the femoral neck in the young athlete. Am J Sports Med 1990 ; 18 : 271-276.

付録 1

科学的根拠に基づく医療

　科学的根拠に基づく医療とは、臨床における意思決定プロセスにおいて最良の医学的根拠を適用することである。最近まで、筋骨格系に関する文献の大半が、根拠に基づく患者指向研究を基盤としていなかった。その代わりに、エキスパートの意見、大多数の意見、症例集積から成り立っていた。これらの情報源は確かに役立つが、これらの医学のことわざには、比較試験で明らかとはならないものが複数ある。

　医学界は患者にとって重要となる科学的根拠に基づく推奨に飢えている。これは文献資料によって、さまざまな格付けで最新の情報が、American Academy of Family Physicians、Center for Evidence Based Medicine[1]、the Cochrane Collaboration[2]、そして the U. S. Preventive Services Task Force[3]などの組織によって公表されている。

　ここでは、プライマリケアに関わる者の多くに親しみのある American Academy of Family Physicians によるシステムを選択した。本文中では、推奨の強さ（strength of recommendation, SOR）、もしくは根拠のレベル（level of evidence, LOE）が推奨内容やデータに適切に割り当てられている。

推奨の強さの分類法

　全般的に、読者にとって鍵となる推奨のみ SOR で分類するものとした。推奨は使用できる根拠の質が最も高いものに基づく。例えば、ビタミン E に心臓血管系を保護する効果があることがいくつかのコホート研究（研究の質はレベル 2）で明らかとなったが、質が高い無作為化試験（レベル 1）では、この効果は確認されなかった。表 1.1 は SOR 分類スケールを示す。

　表 1.2 は、患者指向アウトカムを計測した研究の質が良好もしくは限定され

表1.1 SOR の分類と定義

推奨の強さ	定義
A	不変的で、質が高い患者指向的根拠に基づく推奨[a]
B	変化しうるもので、質が限定された患者指向的根拠に基づく推奨[a]
C	大多数の意見、普段の診療、意見、疾患指向的根拠[a]、もしくは診断研究のため症例集積、治療、予防、スクリーニングに基づく推奨[a]

[a]患者指向的根拠は患者にとって重要なアウトカムを計測した:罹患率、死亡率、症状の改善、コストの減少、生活の質。疾患指向的根拠は中期における、生理学的もしくは代用となり、患者のアウトカムの改善に影響しうるエンドポイントを計測した(例えば、血液の科学的性質、生理学的機能、病理学的所見)。

表1.2 LOE の決定

研究の質	診　断	治療/予防/スクリーニング	予　後
レベル1 質が高い患者指向的根拠	・妥当な臨床決定ルール ・SR/質の高い研究によるメタアナリシス ・質の高い診断学的なコホート研究[a]	・SR/不変的な結果をもつRCT のメタアナリシス ・質の高い個別の RCT[b] ・全か無かの研究[c]	・SR/質の高いコホート研究によるメタアナリシス ・よく追跡調査している前向きコホート研究
レベル2 質が限定された患者指向的根拠	・妥当でない臨床決定ルール ・SR/質の低い研究や非不変的な結果をもつ研究によるメタアナリシス ・質の低い診断学的なコホート研究や診断学的ケースコントロール研究	・SR/質の低い比較試験や非不変的な結果をもつ研究によるメタアナリシス ・質の低い臨床試験[b] ・コホート研究 ・ケースコントロール研究	・SR/質の低いコホート研究、もしくは非不変的な結果をもつメタアナリシス ・後ろ向きコホート研究、もしくは追跡調査が不十分な前向きコホート研究 ・ケースコントロール研究 ・症例集積
レベル3 他の根拠	診　断 ・大多数の意見によるガイドライン、無関係の研究からの推論、普段の診療、意見、疾患指向的根拠(中期的、もしくは生理学的アウトカムのみ)、もしくは診断研究のための症例集積、治療、予防、スクリーニング		

たものであるかを判断するためのガイドラインである。**表1.3**は、研究間で結果が不変的か、もしくは変化しうるかを判断するための方法を示す。

根拠のレベル[4,5]

レベル A(無作為化比較試験/メタアナリシス):

表1.3 研究間の不変性

不変的	・大半の研究が同様、もしくは最低でも首尾一貫した結論を示す（首尾一貫とは結論の相違について説明できることを意味する） ・質が高く最新のシステマティックレビュー、もしくはメタアナリシスがあれば、それらは推奨を支持する
非不変的	・研究結果間での大きなばらつきや、首尾一貫性の不足 ・質が高く最新のシステマティックレビュー、もしくはメタアナリシスがある場合に、推奨を支持することにおいて不変的な根拠を見出すことがない

　すべての重要なアウトカムを考慮した質の高い無作為化比較試験（randomized controlled trial, RCT）。包括的な調査戦略を用いた質の高いメタアナリシス（定量的なシステマティックレビュー）。

　レベルB（他の根拠）：

　よくデザインされた非無作為化比較試験。適切な調査戦略のある非定量的なシステマティックレビューであり、質の低いRCT、臨床的コホート研究、バイアスがなく対象が選択され、普遍的な結果を示すケースコントロール研究を含み、よく確証された結論を有する。質が高く、歴史に基づいた非比較研究や、よくデザインされ説得力のある疫学的研究のような他の根拠も含まれる。

　レベルC（大多数の意見/エキスパートの意見）：

　大多数の見解もしくはエキスパートの意見

　SORとLOEは最良の根拠を使う際に、臨床評価を導く手助けとなり、患者が最新かつ適切なケアを受けるのに役立つことから、この2つの根拠に基づく分類スケールを使用することを望む。

文　献

1. Centre for Evidence-Based Medicine. Levels of evidence and grades of recommendation. At：http://www.cebm.net/levels_of_evidence.asp. Accessed December 13, 2008.
2. Clarke M, Oxman AD. Cochrane reviewers' handbook 4.2.0. The Cochrane Collaboration, 2003. At：http://www. cochrane. org/resources/handbook/handbook. pdf. Accessed November 13, 2008.
3. Harris RP, Helfand M, Woolf SH, et al. Current methods of the U.S. Preventive Services Task Force：a review of the process. Am J Prev Med 2001；20(3 suppl)：21-35.
4. Siwek J, Gourlay ML, Slawson DC, Shaughnessy AF. How to write an evidence-based clinical review article. Am Fam Physician 2002；65(2)：251-258.

5. Ebell MH, Siwek J, Weiss BD, et al. Strength of Recommendation Taxonomy (sort): A Patient-Centered Approach to Grading Evidence in the Medical Literature. Am Fam Physician 2004 ; 69(3) : 548-556.

付録 2

▶物理療法
要約

分類	方法	効果
寒冷療法	アイスパック アイスマッサージ 冷水浸漬 局所冷却スプレー	痛みの減少 二次的な低酸素変化の最小化 筋の収縮性の増加
温熱療法	湿熱 乾熱 過流浴 交代浴 レーザー ジアテルミー 超音波	筋スパズムの減少 疼痛知覚の減少 血流の増加 代謝率の増加 関節のこわばりの減少 コラーゲン組織の伸展性の増加 全般的なリラクセーションの増加
電気療法	TENS IFC ガルバニック電気刺激 EMS イオントフォレーシス 電気鍼 バイオフィードバック	適用モードによる 筋緊張の増加または減少 痛みの減少 スパズムの減少 血流の増加 局所薬物デリバリー

▶治療方法
寒冷療法

モダリティー	アイスパック アイスマッサージ 冷水浸漬 局所冷却スプレー 作用機序：伝達（冷却輸送）
生理学的効果	組織温の減少 血流の減少 筋スパズムの減少 痛覚の減少 筋疲労の減少および筋収縮の維持 代謝率の減少 関節の強ばりにおけるコラーゲンの非伸展性の増加

	毛細血管透過性の増加
適応	捻挫、挫傷、打撲、筋スパズムのような急性の軟部組織傷害
	腱炎、腱鞘炎、筋膜炎のような慢性炎症
禁忌	循環障害
	寒冷過敏
	表在神経への長時間の使用
	Raynaud現象
	1回あたり20〜30分を超えて適用すべきでない
	抗凝固薬を使用している者への適用は注意を要する

温熱療法

表層効果

モダリティー	湿熱
	乾熱
	過流浴
	交代浴
	作用機序：伝達、対流、放射、変換
生理学的効果	種類、強度、頻度、温熱に対する特異的な組織応答に依存する
	筋スパズムの減少
	疼痛知覚の減少
	血流の増加
	代謝率の増加
	関節の強ばりの減少
	コラーゲンの伸展性の増加　ストレッチ前に使用した場合は、関節可動域の改善
	全般的なリラクセーションの増加
適応	亜急性期の傷害
	血流の増加および治癒の促進
禁忌	感覚鈍麻または消失した部位
	受傷直後
	循環障害がある場合
	眼球または生殖器
	妊娠中の腹部
	悪性腫瘍
	高齢者や幼児への適用は注意を要する
	温熱（ヒートラップ）の長時間の適用は筋スパズムの除去に有効であると報告されている
モダリティー	レーザー　トリガーポイント、経絡、支配領域レベルの神経根への照射
	ヘリウムネオン（HeNe）　皮下2〜5mmの浅層への浸透
	ヒ化ガリウム（GaAs）　　皮下1〜2cmの深層への浸透
	作用機序：放射
生理学的効果	痛みの除去
適応	急性期、亜急性期、慢性期の痛み

禁忌	癌	
	眼球への直接の照射	
	妊娠中の子宮	
	生殖腺	
	てんかんを有する患者	
	皮膚の知覚過敏領域	
	小児の骨端線	
	認知障害を有する者	
	光感受性が高い者	

深層効果

モダリティー	超音波	
	高頻度音波によって起こされる組織での分子の振動によって、熱および力学的エネルギーが発生する	
	作用機序：変換	
生理学的効果	温熱効果	皮下5cmまでの深部温を7～8℃上昇させる
	非温熱効果	組織における化学的反応を促進する
		細胞膜透過性の変化
	2種類のモード―パルス波および連続波	
	a) キャビテーション	流体の中に気泡が発生する、音波の物理現象
	音響流	細胞膜に沿った流体の一方向性の運動
	b) 連続波	温熱および非温熱効果
	パルス波	主に非温熱効果
適応	急性期を過ぎた外傷後の軟部組織	
	滑液包炎、腱炎、筋膜炎	
禁忌	急性期の炎症に対する連続波	
	循環障害または感覚障害のある部位	
	耳、眼球、心臓、生殖器、内分泌腺、中枢神経組織、骨端線	
	治療部位の形状に合うようにゲルを媒体に用いるか、あるいは水中で実施する	
モダリティー	フォノフォレーシス	
	薬物を伴った超音波	
	作用機序：変換	
生理学的効果	非温熱効果	
	適用する薬物の作用および効果	
	通常、パルス波が用いられる	
適応	硬膜下領域への薬物デリバリーシステム	
禁忌	超音波に準ずる	
	薬物への易感受性またはアレルギー	
	フォノフォレーシスは一般的に低強度で用いられ、標準的な超音波より長期に適用する	
モダリティー	ジアテルミー	
	短波（SWD）	高頻度電流を温熱に変換
	極超短波（MWD）	電磁放射線を温熱に変換

生理学的効果		作用機序：変換
	SWD	皮下5cmまでの深部温を43～45℃に上昇させる
	MWD	体表および局所の温熱（SWDより局所的であるが、深部に浸透しない）
		深部温を41℃まで上昇させる
適応		急性期を過ぎた外傷後の軟部組織
		滑液包炎
		腱炎
		筋膜炎
		関節症の憎悪
禁忌		金属の存在する部位　インプラント、骨折の手術固定など
		滲出液を伴った関節
		悪性腫瘍
		ペースメーカー使用者
		放射線治療または他の電離放射線を6カ月以内に受けた部位
		不安定な心疾患を有する者
		月経期の骨盤または腹部は避ける
		治療中、患者はコンタクトレンズ、貴金属を外しておく

電気療法

モダリティー	電気刺激　電極またはプローブを身体に接触させて行う
	作用機序：電磁的、化学的、力学的、温熱などの電気的エネルギー
全般的な禁忌	ペースメーカー使用者
	妊娠している者
	眼球
	星状神経節
	不安定な心疾患を有する者の心臓付近
	小児の骨端線
	筋収縮が不要な場合
	癒合していない骨折部位
	出血している部位
	悪性腫瘍付近
モダリティー	経皮的電気刺激（TENS）
生理学的効果	皮膚に貼付した電極を通して末梢神経を刺激することによる、ゲートコントロール理論に基づいた痛みの除去
適応	急性期のペインコントロール
	神経痛　複合性局所疼痛症候群（CRPS）、RSD、カウザルギー
	幻視痛
	神経痛治療後
	手術後の痛み
	末梢神経障害
	筋骨格系の痛み
禁忌	全般的な禁忌に準ずる

モダリティー	干渉電気刺激(IFC)	
生理学的効果	中周波電流を低周波に変調することで治療効果を得る	
	痛みの除去	
	浮腫の除去	
適応	亜急性期の痛みの除去	
	浮腫を伴う、あるいは伴わない慢性期の痛み	
	スパズム	
	*IFCは急性期の外傷後の痛みには効果がない	
禁忌	動脈疾患　　IFCの刺激により、血栓が発生するとされている	
	深部静脈血栓症(DVT)　急性期においては静脈炎の憎悪、あるいは血栓を遊離させる	
	皮膚の感染症	
	妊娠している者	
	出血のリスクがある部位	
	悪性腫瘍への直接の刺激	
	ペースメーカー使用者	
	頸動脈洞の上　血圧を低下させる可能性がある	
	広範囲の開放創への刺激	
モダリティー	ガルバニック電気刺激　　高電圧パルス電流	
生理学的効果	浮腫の除去	
適応	急性、亜急性の浮腫	
禁忌	DVT　　急性期においては静脈炎の増悪、あるいは血栓を遊離させる	
	皮膚の感染症	
	妊娠している者	
	出血のリスクがある部位	
	悪性腫瘍への直接の刺激	
	ペースメーカー使用者	
モダリティー	電気筋刺激(EMS)　筋収縮を起こすための低電圧電流による運動神経刺激	
生理学的効果	筋再教育	
	筋萎縮の防止	
	筋スパズムの除去	
	局所血流の改善	
	関節可動域の改善	
適応	急性期、亜急性期の傷害	
	術後	
禁忌	電気療法の全般的な禁忌に準ずる	
モダリティー	イオントフォレーシス　身体局所への薬物デリバリーのために用いる電流	
生理学的効果	局所の紅斑　　一時的	
	局所のかゆみ　　一時的	
	薬物デリバリー効果	
適応	全身の効果を避けて局所浸透が必要な薬物のデリバリー	
	経口吸収の範囲は禁忌である	

禁忌	電気療法の全般的な禁忌に準ずる	
モダリティー	電気針治療	経絡を刺激するために電流とプローブを用いる
生理学的効果	局所の紅斑　一時的	
	刺激された経穴によって特異的な効果を生じる	
適応	筋骨格系および神経系の急性期、亜急性期、慢性期の症状	
禁忌	妊娠している者　子宮が収縮する効果のある経穴への刺激は避けなければならない	
	月経期　　　　　この期間は効果がない可能性がある	
	金属アレルギー	
	抗凝固薬を服用している者	
	出血障害のある者	
モダリティー	バイオフィードバック	電極から筋活動を取り込み、画面上に描出する筋再教育、リラクセーションに用いる
生理学的効果	筋の自発的活動の練習、および反復練習による増強	
適応	骨格筋（骨盤底筋を含む）の再教育	
	筋緊張の増加または減少	
禁忌	湿疹や皮膚炎のような皮膚科学的な症状	
	電極や接触物質とのアレルギー	
	バイオフィードバックの指示を理解できない者	
	皮膚感覚が鈍麻している者は、十分な治療効果が得られないかもしれない	

索　引

A
American Academy of Family Physicians　317
AVN　88, 91, 108, 119, 142

B
blanch 徴候　150
BMD　164, 165
bone mineral density；BMD　163

C
Center for Evidence Based Medicine　317
center-edge 角　92, 93
circumduction　73
CKC　76
COX-2 阻害薬　288
CP　187
Craig テスト　27

D
DDH　92, 98, 139
DEXA　163

E
Ely テスト　9, 22, 107
European League Against Rheumatism　284

F
FABER　220
────テスト　9, 18, 52, 107, 116, 128, 132, 256
FAI　79, 93, 95, 98, 121
FAIR テスト　21, 133
FCS　178
FDA　294
FRACTURE index　163
Fulcrum テスト　28, 107

G
Gaenslen 徴候　27
Gaenslen テスト　9, 107, 132, 133
Galeazzi 徴候　142
Gillet テスト　27, 107, 132
Gilmore's groin　308, 309

H
HA　293
HADD　99
HVLA　225, 234

J
Jansen テスト　18

K
Klein 線　150

L
LCPD　139, 143
Legg-Calvé-Perthes disease　139
Legg-Calvé-Perthes 病　3, 11, 18, 91, 143
Log roll テスト　9, 22

N
nonsteroidal anti-inflammatory drugs　64
NSAIDs　64, 109, 115, 124, 127, 130, 255, 275, 288, 296, 297, 309

O
Ober テスト　9, 19, 107, 126, 194, 220, 247
OKC　76
OPQRST　12
ORIF　170

P

PACS　92, 94
paralabral cyst　98
Patrick　220
　──テスト　18, 128, 194
prolotherapy　257, 261

Q

Quadrant テスト　27

R

randomized controlled trial　319

S

SCFE　88, 91, 139, 148, 311
Scour テスト　27
SIJD　39
SLR　194
Stinchfield テスト　9, 22, 107, 256

T

TART　219
TFL　127
THA　170, 172, 293
the Cochrane Collaboration　317
the U. S. Preventive Services Task Force　317
Thomas テスト　9, 19, 107, 144, 220, 256
Trendelenburg　115, 117
　──徴候　9, 17, 107, 215
　──テスト　144
　──歩行　13, 53

V

vaulting　73

W

Weber-Barstow 法　25
Weiberg　92

あ

アスレチックテーピング　247
アセトアミノフェン　279, 288, 297
圧迫テーピング　248
アボカド　295
アンダーラップ　249
異所性骨化　175, 189, 191
一過性滑膜炎　146, 147
医療用画像管理システム　92
インターロイキン　281, 295
インフォームド・コンセント　255, 261
運動連鎖　33
　──機能異常　31, 37, 55, 56
エネルギー蓄積型義足　182
オーバーユース　307
オステオパシー　221, 224, 245
オピオイド　288

か

カール-アップ　212, 214
　──エクササイズ　212
開放的運動連鎖　46, 76
カイロプラクティック　221, 224, 245
カウンターストレインテクニック　226
蛙足　80
下肢伸展挙上テスト　9, 22, 194
下肢長テスト　23
カッティング動作　114
カップリング運動　38
カム　93
　──インピンジメント　93
観血的整復固定術　170
寛骨臼唇損傷　50, 309
患者指向アウトカム　317
関節温存術　296
関節唇損傷　35, 306
関節内補充療法　288, 291, 293
キネシオテープ　249
機能分類システム　178
キャット-キャメルエクササイズ　213
臼蓋形成不全　296

虚血性壊死　88
筋挫傷　301
クリッキング　90, 98
クリック感　113, 120
グルココルチコイド　291
グルコサミン　294
クロスオーバーサイン　94
クロステーブル　80
高速低振幅テクニック　225, 234
股関節臼蓋形成不全　92
股関節水腫　147
股関節脱臼　300
骨塩密度　163
骨芽細胞腫　313
骨棘　282
骨腫　313
骨端傷害　153
骨端裂離　312
骨島　313
骨肉腫　313
骨囊胞　282
骨盤骨端剝離骨折　155
コホート研究　317
コルチコステロイド　115, 119, 125, 126,
　130, 257, 259, 262, 266, 275, 288, 292
コントラクト-リラックステクニック　130
コンドロイチン　294
コンプレッションショーツ　247, 250

さ

最小関節裂隙幅　282
サイドブリッジ　212, 213
ジアセレイン　295, 296
自己閉鎖機構　39
システマティックレビュー　319
疾患修飾性治療薬　296
若年運動選手の骨端傷害　152
修正Thomasテスト　19
食品医薬品局　294
人工股関節全置換術　170, 296
新生児股関節検査　142
水治療法　286

ストレイン/カウンターストレイン　225
スプリンギングテクニック　225
スポーツヘルニア　100, 122, 257, 307, 308
切断者　182
セルフロッキングメカニズム　39
前屈テスト　32
仙腸関節機能異常　39, 42
仙腸関節機能不全　131
先天性股関節脱臼　11
阻血性壊死　108

た

ダイズ　295
大腿筋膜張筋症候群　127
大腿骨寛骨臼インピンジメント　51, 79,
　93, 121
大腿骨頸部骨折　300, 301, 304
大腿骨頭壊死　306
大腿骨頭すべり症　11, 88, 139, 148, 311
大腿骨頭阻血性壊死　118
大腿骨頭軟骨下圧迫骨折　86
大腿スプリント　86
弾撥股　123, 126, 309
　――症候群　52, 229, 232
恥骨炎　48, 49, 309
恥骨結合炎　48
ツイスト動作　114, 120
定量的なシステマティックレビュー　319
テーピング　247
デブリードマン　307
同意書　263
トーマス肢位　120
トラマドール　288, 291
トランスフォーミング増殖因子　281
ドレープ　265

な

内骨症　313
軟骨下骨硬化　282
二重エネルギーX線吸収測定法　163
粘性液補充　257
脳性麻痺　175, 187

伸び上がり　73

は

バード-ドッグ　214
　──エクササイズ　212,213
バイアス　319
ハイドロキシアパタイト沈着症　99
発育性股関節形成不全　3
発達性股関節脱臼　139,140
鍼　295
反応性骨膜炎　313
ヒアルロン酸　257,259,293
非ステロイド抗炎症剤　255
非ステロイド性抗炎症薬　64,109,288
ビスホスホネート製剤　164,165,190,296
ヒップポインター　229,232,250
ピボット動作　114,120
肥満　288
疲労骨折　304
ピンサー　93
　──インピンジメント　93
　──型　51
不安定性 SCFE　151
覆布　265
ブピバカイン　260,261
プライオメトリクス　211,214
ブレース　247,250
フロッグレッグ　80,124

プロロセラピー　257,261
分廻し運動　73
閉鎖的運動連鎖　46,76
ペルビックロックテスト　227,234,237
変形性股関節症　35,36,51,120,279,292
変形性膝関節症　294
傍関節唇嚢腫　98
歩行周期　68,74
骨切り　296

ま

マッスルエナジーテクニック　225,227
マニピュレーション　224,238,245
マニュアルセラピー　224
無作為化比較試験　318
メタアナリシス　318,319
メチルプレドニゾロン　267

ら

梨状筋テスト　9,21,107,132,133
立位体前屈テスト　26
リドカイン　260,267
臨床的コホート研究　319
レメディ　295
ローズヒップ　295
ログロールテスト　247
ロッキング　90,98

股関節と骨盤のスポーツ傷害
プライマリー・ケアとリハビリテーション

発　行	2012年 4月15日　第1版第1刷 ©
著　者	Peter H. Seidenberg & Jimmy D. Bowen
監訳者	相澤　純也・美崎　定也・新田　収
発行者	青山　智
発行所	株式会社 三輪書店
	〒113-0033　東京都文京区本郷 6-17-9
	☎ 03-3816-7796　FAX03-3816-7756
	http://www.miwapubl.com
装　丁	関原直子
印刷所	三報社印刷株式会社

本書の内容の無断複写・複製・転載は，著作権・出版権の侵害となることがありますのでご注意ください．

ISBN 978-4-89590-400-1　C 3047

JCOPY ＜(社)出版者著作権管理機構　委託出版物＞

本書の無断複写は著作権法上での例外を除き禁じられています．複写される場合は，そのつど事前に，(社)出版者著作権管理機構（電話 03-3513-6969，FAX 03-3513-6979，e-mail：info@jcopy.or.jp）の許諾を得てください．

■ 本邦初のチームアプローチのための肩関節傷害治療テキスト!

肩のスポーツ傷害
― 診断・治療・リハビリテーション

新刊

著 者　ジェローム・ヴィンセント・シウロ
　　　　（ミシガン州立大学整形外科）
　　　　ジェロミー・ライアン・シウロ
　　　　（デトロイトメディカルセンター整形外科レジデント）

監 訳　稲垣 克記（昭和大学医学部整形外科）

訳 者　伊藤 元治（アスリートコンディショニング研究所代表）
　　　　宮下 智（日本橋学館大学）

　本来、損傷したアスリートの肩関節の治療は整形外科医、リハビリテーション医、理学療法士、アスレチックトレーナーらとともに、チーム医療として取り組む必要がある。本書はそれぞれの職種による専門的知識を一貫して提示することで、肩関節損傷に対して共通の認識を生み出すことを目的としている。そこで、肩関節の機能解剖・運動学・進化の過程、傷害後の退行変性、受傷機転、病態の診方、CT・MRI・超音波・骨スキャン・筋電図・関節鏡などによる画像診断、手術手技、リハビリテーションなどを分かりやすく解説することで、チーム内の異なる分野のメンバー間でのコミュニケーションの輪を広げるために有用な書籍となっている。

■ **主な内容** ■

第1部 肩損傷の分析と診断
　1章 肩関節の解剖
　　理論と系統発生
　　骨・関節・関節包・靱帯
　　筋腱の解剖
　　動作分析
　　要約
　2章 問題点の言及
　　治療歴
　　関連痛
　　損傷タイプ
　　3つの退行変性
　　要約
　3章 臨床試験技術
　　検査
　　臨床上の記録
　　関節可動域の記録
　　客観的臨床テスト
　　要約
　4章 画像診断
　　4方向X線
　　コンピュータ断層撮影（CT）と関節造影法
　　骨スキャン
　　超音波
　　核磁気共鳴影像法（MRI）
　　筋電図（EMG）
　　要約
　5章 関節鏡:診断と外科的診断
　　患者準備
　　麻酔下による検査

　　麻酔下徒手操作
　　関節鏡視・滑腋包鏡視・その他
　　要約

第2部 肩の損傷
　6章 捻挫（肩関節周囲軟部組織の損傷）
　　肩甲上腕関節の関節唇捻挫
　　関節唇手術
　　肩関節捻挫
　　胸鎖関節捻挫
　　要約
　7章 挫傷
　　ローテーターカフ〔腱板〕の挫傷
　　上腕二頭筋の挫傷
　　その他の挫傷
　　要約
　8章 線維化・炎症・組織の消耗
　　滑膜炎
　　関節包炎
　　肩峰下滑液包炎
　　肩甲下滑液包炎
　　肩甲挙筋症候群
　　線維症
　　反射性交感神経ジストロフィー
　　要約
　9章 神経血管系の損傷
　　腋窩神経機能障害
　　長胸神経麻痺
　　副神経損傷
　　腕神経叢損傷
　　橈骨神経損傷

　　努力/労作血栓症
　　肩甲背神経の圧迫障害
　　外側四辺形間隙症候群
　　肩甲上神経絞扼障害
　　胸郭出口症候群
　　要約
　10章 骨折
　　鎖骨
　　肩甲骨
　　上腕骨
　　疲労骨折
　　要約
　11章 骨関節症:関節炎と関節症
　　一般概要
　　肩鎖関節関節症
　　肩甲上腕関節関節症
　　胸鎖関節関節症
　　要約

第3部 肩のリハビリテーションの原理
　12章 正確な診断と病気治療
　　運動
　　治癒と抗炎症期
　　可動期
　　筋力増強期
　　移行期
　　パフォーマンスの準備
　　要約
　13章 スポーツ復帰
　　一般的な考慮すべき問題
　　要約

● **定価6,090円（本体5,800円+税5%）** B5　頁240　2011年　ISBN 978-4-89590-392-9

お求めの三輪書店の出版物が小売店にない場合は、その書店にご注文ください．お急ぎの場合は直接小社に．

〒113-0033
東京都文京区本郷6-17-9 本郷綱ビル

三輪書店

編集 ☎03-3816-7796　FAX 03-3816-7756
販売 ☎03-6801-8357　FAX 03-3816-8762
ホームページ : http://www.miwapubl.com